法国当代
心理治疗

人格障碍

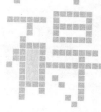

[法] 罗兰·库唐索
Roland Coutanceau

[法] 若阿娜·史密斯 等 / 著
Joanna Smith, et al

王丽云 / 译

Troubles de la personnalité. Ni psychotiques, ni névrotiques, ni pervers, ni normaux...

上海社会科学院出版社
SHANGHAI ACADEMY OF SOCIAL SCIENCES PRESS

目　录

第二部分　精神病理学

第三部分　演变

作者名单

主　编

罗兰·库唐索(Roland COUTANCEAU)，精神科医生、国家级专家、法国精神健康协会主席，在巴黎第五大学、莱克朗兰-比赛特尔的一家专业机构及心理医师学院教授犯罪精神病学和心理学。

若阿娜·史密斯(Joanna SMITH)，临床心理学家眼动脱敏再加工(EMDR)疗法医师、生命周期整合(ICV)疗法医师，在法国心理医师学院和巴黎第五大学教授课程。

副主编

亚历山大·巴拉塔(BARATTA Alexandre)，精神科医生。

马西尔·邦布里什(BENBOURICHE Massil)，临床心理学家、教师，博士在读(雷恩第二大学)，任职于犯罪学学院(蒙特利尔大学)、蒙特利尔菲利普-比耐尔研究所"虚拟现实在犯罪精神病学中的应用"实验室。

米歇尔·贝内泽什(BENEZECH Michel)，副教授、精神科医生、法学家、犯罪学家、荣誉鉴定专家、全法警察局科学顾问。

马加利·博东-布吕泽尔(BODON-BRUZEL Magali)，精神科医生、上诉法庭咨询专家。

迪迪埃·布尔茹瓦（BOURGEOIS Didier），精神科医生，主任，供职于蒙法维中心医院。

让-米歇尔·布勒东（BRETON Jean-Michel），司法警长，供职于图卢兹-米哈耶搜查特警队。

热纳维耶芙·塞迪勒（CEDILE Geneviève），心理学家、巴黎上诉法庭咨询专家、法国最高法院认可专家。

让-弗朗索瓦·谢里耶（CHERRIER Jean-François），社会工作者、心理治疗师。

西尔万·克罗谢（CROCHET Sylvain），临床心理学家、TCC 和系统疗法心理治疗师。

玛丽·戴特斯（DEYTS Marie），鉴定服务机构（CNE）主席。

罗热·多雷（DOREY Roger），精神科医生、精神分析师、荣誉教授。

弗洛朗·加泰里亚（GATHERIAS Florent），犯罪心理学家。

若阿娜·古兰（GOURLAN Joanna），临床心理学家。

贝尔纳·格朗热（GRANGER Bernard），巴黎笛卡尔大学精神病学教授。

让-皮埃尔·盖（GUAY Jean-Pierre），助理教授、专职研究员，任职于蒙特利尔大学犯罪学学院、比较犯罪学国际中心，蒙特利尔菲利普-比耐尔研究所。

让-丹尼尔·盖尔菲（GUELFI Jean-Daniel），精神病学教授、大学教授。

维尔日尼·吉亚尔（GUILLARD Virginie），心理学家。

伊夫-伊朗·埃斯弗特斯（HAESEVOETS Yves-Hiram），临床心理学家、心理治疗师、培训师、机构督导、被害者研究和临床犯罪学专家、法院专家顾问、高等学校教授和研究员。

帕特里克·阿迪（HARDY Patrick），莱克朗兰-比赛特尔一家专业机构的精神病学教授。

让-伊夫·阿耶(HAYEZ Jean-Yves),青少年精神病学家,心理学博士,鲁改天主教大学医学院名誉教授。

利斯·拉波特(LAPORTE Lise),哲学博士,麦吉尔大学健康中心人格障碍研究所所长,蒙特利尔大学学院青年中心研究中心研究员,副教授,任职于麦吉尔大学医学院精神病学系。

伊莎贝尔·拉维奥莱特(LAVIOLETTE Isabelle),心理学家。

斯特凡妮·拉瓦(LAVOIE Stéphanie),心理学家,主攻人格障碍临床。

帕特里克·勒·比昂(LE BIHAN Patrick),住院医师,在波尔多第四大学教授临床犯罪学。

萨米埃尔·勒米特(LEMITRE Samuel),临床精神病理学博士,心理学家,犯罪学家,在巴黎第十大学(南泰尔)任教。

尼古拉·隆普雷(LONGPRE Nicolas),负责教学,博士在读,任职于蒙特利尔大学犯罪学学院、比较犯罪学国际中心和蒙特利尔菲利普-比耐尔研究所。

西里尔·芒扎内拉(MANZANERA Cyril),精神科医生,任职于蒙彼利埃大学拉佩罗尼医学中心 CRIAVS-LR 和精神病急救及事后处理部门。

安德烈·梅克基邦(MCKIBBEN André),犯罪学和性学专家,犯罪学讲师。

菲鲁泽·梅朗(MEHRAN Firouzeh),心理学家。

让·莫特(又名法利斯)(MOTTE Jean dit FALISSE),犯罪学博士、心理学家,持临床犯罪学 DESS(法国高等专业学习文凭),布瓦提耶上诉法庭认可专家,负责教授大学课程(布瓦提耶大学,雷恩第二大学,自由法律学院),性暴力受害者资源中心法国联盟副主席。

兰达·乌尼斯(OUNIS Linda),临床助理。

玛丽娜·帕若尼(PAJONI Marina),社会融入与缓刑工作处顾问,PMJ1(DAP)编辑,负责 PPR 追踪。

马克·帕萨马尔（PASSAMAR Marc），精神病学家，儿童精神科医生，住院医师。

阿兰·珀南（PENIN Alain），心理学家，法国最高法院专家。

菲利浦·鲍狄埃（POTTIER Philippe），法国国家监狱行政学院院长。

米里昂·凯梅内（QUEMENER Myriam），法官。

埃莱娜·罗曼诺（ROMANO Hélène），临床精神病理学博士，心理治疗师，SAMU 94 心理医疗急救室和亨利-蒙多 CHU 心理创伤咨询专科联系人，INSERM U669 实验室副研究员。

米里埃尔·萨尔莫纳（SALMONA Muriel），精神病学心理治疗师，第 92 受害者研究院负责人，创伤记忆和受害者研究协会主席。

让-吕克·塞南热（SENNINGER Jean-Luc），医院精神科医师。

让-路易·塞农（SENON Jean-Louis），精神病学家、普瓦捷大学教授，任职于 SHUPPM CHH、CRIMCUP、普瓦捷医学院。

马加利·泰拉尔-迪拉（TEILLARD-DIRAT Magali），心理学家，任职于 CRIAVS-LR、精神急救和救后事务处理部门、蒙彼利埃拉佩罗尼 CHRU。

奥利维耶·泰利耶（TELLIER Olivier），精神病学家、住院医师，任职于疑难病人治疗单位。

奥利维耶·王德斯蒂康（VANDERSTUKKEN Olivier），临床心理学家，阿讷兰-塞科丹 SMPR，CRIAVS - URSAVS 北部-加来海峡协调员，任职于里尔 CHRU。

让·吕克·维奥（VIAUX Jean Luc），精神病理学教授，任职于鲁昂大学。

贝尔纳·维拉莫（VILAMOT Bernard），精神科医生、儿童精神科医生、住院医师、图卢兹上诉法庭专家。

卢依克·维莱比（VILLERBU Loïck），心理学家、犯罪心理学家，雷恩第二大学和巴黎第七大学名誉教授。

安娜·温特(WINTER Anne),心理学博士,临床心理学家,任职于 IGR、GIS Crim-SO、CIPAHS、雷恩第二大学。

丹尼尔·扎居里(ZAGURY Daniel),医院精神科医师、巴黎上诉法庭专家,负责教授犯罪精神病学(巴黎第四大学,莱克朗兰-比赛特尔一家专业机构)。

序 言

朱利安-丹尼尔·盖尔菲,帕特里克·阿迪

所有关于精神病学的教科书至少会留出一章来谈论人格障碍这一话题。1980 年,《精神障碍诊断与统计手册(第三版)》(DSM-Ⅲ)问世。它的新颖性体现在两个方面:一方面,系统运用诊断标准来界定精神病学的所有诊断类型;另一方面,将人格障碍与其他精神障碍区分开来。独特的多轴评估体系,随着 2013 年第五版的问世而消失。

然而,许多人都表示,人格障碍不同于其他类型的障碍,它并不属于心理功能障碍。

它们可能局限于一个人的认同障碍,或者由于人格特性和强度的不同,可能还涉及人际关系方面的困难,它们是痛苦的根源(对患者、对他人)。所以,照这样看来,它们应被排除在心理疾病之外。

然而,将它们划归到诊断类型之中的做法越来越备受争议,尽管与维度划分方法比,医生们(精神科医生或其他医生)更习惯于这一分类。

事实上,越来越多的人都在寻求一种系统的划分方法。2012 年底,在为《精神障碍诊断与统计手册(第五版)》(DSM-Ⅴ)制定标准时,美国精神病学学会的成员们也最终放弃了这一想法。

因此,至少在《精神障碍诊断与统计手册(第六版)》(DSM-Ⅵ)面世前,我们还会使用传统的诊断类型。

　　然而，在接下来的几年内，实证研究将不断发展，这将会使我们更牢固地确立在临床实践中最有用的心理维度以及针对性格中那些最明显特点的诊断范围。

　　这本书讲了以下几点：偏执型、边缘型、反社会型人格，性别认同障碍，危险、暴力或攻击性行为，它们相对应的心理疾病，它们的法医鉴定结果以及它们对患者和社会的影响。

　　此外，这本书还谈到了不同人格障碍的治疗方法问题。我们知道，当前治疗工具的发展迅猛，尤其当患者存在一些与其相关的行为障碍时。

　　于是，很多人希望将一些新的药品用到治疗上，这些药品有可能会改变潜在的攻击性或冲动性，或是那些冲动的表现。

　　心理治疗领域也有了新的进展，比如，不同的技术用来改善情感的调适以及对情感反应的控制。

　　机构环境也成了众多人思考的目标。所有人都同意改变传统的监狱关押方式作为社会对异常人格在司法医学上的回应。尽管存在其他的替代方法，但数量并不多，而且开支很大。应该科学、可靠地确立起那些表明这些替代方法比传统惩罚方式更有优势的证据。

　　这就是本书给我们提供的几个思路。我们应该领会它们，深入思考，为我们社会公共健康的首要领域提出一些新的临床研究方法。

前　言

罗兰·库唐索

人格障碍：不是精神疾病，不是神经症，大多数情况下也不是大脑错乱……但不是正常人格。

起初，人格障碍的定义出现了误差。这表明，大学教学对这些人格结构并不重视。

这本书的精髓在于，为我们称为心理疾病"第三场"的日常实践提出一个可操作的角度。

为了更好地理解人格障碍，我们不仅需要更好地评估这类障碍，还应开发一些不同的、补充性的技术去治疗这类障碍。

在日常操作中，我们更习惯于分类明确的精神障碍和依托于传统精神治疗手段的普通心理结构领域。

专业人士不太好界定"第三场"——人格障碍。它不仅包括那些过渡到法医领域的异常人格，也涉及一些棘手人格，这些人格使个体在家庭、机构或企业中的人际关系变得复杂。

在这部作品中，我们依次会谈到人格障碍的临床表现、心理疾病特征、评估以及治疗。

在第一部分中，临床分析会加深传统定义：精神变态或反社会型人格，边缘型人格或边缘状态，错乱问题，偏执型性格。

这部分还会探讨精神障碍的某一特征与人格障碍的共存性（某个精神分裂症患者身上所表现出的偏执性、错乱症或心理疾病）。

　　同时,恢复人格障碍在最新分类(DSM－Ⅴ)中的位置。

　　在第二部分中,为了展现我们的思路,通过研究有用的评估主题,我们将提出有关人格障碍中心理疾病特征的几个看法,并对其采取心理疗法或教育方法。

　　在第三部分中,我们将会谈到对我们来说非常重要的多轴定位评估,首先是传统角度(精神上的、心理上的、心理疾病上的和测试),然后是一个以行为过渡或是问题行为为中心的犯罪心理分析。

　　这部分也会加入特定主题(对性行为在性学上的分析;因嫉妒、害怕失去对方而产生的夫妻暴力行为)的研究将会补充评估体系。

　　这一评价方法可以形象地比作一个三叉戟:对独立于人行为之外的人格的传统临床分析;针对行为本身的犯罪心理分析;依托于一个案例接一个案例的特定主题研究,表明一系列痛苦问题的存在是产生一些行为障碍的心理根源。

　　此外,我们试图使重复犯罪风险理论化,从而更好地界定围绕犯罪危险性的合法性进行的讨论,这类讨论有时过于激烈。

　　在第四部分中,我们将谈到不同的治疗方法,强调互补(个人、团体、周围的人),同时强调重要主题的贴切性,寻找精神结构图式。

　　从开放的角度来说,精神动力学、行为心理以及系统方面的参照都会用到完整情感的研究上。

　　同时,注意教育方法与精神疗法的相互补充。

　　还有对成年人、青少年或儿童进行治疗的不同技巧。

　　第五部分涉及几个特殊问题(人格障碍和解离障碍、以丧失为背景、施虐母亲等)。

　　最后,针对犯罪行为,有必要介入立法元素,从而确立社会心理医疗追踪框架。

　　在最后一部分,我们会详细介绍几个机构设置(专业咨询机构、UMD、SMPR、特殊监狱机构等),以应对诱发犯罪行为的人格障碍。

　　在这本书中，我们向健康领域、教育科学及法律方面的所有职业人士提出一些建议，以更好地评估人格障碍，找到一种多学科相结合的治疗方法。我们本着革新和预防的目的，强调人类的完整情感。

第一部分 临床表现

第 1 章

DSM – V 中的人格障碍

朱利安-丹尼尔・凯勒菲

历　史

　　《精神障碍诊断与统计手册(第四版)》(DSM – IV)的修订准备工作早在 1990 年底、第四版修订版(APA,2000)问世之前就已开始,匹特斯伯格大学精神病学教授大卫・古普菲(David Kupfer)为负责人,大海尔・赫日耶(Darrel Regier)负责协助。

　　哥伦比亚大学的 M. 菲尔斯特(M. First)已经在 2002 年出版、由大卫・古普菲协作完成的白皮书中说明了这方面分类演变的整体走向。

　　下面,我总结一下最近十年修订工作的几个主要阶段。它们很好地反映了那些提出世界上最普遍使用的精神障碍分类标准的学者所追求的、有时甚至是相互矛盾的目标。

　　首先是 2002～2006 年这一段时期,紧接着是 2010 年 2 月,工作组提出的创造性建议,最后是因这些提议引起的反应和争议,导致了 2012 年 12 月对分类结构和诊断标准的最终决定。

　　第五版预计在 2013 年 5 月问世,届时,美国精神医学会的例年大会也将在旧金山拉开帷幕。

2002 年至 2006 年

近几年，DSM-IV中关于人格障碍的一章越来越成为人们批判的焦点，布勒（C. Pull）在 2011 年对其作了总结：批评疾病分类一章中"类别"模型的使用，对"维度"模型的痴迷，共病性诊断过多，尤其是当病症非常严重时，在治疗方法的选择方面，它的临床实用性受到质疑，而且，很难判断所涉及的诊断是否具有足够的信度，尽管诊断标准在不断改善，通过使用半结构化会晤，为改变情况的相关建议也在不断增加。

2004 年 12 月，美国精神医学会（APA）与美国国家卫生研究所（NIH）在阿尔兰格东（美国城市）联合举办了一次会议。这次会议回顾了相关专著提出的 18 种主要维度模型，这次回顾的内容被大量研究、出版。此次会议由美国心理学家汤姆斯·威迪日（Thomas Widiger）和丹麦精神病科医生依黑克·西姆桑（Eric Simonsen）联合主持，两位都是业界内的知名专家。

威迪日及其合作者于 2006 年发表了一篇著作，它对大会的发言、讨论内容以及结论作了总结。这表明，科学界对"最佳维度模型"的选择远无法达成一致，尽管五因素模型或大五类因素模型早已成为最受关注的研究对象，而且，它的结论也很有助于其应用（Widiger，2002，2006）。

之后，DSM-V 特别工作组的 27 个成员设立了工作小组，负责为手册提出修订建议。

负责"人格障碍"这一章内容的工作组由阿黑早纳大学的昂德汝·斯高道尔（Andrew Skodol）主持（askodol@gmail.com）。

2010 年 2 月，这一工作组将他们的建议发到了 APA 的网站上（www.dsm5.org）。

这些建议包含几个主要创新点。

2010 年工作组的创新性建议

工作组建议的主要修改有：

■ 人格障碍的定义，新的诊断标准[由约翰·厉武斯利（John W. Livesley）负责计划的实施，加拿大精神病科医生，*Journal of Personality Disorders* 主编]。

■ 一个对某个人格整体运行状况的评价体系，包括五点，由阿黑旱纳的心理学家多纳·邦德（Donna S. Bender）负责。

■ 6 个主要维度对应人格特点的 37 种临床症状，在原有类别的基础上增加一个人格维度描述，这一内容由两位知名的美国心理学家负责，一位是来自姚瓦的李·阿娜·克拉哈克（Lee Anna Clark），一位是来自米讷索达的罗伯尔·克鲁格（Robert F. Krueger）。

■ 限制互斥诊断类型，由第四版中提到的 10 种改为 5 种，即反社会型、回避型、边缘型、强迫型和典型分裂型人格；其余只作为异常人格特点的典型表现，包括表演、自恋、偏执、依赖和类精神分裂特点。

■ 减少疾病分类类型的主要依据（Skodol，2011 a et b）有：发表的实证研究不足，无法保证一些类型的有效性；专门研究工作也存在不足。此外，整个类型数量的减少会造成共病性数量的显著降低，这对区分不同诊断类型非常有必要。最后，人格特点在人格障碍诊断标准中的使用可以识别出人格与人格障碍之间的连续性。

工作组，至少是在临时版本中，对人格障碍的新定义是这样的："A：无法自我认同、自我发展，不能进行正常的人际交往"。为了界定这两方面的机能障碍，工作组提出了一些新的诊断

标准:

- ■ 自我(自我认同与自我决定障碍);
- ■ 人际关系(同情程度、亲密关系、合作关系和他人形象的介入)

人格障碍诊断的第二个必不可少的标准(诊断标准 B)是,包含至少一个已发现的人格病态特征,而且这一特征极其明显,它是患者无法适应社会的根源。

最初将人格障碍分为 6 个维度主要是受五因素模型的启发;这 6 个维度包括:消极情感(包括以前的"神经质")、逃避(包括以前的"内倾性")、对抗性、抑制性、冲动性和类精神分裂典型(不包括在五因素模型中)。

后两个方面使提出的新模型与五因素模型没有严格意义上的重叠。

事实上,五因素模型中的"开放性"这一方面在人格障碍中很少涉及;相反,五因素模型中的两个方面并没有很好地覆盖人格障碍的精神疾病领域,我们应该将它们加到前几个方面,即强迫-冲动型(不符合严谨性格)和类精神分裂典型,尤其将它们加到认知-感知和行动方面。

这样,工作组就划分出了 6 大领域,与其相对应的是 37 种临床症状(根据五因素模型制定,每个因素对应 6 个临床症状,即总有 30 个症状)。

为了确定一个具有某个人格障碍一般特点的人是否应进行诊断,我们采用一种叫作"典型匹配"的方法。这一方法,最开始是由美国心理学家特哈斯·莎(Tracie Shea)于 1970 年底以"人格评估表"(问卷调查)的方式呈现出来。医生用这一方法判定患者症状与症状典型特点的匹配度或契合度,用五个阶点评估两者的匹配度。如果匹配度高,也就是说,患者与一个典型特点描述很契合或非常契合,就可对某一确定的人格障碍进行诊断。

科学界对创设性提议的反应

科学界反应众多,大部分是批评。

在一个由美国心理学家塞德雷(J. Shedler)与 6 位国际知名专家[拜克(A. Beck)、佛纳日(P. Fonagy)、加巴赫(G. Gabbard)、干戴尔松(J. Gunderson)、米歇尔(R. Michels)和威斯当(D. Westen)]联合签署的述评中,他们公开表明,新提出的系统过于复杂;尽管有些出版物认为这一系统可以运用到日常操作中,但它的临床实用性却没有得到真正的评估;尤其是完全没有关于维度及临床症状分类有效性的证据。

此外,尽管有些文章对"典型匹配"模型有一定临床兴趣(Westen, 1997;Westenet Shedler, 2000),但精神科医生并不习惯这一基于类比推理的诊断方法,这一模式没有表现出它的有效性(Zimmerman, 2011)。

几个月之后,即 2011 年 1 月,在一封写给 *American Journal of Psychiatry* 的信中,斯高道尔(Skodol)明显简化了这一系统,保留了"五个阶点"整体评估标准,重新将自恋型人格划为诊断类型,并重申,新提出的混合系统的有效性以及它的临床价值将很快如预料的那样通过田野调查被证实,其中两项研究计划于 2010 至 2012 年间实施。这些规划的调查是为了检验所提建议的实用性以及检测通过新准则获得的诊断方法的质量[通过 Cohen's Kappa 作一致性检验。《精神障碍诊断与统计手册(第三版)》由精神科医生及统计学家斯彼特兹(R. Spitzer)主持编纂并于 1980 年出版,自此,美国研究者就十分重视 Kappa 系数]。

斯高道尔宣布的简化内容还包括所涉领域的数量:由 6 个方面变为 5 个,其中冲动性包含在了抑制性中,以及临床症状的数量:由原来的 37 个缩减到 25 个。

然而,简化并没有涉及判定人格障碍的诊断标准 B,标准是这样的:

> 同一个典型人格障碍"匹配"或"非常匹配",或与一个或多个人格方面特点很像或是非常相似。

简化准则于 2011 年 6 月上线,再一次成为网络热点议题。包含"类型"与"维度"的混合系统并没有缓和人们对新系统的批判力度,尽管支持这一复合方法的证据越来越多。

此外,一些批评甚至来自修订工作小组,其中两位成员已经辞职:温哥华的厉威斯利(J. Livesley)和阿姆斯特丹的威赫尔(R. Verheul)。

在 2012 年的一次论坛上,厉威斯利回忆道,在 DSM-Ⅳ 的使用者中,80%的人对人格障碍的"类型"表示不满,应该在它的第五版中进行一个彻底的改变,完全采纳"维度"模型。

混合模型在他看来完全是不合适的,缺乏实证论证,增加了未知疾病种类的神秘。对厉威斯利来说,"类型"模型与"维度"模型实际上是完全不相容的。"类型"模型涉及的是不同类型的连续分类,而"维度"模型则是间断的。换而言之,在他看来,描述人格疾患的模型与适用于血压的模型是不一样的。对血压来说,如果超出了一定限度,就可判为疾患,它取决于超出限度的并发症频率。

威赫尔的部分批判有别于厉威斯利。他实际上主要想让我们注意不要与之前的研究完全割裂,否则,之前 30 年的临床研究就会毁于一旦,而对于新的系统,我们一点也无法保证它比之前的更有效或对医学更有用。

民 意 调 查

民意调查代表了另一个信息来源。

此前相关人员做过一项调查(Bernstein et al.,2007),对象是在两家国际知名协会工作的人格障碍方面的专家,其中,在 96 个(400个人被请求回答问题)回应者中,80％的人赞成"维度"模型(或谱系型),而不是传统的"类型"型。

调查规模继续扩大。这次的对象是 ARPD(人格障碍研究协会)和 ISSPD(人格障碍研究国际社团)的成员,146 位专家[占所有联系人(只有两个法国人)中的 28％]回答了对他们所提出的问题,包括 DSM-Ⅳ 的十种人格障碍中每种的临床实用性、有效性及其地位和对斯高道尔的简化建议的看法。

在这次调查中,绝大多数的回应者认为,DSM-Ⅳ 中的所有人格障碍分类都有一定的有效性,尤其是反社会型和边缘型人格障碍。只有一小部分专家认为,某些分类是无效的,比如,类精神分裂型人格(23％)、表演型(19％)、强迫型(18％)。

这些专家在自己病人中最常遇见的诊断类型有(经常或频率相当高):边缘型人格障碍(92％)、反社会型(61％)、自恋型(57％)或回避型(51％)。

至少 3/4 的回应者都认为,边缘型人格障碍、反社会型、偏执型、回避型或自恋型人格障碍的诊断对决定是否进行治疗很重要或极其重要。

对大部分专家来说,唯一一个被认为是无用的诊断类型是类精神分裂型人格(55.5％),然而大部分人并没有因此将其从分类中去除(只有 37％的人赞成去除)。表演型人格障碍的调查也得到了类似数据。

此外,斯高道尔所依托的 2011 年的文献看起来不系统也不明确,而且没有使用元分析。

最　终　决　定

美国精神医学会的最终决定于 2012 年 12 月 1 日公开。

直接去除第二轴，将人格障碍与其他精神疾病列入一轴。保留了 DSM-Ⅳ中的 10 种诊断类型，在手册的第三部分增加了一个新的方法论——特质特异型，目的在于鼓励这方面的研究。

这样看来，关于人格障碍地位的最终决定是相对于最初提议的明显退步。这一后退太突然，尽管最近出版了不少令人感兴趣的有关混合模型预见性的成果，而且，新系统具有潜在的启发作用。

几年前，某个相关专著就提到了混合模型一个潜在的优势，即改善人格障碍诊断时间的稳定性（McGlashan，2005；Sanislow et al.，2009）。

而且，奥普武德（Hopwwod）和扎纳黑尼（Zanarini）于 2010 年指出，边缘型人格的诊断与五因素模型中的两个方面——外向性与宜人性的联合使用可提高 10 年及以上社会适应期的预测准确性。

同样地，人格障碍纵向合作研究通过对 431 个（十年之前有 668 个）病人的调查（Morey et al.，2011），将 DSM-Ⅳ的"类型"模型在长期预测有效性方面与其他两种模型作了比较——一个是"五因素"维度模型，还有一个是科拉克（A. Clark）"非适应性与适应性人格表"问卷提出的模型，这一问卷包括 375 个条目，整合了 15 类人格特点。

三种模型在这方面都是有效的，其中，科拉克的"整合"模型有效性系数最高。

最后，我们不应该减少对整体精神状态衰退严重性的简单评估的潜在兴趣。比如，可以确定，人格障碍的预测更取决于整体衰退的严重程度而不是某个人格障碍的特异本质（Tyrer，2011）。

2012 年 12 月作出的那些决定貌似表明了"保守派"的胜利，这些决定可能还因为其他一些因素，直到现在也没有被提到。

取消第二轴是越来越多人格障碍方面专家所要求的，因为一些非科学因素，针对单纯某个人格障碍的诊断，保险公司是不会理赔的。

1980 年,DSM-Ⅲ第二轴的设立有双重作用。一方面可以吸引临床医生对这一疾病领域的注意力,另一方面可以单独评估一种人格,而不是依靠第一轴中的相关疾患,常见的第一轴异常症状有焦虑、抑郁或其他类型。

第二轴的消失势必会再次引发之前关于人格障碍是否属于其他精神疾病的争论,尽管越来越多的论证都赞成第一轴与第二轴存在连续性(Krueger et al. ,2008)。

此外,令人失望甚至是灾难性的、关于诊断一致性的田野调查结果可能也加速了回到原点的决定。

DSM-Ⅳ"专门工作组"的负责人阿朗·弗朗斯(Allen Frances)将这些不好的结果于 2012 年 12 月在网上公布。实际上,几年来,他对美国精神医学会继承人的工作方式产生了质疑,并对他们提出了批评(Frances,2009,2010)。尤其让他感到遗憾的是,许多诊断标准起草过急,甚至是过于草率,田野调查方式也太仓促。他希望推迟一年再出版 DSM-Ⅴ却无果,然而已经有很多项目推迟,无法按原计划进行。

在接下去的几个月,一些更加完善的、有关人格障碍诊断标准一致性系数的结果将问世,这可能会毫无掩饰地表明,阿朗·弗朗斯的意见是有道理的。

结论:未来的研究

在这个思考 DSM-Ⅴ中关于人格障碍方面内容起草过程的阶段,我们有必要回忆一下库佩菲(Kupfer)在 2002 年提出并发表的几个基本原则。

只有当实证研究证明原有理论的改变所带来的优势远大于劣势,DSM-Ⅳ中的分类及诊断标准才可以被变更。然而,现在工作组对 DSM-Ⅴ中人格障碍的提议基本都不符合这些条件。手册拟定的负责人应该试图完善已有的理论成果，对所提建议的有效性和临床实用性（First，2004）进行研究，然后再宣布这些提议是否最终被采纳，而不是与过去的成果完全决裂。

传统的临床会晤并不是探索人格特点的唯一方法，促进其他手段的发展非常有必要，比如，利用等级评估体系或通过自我评价问卷进行一些心理测验。但是，这些手段必须在临床医生的控制下才能使用。在正式推荐他们使用之前，应该首先对其进行各种有效性的研究。在这方面，心理学家的经验比精神科医生的经验更加重要，后者固执恪守那些医学分类模型，对心理测验方法表现得非常谨慎。

很明显，改变思想和对所提方法有效性研究所需的时间远多于DSM 一个新版本的准备时间。在这一点上，有必要回想一下，20 年前，即 1992 年，科斯塔（Costa）和麦克雷（Mc Crae）在美国发表的方法，就是这一方法使得"五因素"模型，即神经质-外向性-开放性人格特点修订模型被广泛使用。利用这一方法进行的一系列研究极大促进了人们对正常与异常人格之间关系的理解（Widiger et Costa，2012）。

因此，长期研究是非常有必要的，利用新的评估手段、新的诊断标准、新的精神状态评级和一些独立的人格特质考察工具（临床医师用人格特质分级表），之后，我们才能够确信对不同人格障碍类型在认识上有了真正的进步。比如说，在正式使用新"维度"模型（5 个方面以及相关的 25 个临床症状）之前，应先对它的"因素"稳定性进行测验。心理评估会将不同评价手段和自我评价表结合起来。克鲁格等有关 DSM－Ⅴ中人格特质的前期成果（Krueger et al.，2011）非常鼓舞人心，我们应该用它们对不同人格障碍者进行测试。这一新人格分类模型的法文版正在启动中。

第 2 章
边缘型人格障碍

贝尔纳·格朗热

根据最新描述,边缘型人格障碍(trouble de la personnalité borderline,TPB)或边缘状态于 1980 年被列入《精神障碍诊断与统计手册(第三版)》的精神疾患中。由于很难进行诊断,它引发了许多研究,促进了特定心理治疗法的发展(关于 TPB,请参阅 Granger et Karaklic,2012;Gunderson,2011;Leichsenring et al.,2011)。

历　史

1938 年,美国精神分析学家斯特恩(Stern)第一次采用"边缘状态"这个术语(详情请参阅 Granger et Karaklic,2012)。他认为,边缘型人格患者表现为对亲近他人的理想化和贬低,而且很难面对应激状况。

精神分析界继续这方面的探索。1942 年,多伊奇(Deutsch)提出了"假想"人格,在此基础上,温尼科特(Winnicott)提出了"虚假自我"的概念。1947 年,施密德伯格(Schmideberg)用"稳定的不稳定"来形容边缘型人格。科恩伯格(Kernberg,1967)认为"边缘状态"是一种稳定的、特定的神经性人格结构,但它区别于后者,表现为冲动行为和原始防御机制,如分裂、理想化、投射认同、全能化、贬低和否认。法国精神分析学家让·贝热雷（Bergeret，1975）则认为，边缘性人格疾患是心理结构的缺失所致。

1970 年代起，甘德松（Gunderson）的研究成果证实了边缘型人格的存在，使其成为超出精神分析领域的实体，并被国际所接受。为了诊断边缘型人格障碍，甘德松及其合作者还组织了一次结构化谈话（Gunderson et al.，1981；Zanarini et al.，1989）。

发 病 率

边缘型人格者大约占总人口的 2%（0.5%～6%不等），占精神科门诊病人的 10%，占精神科住院病人的 20%～50%。这种人格障碍多见于门诊病人中（是普通人群的 4 倍）。在临床调查样品中，女性患者（70%）远多于男性（30%）；在所有人群中，男女患者比例约为1：3。

临 床 表 现

边缘型人格障碍的症状主要表现为三大方面：情绪、情感方面，行为异常和人际关系混乱，都具有不稳定性和冲动性。

情绪、情感方面的症状表现

边缘型人格障碍患者很难控制强烈的情感。他们的情绪反应不可预测，反复无常，时而过于强烈，时而过于压抑。情绪极易变，忧伤、焦虑、愤怒、狂怒能在同一天内交替出现。积极的情绪状态很少，而且很短暂，忧虑几乎时刻存在。患者很难掌控自己的愤怒：有的人将其扼杀，有的人则表现得过于强烈。有的患者会长期表现出狂怒和易怒，通过嘲笑、讽刺或找茬等间接方式表达攻击性。患者自我意象易碎、不稳定,随情境变化而变化,而且情绪化。始终被空虚感和无聊感包围,这让他们对其他人感到陌生,感到自己不同于其他人,不包括在其他人中。

由于紧张产生的强烈情感使患者无法自我集中、组织思想和行为。极度的焦虑会使他们产生不真实感或自虐想法。还会出现短暂的幻觉或身体上的异常反应。

冲动性和行为异常

冲动行为往往是边缘型人格患者缓和极度兴奋感的唯一方法。根据他们的习惯或状况,患者会酗酒、滥用非法药品;他们吞下大量的食物,为了再把它们呕吐出来;他们会疯狂购物,进行一些危险的性行为等。

他们无法从事长期工作,尤其是一些无聊的、按部就班的工作,无法掌控时间和金钱。在职场上,边缘型人格患者无法容忍限制和权威,有的患者以辞职的方式避免冲突,这使得他们的职业生涯非常混乱;然而,有的人有一份稳定的工作,这类工作只涉及疾患不被发现的领域。

边缘型人格障碍患者常有的自残行为有几个作用:缓和强烈的情感,自我惩罚,使绝望情绪更加具体化,将攻击行为指向自己,缓解空虚和不真实感。由于消极事件,患者会有强烈的犯罪感,感到自己一文不值、被抛弃。痛苦感就会增加,当患者内心的情绪压力大到无法让人忍受时,患者就会用头撞墙,自残或自焚,这立即会让他们感到安慰。尽管自残行为并不是出于自杀的欲望,但我们应该谨慎对待,因为这类行为增加了自杀的风险。

边缘型人格疾患的严重性主要表现在自杀死亡风险上,成功率大约占患者的 $8\% \sim 10\%$(Oldham, 2006)。尽管这个概率是普通人群自杀成功率的 20 倍,但如果我们考虑到患者试图自杀的概率

（70%），自杀死亡率看起来相对还是比较低的。然而，每一次自杀尝试都会给身体带来严重的后果。

当患者感到受挫、被抛弃、焦虑或绝望时，就会非常冲动地产生自杀行为和自杀企图。酗酒或滥用药品也会增加自杀行为和自杀企图。患者求助于自杀行为有不同的原因：自我惩罚，缓解绝望心情，逃避艰难的处境，报复，为给他人制造麻烦，想要得到某个东西或单纯为了求助。最常见的理由是为了让亲近的人做出行动或考验爱情。自杀意图和自残行为越多、越强烈，自杀死亡的风险就越大。当患者丧失了所有治愈希望的时候，他们就会决定结束自己的生命。一般来说，这不仅仅涉及那些最年轻的患者，还有那些三十多岁的、长期同疾病作斗争的患者。

人际关系混乱

边缘型人格患者很难通过他人的行为判断其情感，常会使用一种投射机制。他们感到迷茫、空虚，与他人不同，为了能够被接受、被赏识，他们在表面上会表现得极其正常（虚假自我）。

刚开始时，边缘型患者为了保护自己常常会疏远甚至不信任对方，他们害怕对方的评论和企图。他们很难容忍对方的保守和不信任，这让他们感到自己被抛弃，确信别人对自己不再感兴趣。然而，只要对方稍微对他们热情一点，对他们关注一点，他们的不信任就会立马消失，代之以盲目的信任。他们会将刚刚才认识的人理想化。因为他们把身体和灵魂全部赋予对方，最初对人际交往的感觉相当美好且强烈。对方会很快被这种毫无保留的自我奉献、被理想化和救世主的角色所吸引。然而，边缘型人格者在感情上是贪婪的、无法满足的。经历了最初的幻想之后，对方会迅速感到厌倦、无能和不可避免地失望。边缘型人格的愤怒、反复无常和多变的情绪使对方感到身心疲惫。

一些患者无法容忍独处,甚至是在很短的时间内,他们不断地设想那个不在的人永远也不会回来了。在这些独处的时期,他们的焦虑、忧伤和绝望就会变得非常强烈。

边缘性人格患者对自己的评价极低,他们确信自己会孤独地死去。这就是为什么他们始终保持警惕,不断地寻找迹象,表明他们所依赖的人确实不再爱他们,要离开他们。在夫妻关系中,边缘性人格者永远不会安宁。占有欲和嫉妒纠缠着他们。他们将对方弄得筋疲力尽,最终被抛弃,或是为了不被抛弃而先抛弃对方。

并　发　症

边缘型人格障碍常常还伴有其他精神疾病(Zanarini et al.,1998),主要是情绪障碍(抑郁症、情绪失常、双相Ⅰ型和Ⅱ型),占85%左右;焦虑症、创伤后应激状态占30%～71%,行为障碍(滥用物质,包括酒精、毒品、药物,占75%,以及饮食失调)。依赖型、回避型和偏执型人格障碍往往都与边缘性人格障碍有关联。

演　　变

边缘型人格障碍多见于青少年期或成年早期。有的患者在童年时就表现出情绪不稳定、冲动性和多动。患者征兆有:寻求占有关系、自我攻击和沉迷行为、强烈的羞耻感、对被遗弃极度敏感、关注身体意象。边缘型人格障碍在小女孩和小男孩身上有不同表现:女孩一般会表现出抑郁、焦虑、攻击自己,男孩一般表现为易怒、冲动,攻击他人。

尽管8%～10%的边缘型人格患者死于自杀,但最新研究表明,他们中的大部分人会随着时间的推移而好转(Zanarini et al.,2006,2010)。边缘型人格障碍的演变表明,34%的患者前两年就会得到缓解,88％的人需要十年。他们受益于精神治疗和药物治疗。那些自演变模式还未知。病患症状的缓解预示着患者不符合至少 5 项 DSM-Ⅳ-TR 所规定的边缘性人格障碍诊断标准,也就是说,患者只能呈现出至多 4 项,才被认为是病情得到缓解。所以,病人的改善情况并不像上面数字所呈现的那样好。

自我毁灭的冲动行为和解离症状消失得最快。相反,波动的情绪、空虚感、被抛弃的恐惧感和依赖感却很顽固。这些症状可以随时间的推移而缓解,但永远不会完全消失。

生活中一些积极的事件会加速改善的进程:怀孕,一份新的工作,遇到一个热情开朗、善解人意的人,稳定的恋爱关系,同一位精神治疗专家建立起良好的治疗关系等。相反,生活中的一些不好事件,如面对死亡,就会触及他们内心深处的情感。

诊 断 标 准

根据 2000 年美国精神医学会出版的 DSM-Ⅳ-TR,如果患者呈现出下面所列症状中的至少 5 项,那么他就可被确诊患有边缘型人格障碍:

- 极力避免真正的或想象出来的被遗弃;
- 一种不稳定的、紧张的人际关系模式,其特征为在极端理想化和极端贬低之间交替变动;
- 身份紊乱:自我形象或自我意识出现明显的、持续的不稳定;
- 至少在两个方面具有潜在自我损伤冲动性;
- 反复发生自杀行为、自杀姿态或威胁,或者自残行为;
- 由显著的心境反应引起情感不稳定;
- 慢性的空虚感;
- 不恰当的、强烈的愤怒,或难以控制发怒;
- 短暂的、与应激相关的偏执观念或严重的分离症状。

1994 年出版的《国际疾病分类(第十版)》(CIM - 10) 用"情绪不稳定"人格表示 DSM - Ⅳ - TR 中所说的边缘型人格障碍。它包括两个方面：边缘性和冲动性。尽管叫法不同，但两种分类的诊断标准差别很小。DSM - Ⅴ应该不会对边缘性人格障碍的诊断标准进行太大的改变。

鉴　别　诊　断

抑郁

在面对消极事件时，边缘型人格患者的抑郁情绪表现为空虚感、孤独感和被遗弃感，所以抑郁心境不会像抑郁发作那样持续两周的时间。

双相障碍

学界对边缘型人格障碍和双相Ⅱ型(Basset，2012)的关系有很多争论。双相障碍的诊断中并不包含边缘型中的身份紊乱、依赖感、被遗弃的焦虑感和人际关系紧张。此外，双相障碍的症状受时间限制，边缘型人格却或多或少具有持续性。一些病人可能同时具有这两种症状。

创伤后应激

创伤后应激可能会与边缘型人格障碍产生混淆，而且它们常被联系在一起。然而，创伤后应激往往与一个确切的事件相联系，这一点与边缘型人格恰好相反。

其他人格障碍

边缘型人格可能会有偏执型人格的一些特点。然而，偏执型人格障碍的怀疑症状是长期的、不可动摇的,而对边缘型人格患者来说,只要对方稍微表现出热情、友好,他们的怀疑会立马烟消云散。此外,边缘型人格患者极其敏感,无法承受强烈的感情;而偏执型人格患者往往非常固执、冷淡。

边缘型人格与依赖型人格也有一些共同点。但依赖型人格患者顺从、妥协,害怕被批评和被遗弃;而边缘型患者很难容忍对对方的依赖,总是考验他的爱情。

和回避型人格患者一样,边缘型人格患者在社会上常常会感到非常焦虑,害怕被批评、被遗弃。但不同的是,回避型人格患者总是逃避所有的接触,而边缘型人格患者很少将自己完全孤立。

自恋型人格患者面对批评、反对的时候也会表现出愤怒,但是,边缘型人格患者自我贬低,自恋型人格者却高傲、目中无人、吹嘘卖弄。

表演型人格的一些特点,比如情绪高涨、戏剧化,常见于边缘型人格女性患者,然而,仇恨自我、自我毁灭在边缘型人格中更常见。

冲动性,愤怒,毒品、酒精滥用会同时表现在边缘型人格和反社会型人格(精神病态)者身上。然而,不同的是,边缘型人格患者往往过于激动,而反社会型人格患者面对他人的痛苦却完全无动于衷。对男性患者而言,边缘型人格特点往往同反社会人格特点相联系。

病 因 学

纵向研究表明,边缘型人格表现为两种症状:短时症状(冲动行为和分离症状)和慢性症状(害怕被抛弃、依赖感)。短时症状一般在疾病发作的时候出现,而慢性症状主要是由于性格(人格的生物学基础)的原因导致。这样,我们就可以对边缘型人格作一个病因假设:

它表现为生理上的情感脆弱性,在此基础上,早期的、重复的应激事件的突然出现促使边缘型人格障碍发展(Leichsenring et al.,2011)。

生物学病因

边缘型人格的一些异常很可能是由遗传造成的,尤其是冲动性,它与神经元通路中 5 -羟色胺的合成能力有关。

使用脑成像技术的研究发现,边缘型人格的异常主要是由大脑边缘系统与脑皮层结构关系紊乱造成的:当患者处在一个敌对或消极的环境中时,他们的过激情感会表现得更明显。这说明患者对情感认知的控制缺失。

社会心理学病因

许多回顾性研究表明,边缘型人格障碍患者在童年时往往遭受反复、长期的虐待(性虐待或心理虐待)。可能还涉及忽视,婴儿或儿童的愿望和需求不被重视,可能还有激烈的言语、身体上的暴力。

边缘型人格患者被遗弃的恐惧感和父母一方与其分离或早期情感上的忽视有关。被遗弃的焦虑感也与母亲对他们的态度有关:她们与孩子过于亲近,甚至带有侵犯性,无法使孩子独立、自立(因为她们自己害怕被遗弃),或与孩子过于疏远,甚至遗弃他们(因为她们自己害怕感情上的亲近),或两种态度同时存在(不可预料的母亲)。

治　疗

心理治疗

我们已经在前面提到过,与一位精神治疗师建立起牢固的治疗关系可以大大减少边缘型患者的症状和自杀风险。为了达到彻底的改变，尤其是在人际关系领域，几年的治疗是必须的。

边缘型人格障碍的心理治疗方法有很多种。最著名的有：移情焦点治疗（Kernberg，1968），心理化基础疗法（Bateman et Fonagy，2006），这两种治疗属于精神分析；辩证行为疗法（Linehan，1993）和图式疗法（Young，2003），这两种属于认知行为治疗。这些治疗方法都很有疗效，但是很难付诸实践，因为掌握这些方法的专业医师很少。更实用的一种方法就是使用这些特定疗法的某些原理，它同样具有疗效（Gunderson，2011）。

药物治疗

药物治疗占治疗的一部分，它也将并发症考虑在内，但是，它的作用是有限的。所有的治疗精神疾病的药物都会对边缘型人格患者有一定作用。针对边缘型人格疾患，相关人员进行过一些严格的药物研究，但数量很少（Stroffers et al.，2010）。可观的研究成果主要集中在第二代抗精神病药物和情绪调节剂上。

大部分边缘型患者服用好几种治疗精神疾病的药物，这样可能会减小疗效或起反作用，很难真正治疗病人。当发现治疗无效时，尤其应该注意停止治疗，而不是一味增加药物。

结　　语

边缘型人格障碍主要表现为情感上的不稳定性和冲动性，发病非常普遍（占普通人群的 0.5%～6%）。对患者的诊断治疗无论是对患者还是对其周围的人来说都是一个很大的安慰。短期内，患者有较高的自杀风险；随着时间的推移，尤其是通过心理治疗，病情会逐渐好转。

第3章

从反社会型人格到精神病态

米歇尔·贝内泽什,帕特里克·勒·比昂

引　言

　　反社会型人格难道不是人类的本能反应吗？难道我们没有将国际分类中所说的反社会型人格障碍与欧洲专家所说的传统"精神病态"相混淆吗？要想找到这些问题的答案不容易。我们将在最近的一本书《内外科百科全书·精神学》(*Encyclopédie médico-chirurgical, psychiatrie*)(Bénézech, Le Bihan, 2012)中找到详尽的方法。在这里,我们会对其作总结。

分类

　　《国际疾病分类(第十版)》(1992)将反社会性人格障碍(F60.2)划归到成人人格与行为障碍(F60～F69)中,更准确地说,是在特异性人格障碍(F60)这一分类中。此分类包括严重的人格异常和不是由大脑损伤、疾病或病变或者其他精神障碍所直接引起的个人行为趋向。这些紊乱一般在儿童期或青春期出现,并一直延续到成年(OMS, 1994)。

　　DSM-Ⅳ-TR(2000)将反社会型人格障碍划分到了人格障碍 B

组中,这一分组还包括边缘型、表演型和自恋型人格障碍。手册同样介绍了疾患的早期形成、严重性和持续时间等概念。这种疾患出现于儿童期或青春期,表现为对他人权利的侵犯和藐视,并一直延续到成年。它也被称为精神病态、社会性病态或反社会性人格障碍(APA,2003)。

对人格障碍的修订建议(DSM-V)可能会保留反社会型人格的5项诊断准则:

A. 人格显著紊乱;

B. 病态人格特点;

C. 紊乱在时间和状况上相对稳定;

D. 在个人成长时期或在社会文化环境中,紊乱被认为是不正常的;

E. 这些紊乱不是由某种物质(毒品、药物滥用)的生理作用或一般医学疾病(严重颅部创伤)造成的。

发病率

根据不同国家的文化背景和诊断标准,男性患病率为3%,女性为1%(APA,2003;Debray,Nollet,2008;HAS,2006;Moran,1999;NICE Clinical Guideline,2009;Sperry,2003)。科泰等(Côté et al.,2000)在一本杂志上发表了利用病态人格检测表(PCL-R)得到的结果:在男性犯人中,患病率在3%~39.2%,女犯在11%~37.5%(严格明确样本的研究很少);非恋童癖者和强奸犯、性侵罪犯的患病率在3%~15%,但强奸犯在35%~77%;在嗜毒者中,男女患病率在23.3%~40.1%。患有严重精神疾病的人发病率为0%~13%,其中,患精神分裂症的人发病率最高(26.1%)。如果用DSM或CIM的标准,犯人的发病率会更高(70%)(Côté,

Hodgins，Toupin，2000）。不管怎样，所有研究都表明，男性的发病率更高。

临床症状

我们在反社会人格障碍的定义、地位和研究方法等方面遇到很多困难。我们将从简单到复杂、从局部到整体、从最轻微到最异常症状，由浅入深介绍其症状。

反社会人格特征

斯佩里（Sperry，2003）在反社会型人格样和反社会型人格障碍之间作了一个有意思的区分。对他来说，反社会型人格是一个从正常（健康）到病态的连续体，反社会型人格样处于正常到病态的终点，反社会型人格障碍则处于疾患的终点（Sperry，2003）。

犯罪型人格

皮纳泰尔（Pinatel，1963）作出了一个核心假设：犯罪人格有四个特征。在他看来，无论是犯罪的人还是没有犯罪的人都具有这些元素，只不过，它们在前者的身上表现得更突出，它们支配着这些人的人格，并造成他们的反社会行为。这些元素有：自我中心主义，感情和行为的多变性或不稳定性，攻击性，情感漠然或对他人的痛苦无感觉和无犯罪感（Pinatel，1963）。

反社会型人格

皮纳泰尔提出的模型只会造成特征数量的增加，并没有承认它是一种精神障碍，而根据国际分类，反社会型人格障碍是一种人格疾患（APA，2003；OMS，1994）。这种疾患主要发生在男性身上，成年人居多，贯穿患者一生，患者往往在童年时就表现出一些行为障碍。

它的主要行为特点可概括为以下几点：

■　无视法律准则和社会职责；

■　无视他人的权利和安全；

■　惯犯；

■　不计后果，无责任心，无法承担义务；

■　无法从过去的经历和刑事惩罚中自我纠正。

它的主要精神疾病特点有：

■　对他人漠视；

■　爱撒谎、耍手段、欺骗；

■　很难容忍挫败，易怒、冲动性、攻击性、暴力；

■　情感和职场上的不稳定性；

■　无懊悔之心，将因自己行为所造成的后果最小化，把错误归咎于受害者或集体。

病态人格

盖拉尔（Gayral，1974），援引博雷尔（Borel）观点，对病态人格的特点作出了以下总结：

　　"始于早期，青春期可见，（表现为）冲动性、各方面的不稳定性：运动、情感、职业、目标、情绪多变、即时享乐主义、各种形式的犯罪趋向、酗酒、嗜毒、缺乏毅力、缺乏深度思考、无法忍受挫败、抑郁症、自杀冲动、淫乱、无视惯例；反复无常、无法克服的障碍和趋向、劳教无效。有一些程度区别：非正常精神状态的简单形式，易激惹形式和抑郁形式，伴有严重行为障碍和严重犯罪行为的严重形式，病态发作"（Gayral，1974）。

通过对这个疾患的传统临床描述,我们发现,这些症状无论是从冲动性还是 CIM-10(F60.3)中的边缘性上来说都与情绪不稳定性人格惊人地类似,它们与 DSM-Ⅳ-TR[F60.31(301.83)]中的边缘型人格障碍的症状也有许多相似之处。这些相同的因素有:恶劣心境,焦虑,情感不稳定,用不适当的极度愤怒发泄情绪,冲动、争斗行为,危险举动,与他人的冲突、操纵关系,自毁倾向,谵妄。根据欧洲精神科医师的经验,从严格意义上来说,病态人格是反社会型人格特点与国际分类中的边缘型人格特点的结合。一个患有病态人格的犯人一定具有反社会人格的症状,反之则不然。病态人格是反社会人格最严重、最病态的临床特征。反社会人格与病态人格的关联性已在国际上被广泛接受(Coid, Ullrich, 2010; NICE Clinical Guideline, 2009; Understanding NICE Guidance, 2009)。

人 际 关 系

首先应该指出的是,不是所有"精神病人"都是不适应社会的罪犯。在那些最聪明、病情最轻微的人中,有些人能成功融入社会,承担集体义务,甚至能够获得一些公共职务,成为候选人,并担任领导职位(成功的精神病人)。下面,我们谈一下普通反社会精神病人(不成功的精神病人)的人际关系。

情感和关系特征

反社会精神病人的情感与关系特征会因患者的情境、当时的情绪和吸毒(嗜酒)状况而存在很大不同:时而很迷人、笑眯眯的、非常诱惑人、亲切友好、玩弄人的,时而倨傲却讨人喜欢,时而冷漠、冷淡、很浅薄,时而又表现出轻蔑、拒绝,时而抑郁、不快、漠不关心、无聊,时而表现出敌对、报复、爱指责别人,时而表现出攻击性、威胁他人、愤怒、亢奋、情绪反复无常、非常能说，时而假装忏悔，无真正的悔恨之情。通常，我们都会强调，精神病人易于接触，但他们总是想被"过度补偿"，对自我过度肯定。

自我感知

尽管精神病人表现出专断、挑衅、爱说话的样子，但他们感到非常不安全、不成熟和焦虑，他想变得强大、有竞争力、勇敢、超凡脱俗，不断通过支配和行动获得对自我的肯定。有人认为，精神病人是堕落的，他们自己并不痛苦，只会让别人痛苦。事实与这一论证正好相反，面对感情生活和事业的失败，面对自己的暴力行为的失败，当无法理解生活、无法面对生活时，他会感到很痛苦。他对感情的需要并不会以正常的方式表达出来，因为，他将对感情的需要看作是软弱的表现，这一需要只会以攻击性的苛求方式表现出来。

对他人的感知

尽管精神病人会表现得热情、无攻击性，但他总是在试图挖掘别人的弱点，并企图在金钱或性上支配他们。总之，他是一个功利"猎捕者"，寻求权利、享乐和保障，获得"过度补偿"。他不信任别人，爱算计，没有同情心，对自己受害者的痛苦漠不关心。他的悔恨通常是不真诚的，而且很快就会消失，表达含糊，为的是欺骗体制（警察、法院）的代表。

行为管理

言语及思想表达缺陷和想象力的缺乏使精神病人无法恰当控制自己的感情和需要，因此，他们会产生情绪上的波动，并突然付诸异常行动。没有耐性，希望自己的愿望能够立刻满足，他们生活在"即时"中,没有妥协,毫无抑制。无法从自己的行为和所受惩罚中得到任何合理的结论,他们毫不厌倦地重复同样的错误,表现出他们的不负责和无可救药。在人际关系方面,他们时而对分离和被抛弃感到忧伤,时而又担心融入他人,担心陌生人的入侵。

自 然 演 变

根据经验,精神病随着时间的推移会自动缓和,异常性格逐渐趋于稳定,犯罪行为减少。疾病的自然老化,通常在患者接近 40 岁的时候看出来,患者对他人和对自己的危险行为逐渐减少。因此,由自杀、打架、事故以及因毒瘾和危险行为导致的并发症等造成的死亡高风险也逐渐降低。这些主要是因为患者精力的衰退,而不是人格结构的改变。年龄的增长、婚姻、职业都有利于病情的缓解。成熟期到来,那些幸存者或被列入不稳定状态,或被安置到收容所接受救助。反社会人格疾患严重性的长期持续与其最初诊断的严重性是相照应的(Black,Monahan,Baumgard,Bell,1997)。

积 极 诊 断

就像对所有精神障碍一样,信息源对于确立反社会人格障碍的诊断和治疗是非常有用的。观察手段、相关信息和精神测试对于补充和验证从病人身上获得的数据是非常重要的。对反社会型人格障碍的诊断,DSM-Ⅳ-TR 规定:在一个未满十八岁的人(标准 B)身上有三个标准 A 的特点,而且,此人在十五岁之前表现出一种行为障碍(标准 C),此外,他的反社会行为不会专门在精神分裂时或狂躁期才突然出现(标准 D)(APA,2003)。实际上,临床诊断首先应该基于患者的个人经历、奇特的妥协手段、与他人的"猎食"关系等一切构成精神病患者独特生活的因素。

鉴 别 诊 断

正常状态

在一个青少年或成人身上，并不是所有看似精神病的行为都是由于人格失常导致。并无疾病、处于青春期的少年的某些行为特点（比如：违规）会非常像精神病人的行为特征。一个沉重的打击、一个严重的不公正、一个身体上或大脑上的事故有时都可能促使一个具有很好社会适应力、无精神疾病和犯罪前科的人发生犯罪行为。

成人的重复性反社会行为

那些没有精神疾患或不具备所有反社会型人格诊断标准的成人也可能进行定期的犯罪活动，这些活动是他们的主要活动（职业罪犯，专门靠犯罪为生），或是他们的辅助活动。

行为障碍

在两个国际分类中，这一诊断只针对未满十八周岁的未成年人。始于童年，其严重性增加了向反社会型人格障碍或其他精神疾病演变的风险（APA，2003）。

对立违抗性障碍

根据 CIM - 10(F91. 3)，这种行为障碍多见于儿童，主要表现为挑衅、不服从或扰乱他人等行为特征，并不具有犯罪、攻击或严重违反社会等特点。DSM - Ⅳ - TR[F91. 3(313. 81)]进一步强调说，在对立违抗性障碍中，儿童对大人或同伴的攻击性表现在口头上，并没有身体上的暴力行为，区别于行为障碍。

注意力缺乏多动障碍

这一障碍多发于患有对立违抗性障碍或行为障碍的儿童,并一直持续至中年。占支配地位的多动性-冲动性[F90.0(314.01)]常与其他精神疾病相关。CIM－10指出,多动症可能会导致反社会行为或自尊的丧失。

间歇性爆发性障碍

这是与另一种与精神症状有许多类似之处的冲动性控制障碍[F63.8(312.34)],尤其应该与反社会型人格障碍区分开来。事实上,这些高强度、不正常的冲动性攻击行为源于严重的事件或财产毁灭,这些暴力行为有时会伴有攻击性、冲动性、长时间的愤怒和"阈下"攻击情境。我们在这里谈到了很少被研究的病态愤怒(Bénézech,1998)。

其他人格障碍

这些性格障碍和反社会行为特征在DSM的边缘型人格和CIM中的冲动性或边缘性情绪不稳定性人格中也经常会遇到。我们已经看到,精神病人具有边缘型人格的一些特点,这类人格障碍的划分很大程度上取决于病症的强度和犯罪性质,理论上,后者更系统、更有利于区分反社会型人格障碍,因为剥削别人是他们生活方式的一部分。

隐匿型精神分裂症

根据之前专家的论证,它是精神分裂症的"准"精神疾病,隐匿型精神分裂症是一种青春期精神分裂症,患者无法适应社会或工作。这种精神分裂症表现为异常、冷淡、古怪,与反应性、宣泄性和目的性行为障碍正好相反。

精神病与心境障碍

很明显,根据定义,如果某一犯罪行为专门出现在患者慢性精神病复发时或躁狂、抑郁时,那么,我们就无法确定患者是否具有反社会人格。具有反社会人格某些特征的双相障碍,有时可能会与反社会人格障碍混淆。在这里,我们还可以提一下具有行为障碍特征的精神分裂症,这类行为是精神病的隐性特征和稳定形式(Duval,1994)。还有各种具有精神病特征的心境障碍:缓和的或非典型的双相Ⅱ型,混合状态,隐性或显性抑郁症,心境恶劣或环性心境(Meynard, Delaunay, 1997)。

并发症和相关障碍

根据 DSM-Ⅳ-TR 的"类型"分类,如果诊断符合所规定的标准,可以同时确定一个以上的人格障碍。反社会人格患者常常具有其他人格障碍的特点(分裂型、边缘型、表演型、自恋型、偏执型)。我们重申一下,传统的精神病性人格障碍包括边缘型人格的特点。反社会人格障碍可以同焦虑症、心境障碍、躯体症(疑病症)、冲动控制障碍(比如:网络游戏病)相联系(APA,2003),还常与精神活性物质所致障碍有关,特别是酒精依赖症、酒精中毒、精神病发作。

反社会型人格障碍(第Ⅱ轴)还常常伴有偏执性精神分裂症或暴力性心境恶劣症状(第Ⅰ轴),这些特征或行为障碍的临床特点是精神病症状的前兆(Nolan, Volavka, Mohr, Czobor, 1999)。它与性倒错,尤其是性虐待有关。它与智力发育迟缓(轴Ⅱ)使患者的行为缺乏考虑,具有冲动性和本能性,主要表现在对性的冲动上,或具有攻击性:露阴癖、恋童癖、强奸、纵火。

病因学,精神病理学

从遗传角度研究

　　同对其他人格障碍一样,通过对家庭和遗传方面的研究表明,反社会人格障碍常见于亲生父母患有此障碍的孩子身上,这一点强调了生物和环境因素的重要性(Bénézech, 1981; Brenann, Raine, 1997; Mednick, Christiansen, 1977; Meloy, 2000; Raine, Brenann, Farrigton, Mednick, 1997; Wilson, Herrnstein, 1985)。尽管相对于养父母而言,孩子更像亲生父母,但领养家庭的环境也可能导致反社会人格障碍或其他相关精神疾患(APA, 203)。戈特斯曼和戈德史密斯(Gottesman, Goldsmith, 1994)发表了关于双胞胎的七项研究,表明,同卵双胞胎同时患上反社会人格障碍的概率为51.1%,异卵则为 23.1%(Gottesman, Goldsmith, 1994)。

从神经心理学角度研究

自主神经系统反应能力差

　　一些研究表明,暴力精神病人有四个精神心理特征,这使其区别于证人团体(Bénézech, 1981; Brenann, Raine, 1997; Mednick, Christiansen, 1977; Meloy, 2000; Raine, Brenann, Farrigton, Mednick, 1997; Wilson, Herrnstein, 1985)。

■　他们的大脑皮层感知能力低,所以对外界刺激有不正常的需求,对厌恶刺激反应减少。

■　他们更加外向,所以他们承受痛苦的能力更高,尤其是,他们对自我的限制偏低。外倾性格、基本活动和低自主反应力使他们对恐惧的反应力低下,这使他们在面对攻击行为时无法抑制焦虑,即无法预测消极后果,他们不了解社会禁令,这扰乱了他们的社会交往。

■ 他们表现得更冲动，这种冲动性主要是由他们控制力低，自我表达（智商较高）、言语以及内部自我言语能力低造成的。

■ 他们通常表现出焦虑、易怒、多疑。

大脑异常

最近的研究表明，患者眶额皮层运行能力降低，结构衰减，杏仁核和脑岛运行异常，潜能降低。此外，与反社会人格相关的某些基因还可影响多巴胺、5-羟色胺和一单胺氧化酶的调节。所有这些研究都表明，童年早期情感和认知自动调节方面身体和生理的缺陷是造成反社会人格障碍的重要风险因素。那些没有犯罪、能够适应社会的精神病患者可能不会表现出或能够校正这些神经生物方面的紊乱（Gao，Raine，2010）。

从社会心理学角度研究

父母一方，尤其是父亲的犯罪行为可能会遗传给男孩，在这种形势下，孩子缺乏爱和教育，他们会去模仿父亲的行为。事实上，社会障碍患者常生在一个支离破碎、堕落的环境里。父母长期不在身边或父母一方死亡，精神障碍，酗酒或其他成瘾行为，不合群，不善言辞，父母对孩子的需求和精神上的痛苦漠不关心，家庭内的精神上或身体上的暴力，家庭不和或敌对状态，父母离异，兄弟姐妹众多，母亲过于年轻，抛弃或过于保护孩子，管教严厉或反复无常，教育方法不当，父母对孩子缺乏监管，不能正确应对环境，提出限度，过早分离，将孩子放到社会服务机构，经常将孩子放到公共机构或家庭收容所，这些风险因素常在精神病患者的童年时期出现。

一些条件，如：经济危机，贫穷，在大城市或危险区域的不稳定和不卫生的居住环境，父母无业，学习成绩不好或考试没有通过，没有职业资格，单身，失业，经常同犯罪分子来往；加上遗传和环境因素,造成了精神病患者的社会偏离。这些风险因素越多,患者接触的生活环境(家庭、学校、街道)越广,那么犯罪行为发生的可能性就越大(Blatier,2011)。

从精神分析角度研究

在他的卓越论述中,梅卢瓦(Meloy,1988)一下子指出,临床研究证实了精神疾患是自恋型人格障碍一个亚型的猜想,前者是后者的一个极端和危险变体。精神病患者在身体上和情感上遭受的虐待可被视为早期心理疾病的征兆。概括地说,父母的虐待或对孩子的忽视会导致:

■ 孩子过早与母亲分离,孩子过早或突然感受到"两个人的感觉"。这一精神创伤可能是"自恋保护壳"形成的原因,之后,这一保护壳演变成男性自恋(权力,控制)和对环境的不信任。

■ "内化"缺乏表现为很难对亲生父母的形象和社会、文化或人类的楷模有很深的和潜意识的认同感。这就导致他们无法自我融入,对"超我"概念缺乏正确认识,无法自我抑制,对他人的不幸缺乏同情,没有本能的认同感。

■ 将自己与自恋性和攻击性的父母等同,内心将自己夸大,认为自己是客体。

■ 客体缺乏稳定性,这是"无安全感"的来源,造成自恋倾向,自我夸大。

■ "始终要处于联系状态"的感觉使他们对实实在在的客体采取攻击行为和施虐-受虐性行为,为了最终能够发现隐藏的稳定客体。适当自我抑制结构的缺乏使他们表现出攻击性和原始的性冲动(Meloy,2000)。

梅卢瓦认为,很长时间以来,人们就知道反社会型人格具有癔症特点,这类疾患会向癔症转换或表现出躯体上的障碍。他强调,很难将精神病的一个症状因患者"超我"概念的缺乏和自我夸大的特点而将其放到神经结构层面上。人格障碍的诊断通常是偏执性精神分裂症状和反社会人格的结合或是非典型双相症状和反社会人格的结合。在他看来,偏执(从"抵御掠夺性焦虑"这一意义上说)和躁狂(从"掠夺成功"这一意义上说)是精神病患者的表达方式(Meloy,2000)。

从认知角度研究

精神病患者常表现出一系列的自主想法、认知扭曲和不适应的图式(Debray,Nollet,2008)。拜克和弗雷曼(Beck,Freeman,1990)提出了反社会人格患者的三类基本"信念"。第一,关于自我肯定方面:"我应该保护我自己""如果我不推别人,别人就会推我";"我受到了不好的待遇,我会得到相应的回报""如果我想要什么东西,我会采取任何手段得到它"。第二,在精神方面:"我们生活在弱肉强食的世界,只有最强大的人才能够生存""履行诺言和偿还债务是不重要的""应该机灵点,这是获得我们想要的东西的最好方式"。第三,对他人:"别人怎么想我一点也不重要""如果他们不能够保护自己,这是他们自己的问题"(Beck,Freeman,1990)。

反社会型人格障碍患者来自不好家庭经历的其他设想有:"目的决定手段""这是个狼吃狼的世界""你必须强大、狡猾,这样才能幸存""我很机灵,我有权得到我想要的""生活是艰难的,充满敌意,规则妨碍我满足我自己的需要。因此,我要绕过规则或违反它们,因为,我的需要是第一位的,我要自我保护,抵御一切想要控制我或抑制我的行为"(Sperry,2003)。

评　估

临床

为了评估暴力风险,*NICE Guidance* 强调,必须非常仔细地探究：

- 当前和过去的暴力行为，包括严重性，当时的情况，诱因和受害者；

- 与刑事法庭的联系，包括判决和监禁期；

- 相关精神障碍和/或物质的使用；

- 当前压力因素，人际关系和生活遭遇；

- 从档案或家人和社会工作人员那里得到的相关信息（*NICE Clinical Guideline*，2009）。

工具

自 1991 年起，黑尔（Hare）的《精神病态评价量表（修订版）》（*Psychopathy Checklist Revised*，PCL‐R）不断得到完善。2003 年，它的第二版问世（Hare，2003）。刚开始，它只是一个精神疾病测量工具，几年里，其分数分布在测量重复犯罪风险的不同表格里（VRAG，HCR‐20）。这个可以单独使用的、有 20 个条目的量表可评估罪犯的危险性，预测一般重复犯罪行为和暴力行为，它现在已得到认可（Niveau，2011）。它有得到认可的法文版（Pham，1998）。我们借助于社会、临床和机构文件以及半结构化会晤对其进行完善。它还有一个缩简版（PCL：SV（Screening Version））（Hart，Cox，Hare，1995）和一个专门适用于年轻人和青少年的版本（PCL：YV）（Forth，Kosson，Hare，2003）。

其他精神测量工具也被用来诊断精神病。在《明尼苏达多相人格调查表（第二版）》（MMPI‐2）中，精神病态（第 4 个量表）和轻躁症（第 9 个量表）通常被认为是反社会人格的特点。在主题统觉测验（TAT）中，患者的叙述往往是不成熟的、幼稚的，通常不会提到人物不好的行为造成的消极后果。在罗夏墨迹测验中，反社会人格患者给予较少或中等数量的回答。他们通常对彩色图片反应迟钝，但对黑白图片(C)能作出一些冲动性的回应；他们的回答内容中很多都涉及动物(A)，并带有攻击性，平凡反应较少(P)，对运动(M)和整体(G)的反应内容较少。

治 疗 方 法

概括

　　大部分人都认为，对反社会人格的预测需谨慎。患者通常对治疗不感兴趣，如果雇主、亲人或法庭强制他们接受治疗，他们还会反抗。最初的治疗请求很少来自患者本人，而是来自他周围的人或法庭。患者认为治疗具有威胁性，与患者建立治疗"同盟"是非常困难的(Fillieux, Godfroid, 2001)。雷德(Reid, 2000)认为，大部分研究者都把兴趣放在了与其相关疾病的研究和某些特定行为(物质滥用，暴力)的治疗上，很少有人提到对患者潜在的反社会人格进行治疗。总之，最有效的疗程非常严格，很少允许灵活操作治疗，给患者喘息、缓冲的机会。反社会人格障碍不是一种患者可以自己支配治疗、尽自己所能让治疗变得舒适一些的疾患，否则，治疗将不利于进行。所以，治疗团队必须严格遵守规定，对患者进行严格监视，不能违反规则(Reid, Gacono, 2000)。在对反社会人格患者进行治疗时，我们应考虑到因各种原因导致的风险和可能的后果，原因可能有：患者不服从治疗，逃跑率上升，治疗不符合规定，药物反应以及药物与酒精或非法药物的反应。《英国国家卫生与临床优化研究所》(NICE)建议积极加强延续性治疗，而不是通过惩罚策略，建议治疗团队在进行治疗时，能够使患者看到希望，使其乐观面对，向他们解释说，治愈是有可能的。最好与患者建立信任关系，以开放的方式投入治疗工作中，不应存有偏见，并表现出融洽和可信的姿态(NICE Clinical Guideline, 2009)。

通过一个载有 42 项关于精神疾病治疗研究的杂志,萨尔干(2002)指出,这一疾患无法治疗是没有科学依据的。值得注意的是,大部分研究工作的分析都属于心理动力学方向,疾患的改善标准是不同的。同其他的资料数据相反,这位作者发现,当一个治疗团体针对一个患者时,疾患改善比较显著。同时,如果患者家人参与到治疗中,改善程度会提高(Salekin, 2002)。

由于反社会人格与其他人格障碍和第 I 轴中的疾病有很多共病,所以其预测还依赖于相关疾病的治疗。对患者嗜酒、毒瘾、抑郁和焦虑症的治疗是非常重要的,因为这些共病会激化他们的反社会行为。还应该考虑到精神刺激药物如可卡因的使用、酒精抑制解除或患者因这些物质的缺乏造成的强烈渴望,因为这些因素都有可能加重反社会人格患者的暴力行为(NICE Clinical Guideline, 2009)。当反社会人格确诊后,有必要讨论一下治疗手段,相关风险,患者、其家人或如果合适的话,社会工作者与治疗团队合作治疗的可能性。传达这一信息是非常有必要的,划清卫生、社会和司法部门的角色和各自的任务,使它们相互之间紧密衔接。对患者细心照料,在可能的限度之内满足他们的需求和愿望(NICE Clinical Guideline, 2009)。

个体精神治疗

精神动力学方法

消极治疗方法似乎得到了广泛认同,如同一个精神动力治疗方法就可改变反社会人格患者(Kayor, 1999；Sperry, 2003)。在治疗时,将这些冲动型患者置于挫败处境可能会诱使其付诸行动。有人认为,从精神分析学上来说,这是一个禁忌(Fillieux, Godfroid, 2001)。自恋特点、重性抑郁或真正的痛苦可能有助于精神治疗。然而,最可能成功的治疗方法是建立一个治疗"同盟"(Sperry, 2003)。

认知行为方法

在治疗目的达成一致后，我们接下来就针对特殊情况使用行为策略或问题解决策略。对患者的愤怒或冲动实施控制后，他们就能更好地控制自己的冲动行为和预测因自己的行为所导致的后果。之后，治疗转向患者的自主想法和他们内心的不正常设想。接下来，对患者因自己的行为可能面对的社会压力进行疏导。针对疾病复发的预防策略是有必要的，这使患者能够对人、地点和情况敏感，因为后面这些因素都可能诱发反社会的想法和行为。在德布雷及其合作者（2005）以及科特罗和布拉克伯恩（2006）的著作中，我们可以看到反社会人格或精神病态的详细认知模型和治疗方法（Cottraux，Blackburn，2006；Debray，Kindynis，Leclère，Seigneurie，2005）。

团体治疗

可以使用团队精神治疗。治疗师对患者运用相同的主题。这类治疗是长期的，具有周期性，一次持续一个半小时，限制在 10 名患者，由临床医生决定。最好是有两个治疗师参与，这样可以降低患者之间打斗和被逐出团体的风险，识别治疗师自己的风格和人格。在治疗的后期，最好有支持团队的介入，这类团队是开放式的，为的是防止患者疾病复发，并能够为病人提供支持。

夫妻和家庭治疗

反社会人格患者很少愿意接受家庭或夫妻治疗，但是治疗师越是能够让患者的配偶或患者亲人介入，病情改善的可能性就越大。这类治疗的一个主要目的就是帮助患者的家人或配偶给患者制订一些限制，之前，通常不是这样的（Sperry，2003）。

系统机构治疗

一个包括家庭、教育和社会体系、刑事司法、团体的多体系治疗方案对行为障碍青少年的治疗是有益的。如果将患者放到特定的关押所或收容机构,采用结构化疗程,患者本人态度坚决,积极配合,或许可以取得比较好的效果。将责任转移到病人身上可以使他们产生成功感和自尊(Fillieux, Godfroid, 2001; NICE Clinical Guideline, 2009)。

药物治疗

关于反社会人格的药物治疗研究相对较少,我们对治疗精神疾病的特殊药物并不了解。《NICE 临床指南》不建议对反社会人格或相关的攻击、愤怒和冲动行为进行传统的药物治疗。相反,精神药物可治疗与其相关的其他障碍(NICE Clinical Guideline, 2009)。临床研究指出,抗精神病药物和苯二氮䓬的药效是一定的,而且不稳定(Sperry, 2003)。菲利厄和戈德弗鲁瓦认为,苯二氮䓬和镇静剂对治疗冲动和反社会行为有作用,可在病人急性发作时使用(Fillieux, Godfroid, 2001)。一些症状,比如冲动性,可以用药物进行治疗。在开处方时,应特别注意患者可能不遵从医嘱、滥用药物或用量过度等风险(*NICE Clinical Guideline*, 2009)。总之,反社会人格的药物治疗还需要进一步的研究、控制和随机探究。

针对反社会人格,米勒德(Mulder, 1996)提出了一系列建议并得到了患者的认可:抗精神病药物针对短暂性精神病和行为控制困难症;锂类药物针对暴力行为;痛痉宁治疗行为控制困难症,尤其是症状表现时断时续;精神兴奋剂针对儿童和大人严重的多动症;抗抑郁剂则针对冲动性和愤怒(Mulder, 1996)。雷什(Reich, 2002)建议,刚开始先让那些具有攻击性和冲动性的个体服用治疗抑郁症剂量的 5-羟色胺再摄取抑制剂(IRS)。如果不成功,可再试一次;如果药物起了一定作用,可增加一点非典型抗精神病药物或一点情绪稳定剂如 2-丙基戊酸钠或痛痉宁等(Reich, 2002)。患者经常会出现暴力行为急性发作,针对这一情况,可有计划、有限制地使用苯二氮菫和镇静剂。迄今为止,没有一种药物在控制研究中显示出能够彻底治愈反社会人格的特殊功效(HAS, 2006；Mulder, 1996；Rodrigo, Rajapakse, Jayananda, 2010；Sperry, 2003)。

概　　括

尽管人们对反社会人格的治愈普遍持悲观态度,因为它的治愈可能更依靠惩罚手段,而不仅仅是治疗措施,但如果治疗是联合的或是多模态的,而且适应患者的特定需要和情况的话,治愈还是有希望的(Sperry, 2003)。由于患者不愿意治疗或由于病情很严重,治疗通常是长期的、困难的。实际上,治疗常常间断。不管怎样,治疗师应该试图与患者建立一种积极的关系,坚决维持一些限度。科学数据显示,长期的治疗对疾病的治愈是有利的,应该将个体、团体、家庭、行为、心理教育治疗和药物治疗有机结合,进行有组织的治疗。

预　　防

鉴于病因的多样性和复杂性,反社会人格障碍的预防是很困难的,但非常重要。此外,它还涉及一些伦理问题(Rodrigo, Rajapakse, Jayananda, 2010)。预防可以从患者的童年开始,检测和治疗其行为障碍,并让其亲人了解相关的社会教育和治疗方法。在某些条件下,认知和行为治疗可针对 8 岁或 8 岁以上的潜在儿童患者。通过让他们学习如何针对相关情况作出不同回应,锻炼他们解决问题的能力,并注意他们的思考过程:结构性任务、游戏和讲故事、制造模型、角色扮演游戏和加固、加厚游戏(NICE Clinical Guideline, 2009)。

结　论

　　反社会人格障碍常见于男性，但嗜毒者、强奸犯和监禁罪犯的患病率尤其高。这一人格障碍在诊断、预后、治疗和预防等方面提出了一系列难题。此外，其病因既来自遗传，也受后天影响。很长时间以来，其预后都是保守的，直到现在，人们提出了一种长期的、结构化的、完善的治疗策略，其预后才相对乐观一些。其预防在于从儿童起就对患者的行为障碍进行治疗。对反社会人格障碍患者的评估和治疗需要包括精神科医师、法官、社会教育和监狱工作人员等多方面的协调配合。

第4章
错乱-倒置：基于法医临床的重组
丹尼尔·扎居里

前　言

我希望在这里重新概括一下之前的主要研究数据（Zagury，1996，2002，2003），以进一步思考关于连环杀人与法医鉴定中最常见情况在临床上的区分。然后，在要求领域和未经同意的治疗领域基础上，我尝试刻画公共精神医学的"第三场"。这些未经同意的治疗是法律上强制的，是为了避免亨利·埃（Henry Ey）所称为的"精神杀手"的精神错乱。的确，面对新的任务要求，我们不能一声不吭。但是，反过来说，我们必须对临床精神医学加以区分，避免将其看作一个不分类的"垃圾堆"：人格障碍不是精神疾病，错乱行为并不是精神病行为（Kendall，2002；Zagury，2008）。

错乱/倒置

所有接受这些治疗挑战的监狱工作人员、相关部门或自由人士，面对弗洛伊德有关错乱的理论同临床中观察到的一系列病例的不契合，都感到无所适从。就如同我常说的那样，"沙发上的错乱者"不是"监狱里的错乱者"。依据弗洛伊德1905年所下的定义（Freud，

1905)，性错乱只有兼具"排他性和固着性"，才算病态。但符合这一标准的人只占精神错乱或行为错乱者的一小部分。从那些神经质与性错乱的混合形式（这一说法肯定会让那些将信条放到观察之上的人跳起来）到各种形式的人格障碍（具有精神病特质的、边缘状态、自恋型的、边缘型的、精神性的……）诱发的精神错乱（Chasseguet-Smirgel），我们所碰到错乱防御、错乱时刻、异常行为、随机演变的异常停滞，远多于一些稳定的心理组织。基于 25 年的刑法鉴定，我认为，甚至可以说，除临床上其他一切状况之外，以错乱为中心的稳当、固着的心理组织是个例外。我们甚至可以推动这一矛盾，直到指出，对性犯罪者治疗真正的、唯一的忌讳就是，当错乱侵占整个人格和当它控制和支配所有关系时才实施治疗。

　　在我看来，矿物隐喻和弗洛伊德的结构概念绝不是弗洛伊德作品最令人欣喜的成果。对性犯罪的讨论不管怎样，结构化比稳定组织要常见得多。精神病学长期被弗洛伊德理论占据，缩短了从行动到人本身的路程，而以"错乱结构"为理据。朗代里·劳拉（Lantéri-Laura，1992）曾指出，这一"错乱结构"同迪普雷（Dupré）提出的"错乱结构"是完全等同的，它"象征着尘世的痛苦"。诚然，结构概念看似比构造概念更有档次，但结果都是一样的：处决态度，不抱任何改变的希望，与有关惯犯的统计数据和临床观察相背。几乎毫不夸张，成见围绕一个无情的逻辑，我经常在鉴定中发现这一逻辑，它在 20 世纪 80 年代之前占主导地位：这些行为取决于性错乱，这一性错乱与确定的构造相一致，任何治疗野心都是一个危险的圈套，人们就引用弗洛伊德的精神分析理论来证实这种节制，使这种放弃行为上升至理论层面。

　　这里对"错乱"的解读存在几个误区：混淆性欲错乱与自恋错乱；混淆性错乱与性变态；将苦闷的情欲同暴力混为一谈，所有的性错乱都带有苦闷的性欲这一色彩［依据拉卡米耶（Racamier）的说法］，而暴力追随性欲，是大部分性犯罪行为的特点；尤其将面对崩溃威胁时的一系列防御行为同稳定组织混为一谈，而后者只占性滥交者的很少一部分。

弗洛伊德的所有努力都在于将性错乱从"恶"中释放出来，他拒绝"人们给错乱这一概念加上一个受指责的特点"。按照我老师雅克·沙佐（Chazaud，1973）的说法，弗洛伊德"败坏"了错乱这一概念。恶、残酷属于变态领域，却排除在弗洛伊德所说的错乱领域之外。但是，这首先从词义上来说就是模糊的，因为，异常（pervers）这一形容词对应着两个名词：错乱（perversion）和倒置（perversité）。我们至少可以说，"异常"这一词，由于它多义词的模糊性，从严格意义上来说，很大程度上超越了弗洛伊德的定义。它涵盖了从最简单的支配态度到最恐怖的罪行。

因此，邪恶被抛到变态领域。问题是存在的，却放错了地方。安德烈·格林（Green，1998）很好地对它作了总结：

> "只有当性中的情欲成分被它的自恋成分所支配时，也就是说，当来源于自我肯定的仇恨几乎完全操纵情欲时，性才能与邪恶相关联。"

在这个与我们相关的性犯罪领域内，人们都在试图努力对这一错综复杂的领域中的概念作出定义：基本暴力（Bergeret）、支配（Grunberger）、性变态（Balier）、相异性否定（Dorey）等一系列概念的提出以及沙佐（Chazaud）、沙瑟盖-斯米尔格尔（Chasseguet-Smirgel）、茹瓦斯·马克·杜加尔（Joyce Mac Dougall）、斯多雷（Stoller）、德尼斯（Denis）、格林（Green）、多马斯尼（Tomassini）、拉卡米耶（Racamier）等的研究都证明了这一点。

对仇恨程度、破坏性、客体失活、死亡冲动、幻想贫乏、自恋不足等方面的考虑可以将那些幻想破坏的人和那些真正实施破坏性行动的人，或者对应我们文章中一开始提到的"沙发上的错乱者"和"监狱里的错乱者"区别开来。

此外，这一驳论也可以在性暴力者身上体现出来：性欲只是由暴力激起的共奋或它的附属品而已。强奸很少会带来真正的快感。在大多数情况下，这一行为伴随着一个不稳定的时刻：从面对崩溃威胁突然转向对受害者的控制，变被动为主动，在面对一个可怕的女性形象时，将她的混乱看作是暂时的胜利。区分能力的即时恢复使强奸者能够继续他的行径……好像什么都没有发生一样。斯多雷（Stoller，1978）曾很好地指出了这一从绝望到胜利的异常转变。

　　所有具有治疗性罪犯经验的人面对的临床挑战就是赋予性变态另一种诠释，而不是认为它来自骨子里的不道德、邪恶和以伤害他人为乐的特性。两名专家尤其探讨了这一问题：克洛德·巴利耶（Claude Balier）和 保尔·克洛德·拉卡米耶（Paul Claude Racamier）。

　　克洛德·巴利耶很好地诠释了围绕性变态这一概念的整个机制，他借助于暴力性行为和自我区分的概念，而避免进入精神病领域。巴利耶指出，不应将方向转到性欲上，而应该转到对追逐全能感的男子自恋倾向研究上。"暴力和毁灭性在他们身上占主导（Balier，1997）"。他强调，受害者本人由"入侵者"转变为"被侵者"。如同大部分遇到这类问题的临床医生一样，他注意到了由客体侵入导致的无法忍受的被动性转变为主动支配这一重要特征。"行为过后，施暴者可以说是暂时清醒了，重新步入日常生活，他们并没有忘记这类行为，但由于自我区分的特性，他们认为是别人犯下的这一罪行。"

　　巴利耶的研究使我有机会对"性犯罪"这一术语进行批评。杀人的绝不是性。将那些寻求性满足的人和将受害者杀害并奸尸的人混作一谈，是绝对的曲解。这不再是"性施虐罪"。性虐待暗示了一种心理情境化过程。它的定义是很严格的。当然，这其中也可能有不符合常规的（这种情况是非常少的）；可能还有伴随性亢奋的破坏性的暴力，它们辅助诱导施暴者再现心理联系和幻想式的情境，比如在一些连环杀手身上就能看到这种情况。但是，我们不能混淆这些术语。我举司法术语上一个类似的例子。尽管我们为了杀人使用一个烟灰缸或一个蜡烛台，但这个物体只是作为一种手段去达到目的而已。当性欲成为一种达到目的的手段,而破坏性占主导时,我们应该称之为用性造成的犯罪,而不是性犯罪。

保尔·克洛德·拉卡米耶将自恋错乱放到了传统意义上的性变态领域,从而生动地呈现了一个临床精神学从来没有从它的道德和信仰根基中解放出来的概念。

依据弗洛伊德 1927 年和 1938 年的作品,拉卡米耶并不是唯一一个提出这一概念的人。罗热·多雷(Roger Dorey)曾尤其提到,自恋错乱可以看成是一切错乱关系的典型。但是,拉卡米耶描绘出了它与性欲错乱相区分的图表。他探索其病态表现和一般致病源,心理因素和互动因素,防御机制,其对象的作用,源头以及因其目的的达成或失败所带来的结果。

换句话说,考虑到它在疾病分类上的模糊性以及在纯心理学领域内不确定的位置,拉卡米耶提供的主线可以使我们更精准地思考和理解性变态,没有混淆(同性错乱),无排他性(将其限制在精神学领域),无僵化思想(仅限于早期形成的一些性格特点去描绘它)……尤其可以不费力地设想那为了具有信服力而经常被影射出的一点:性变态对精神病的防御功能。拉卡米耶描绘了一个双重运动:前进式,当患者丧失妄想症状或当错乱症状趋于痊愈时;倒退式,当解离出的内容迸发,患者心理陷入危机时。从最完美的划分到自我无法修复的撕裂,这一过程代表患者由自恋错乱症转向精神病。

所以,首先就是拉卡米耶强调的这一激起自恋错乱的运动,这一抵御内心的斗争和矛盾的过程是很重要的。这一过程遭遇挫折;"释放毒素的人",耗干了克莱因式的欲望,将目光转向他人,促使对象迷失,从而有利于患者对自我的过高估计。这一内在的否认和驱除源于儿时的狂妄自大,它否认任何自恋限制,目的在于根除其内心被遗弃的空虚感,通过对其对象的伤害,将这种感受转化成对全能感的享受。"最完善的自恋错乱基本都表现在行为上,很少局限在幻想上:没有真正的对象,幻想有什么用?"在他之前一系列关于"客体/无客体"的研究中,拉卡米耶明确给客体作出了限定。这一客体部分冲动,无生机,就如同一个简单的护身符或器皿一样被使用,是一个甚至连仇恨都没有的猎物。关于自恋错乱者的否认和解离,拉卡米耶提出了两个重要观点:他强调,自恋者为了阻塞解离部分,努力让其对象参与到这一过程中,让客体同其共同抵御。在此基础上,他否认内心一切形式的反驳,"这使得他可以摆脱任何难堪和忧虑,展现给惊讶不已的旁观者最完美的无辜表情。"他的行为可能有助于他的自我解离。

目前,强调这一事实在我看来是非常有必要的:拉卡米耶对自恋错乱进行了非常了不起的临床描述,并对几个画面作了极好的解释,我们不应该将其同过度延伸和滥用的错乱定义相混淆。在众多的离婚中,那些读过关于这方面普及性书籍的女人就会确信:她嫁给了一个自恋错乱者。一开始,她就处在丈夫的支配下,但她相信他爱情的真诚,而尽力掩盖这种支配。她是一个受害者。她不应该思考她自己的欲望、经历、关系等,幸好有一个专门研究自恋错乱的医师帮助了她,使她得以自我恢复,她后悔没有早一点遇见这类能够在人群中识别出那些邪恶的人的专家。"他人即地狱。"受害者是自己。心理治疗不再是一个对自我的审视,对主观性的寻找,一个自我慢慢升华的过程,而是一种在经历了另一个恶人对其造成的毁灭之后的重建。我严格将保尔·克洛德·拉卡米耶天才般的临床成果同那种因无节制的延伸和滑稽的模仿而沉沦于荒谬的炒作形式区分开来,你们将会理解我的做法。

分裂的临床表现

我首先简单重复一下我对连环杀手的分裂定义(Zagury,2003,2008)。事实上,围绕双重人格这一主题,这些不合常理的杀人犯直接和间接的分裂表现是最吸引大众的。对于自我分裂,弗洛伊德

(1927)指出,一个强大的防御机制导致了在自我的内心存在面对外部世界的两种心理态度:一个重视现实,一个否认现实。这两种态度同时存在。

所以,分裂,这一自我扭曲的强大机制,在连环杀手身上的临床表现本身就是不一致的,甚至是令人震惊的。这一特征可以部分地揭示他们产生的迷惑:一个说:"我做的,但不是我";另一个则说:"我所做的,属于另一方面……而另一方面,我一无所知"。

在对他们的检查中,面对他们的伪正常和应赋予的同情,我们感到不知所措。他们的直觉很准,能够预测他人的期望,我们对此感到震惊,而他们全然不知,不了解自己的自省能力。他们和我们一起寻求答案时,当我们发现这一特殊的机制同伪装和有意的操纵没有任何的联系时,我们摇摆不定。他们是真诚的。他们请求我们理解他们身上的邪恶,这个垃圾区域,这一罪恶的心理场所。

自我潜意识知道他们犯下了这些行为,但他们并不因此有负罪感;为了很好地弄清楚这一点,我们应该弄清楚一个被感知、被穿越的经历和一个留下心理印记的、自我所经历的事件之间的不同。正是因为这些精神创伤是不可再现的,它们才在他们的犯罪情境中呈现出来。通常情况下,罪恶都会展现在现实世界中,而不是在幻想中。

基于温尼科特(Winnicott)的研究,勒内·鲁西隆(Rousillon, 1999)回忆说,精神生活的某些部分是不可抑制的,因为它们没有得到再现。只有再现的部分才是抑制的对象。同温尼科特一道,鲁西隆引述了一个幼儿无法从一个巨大的、持续的创伤经历解脱出来的精神濒危状态,为了能够存活,幼儿同他自己的主观性相割离,以此脱身出来。他通过切断自己的一部分获得解放。当这一经历再次被感受到时,由于作为自我的经历过早、过大,就会引发分裂:一部分可再现,一部分只保留了一些可感知的痕迹。但是,心灵不是一台电脑,它没有回收站。我们不能彻底摆脱这些痕迹。它们持续存在,可能会被点燃。当这些痕迹与另一个人身上某些心理或身体特质发生偶然碰撞时，它们就可能会造成解离失败和崩溃。我把这叫作"罪恶的一见钟情"。

现在，我将谈及一些不太起眼但在临床犯罪学中经常遇到，尤其发生在强奸之后的一些犯罪情形。这是解离的正常临床表现。那些"监狱中的错乱者"使他们在监狱中的谈话者为他们的伪正常、虚假的适应能力感到惊讶。他们看起来并没有内心的斗争，也不神经质，也没有精神病的表现，有时还有着天使般的面孔，这再一次让我们感到震惊，但这是骗人的。他们的言辞贫乏，无生气，以叙述事件为主。他们的想法很机械，构思能力差。我们把这叫作情感缺失症（Sifneos，1991；Tardif，1998）。不管他们的叙述是可信的还是庸俗乏味的，它们都不带任何感情色彩。我们注意到，这些名副其实的"错乱者"对色情没有任何想象力。他们只能通过一些"万能"的言语（比如"我做了一件蠢事"）去回想他们的行为。他们对此非常确信：他们再也不会做了。他们就再也没有别的可说的了。行为过后，他们若无其事地继续自己的行径，好像是别人犯下的这一罪行，好像他们再也不会有暴力行为。所有诊断过强奸犯的人都知道：一些强奸犯要求受害者留下电话号码，因为他们想再见到她……

只有连环案件（连环强奸）才能允许我们透过一系列的强奸行径观察到一个健全的心理场景的显现。

接下来，就是一些混杂的普通图表，重要的是弄清楚真相，将罪犯的这些无生气的、庸俗乏味的言语同机构档案里的客观数据作比较。精神病医师和心理治疗师通常都是这么工作的，他们处在监狱环境中，依据让·吉约曼（Jean Guillaumin）的巧妙说法，就是为了不与"这些分裂者分开"。

最近，在法国展开了一场有关精算表意义的讨论。公开聆讯委员会关于"精神危险性"的看法汇聚了法兰西医学院的最新报告以及大部分的临床医师（Gravier，2012；Senon，2009；Millaud，

Dubreucq，2012），认为精算表必须与临床探索结合使用。法兰西医学院冠以"方法"说明表格的价值，但在我看来，分裂的临床表现就是精算表结合使用的例证之一。事实上，临床探索通常是很贫乏的。尤其应该注意的是，那些本不应该表现出来却没有显现出来的症状。罪犯不正常地表现出自在、无争斗、无忧无虑……一些极其悲剧的事件发生之后，我们才意识到罪犯总是想着重复自己以前的行为，尽管在他的所有精神、心理、司法和社会方面的谈话者看来，他的一切迹象都已恢复正常。这些人既不是精神病、神经质，也不一定是精神变态，也不是传统意义上的错乱者，我们对此张皇失措。尽管缺少灵丹妙药，但一些统计工具可以为通常具有迷惑性的临床表现，甚至一些最有经验的临床医师提供有益的指导。

精神医学的"第三场"

所以，"监狱里的错乱者"的临床表现经历了这样几个过程：从狭义的传统错乱领域到不同类型的人格；从错乱结构转到无结构；从性错乱到变态，表现为自恋错乱或性变态；从倒置结构到毁灭行为，并将性作为达到目的的武器。

在很大程度上，关于人格障碍和精神疾病（Kendall，2002；Zagury，2008）、维度和类别之间关系的大讨论已开始。认为精神医学在其领域延伸上已走得太远的看法是幼稚的：社会已赋予我们新的任务；我们的患者中有众多的人格障碍者；我们有理由设立资源中心，专门诊所，医院——法院连接点……真正的危险，不是我们的领域和我们任务的延伸，而是混淆精神疾病和人格障碍，对精神病的治疗和刑罚上强制的治疗（强制和命令）不加区分。

表4.1是为了指出这两个方面的不同，为了对它们加以区分，为了不跌入混乱状态。事实上，这些风险，按照亨利·埃的说法，可能会成为"精神杀手"。我们将情况明确区分开来，只有建立起清晰的

对照表，我们才有可能找出每个案例的细微差别。

表 4.1

未经同意的治疗	刑罚上强制的治疗（强制和指令）
1838、1990 和 2011 年的法律	1998 年的法律，也称"吉古法"
依据法国刑法第 122 条第 1 项，当违法行为与精神疾病有直接确定的联系时，主体不负法律责任。	依据案情作全部或部分区别（法国刑法第 122 条第 1 项第二段）
治疗或惩罚	治疗和惩罚
法官介入，对治疗进行控制	法官决定是否实施治疗，因为，对性罪犯的处理必须在法律框架内，除非罪犯自己请求帮助，比如，害怕重复犯罪
未经当事人的任何同意，治疗在理论上是可能的。这种情况尤其适用于一些症状的治疗初期，如暴食症、慢性精神病多发……机构框架和治疗将有利于病情的缓解	治疗实施的前提条件是主体必须配合、参与。我们非常理性地认为，严重的错乱症患者无法接受强制治疗，因为，失败的治疗只会增加他们的快感
护理—治疗	我们跌入了"唯名论"的陷阱。用相同的字眼指称截然不同的事物，我们就会像"治疗"一个精神分裂症患者一样去"治疗"一个错乱者，这是非常荒谬的。缺乏对这些字眼的警惕性，人们却将要求我们，甚至已经要求我们把他们治好。这就是为什么应该使用一些术语作为治疗的配套、支撑、辅助，作为重新布置防御手段的支持……而不是单纯地谈治疗
转入精神性行为的迫切性。这种行为是深渊边上为求生的突然跳跃，是一种面对即将来临的危险本能的防御行为。依据法医经验，当转入行为的条件满足时，不论环境如何，当事人都会行动	诉诸行动（Claude Balier）冲动同转入精神性行为的迫切性不能相提并论。如果在他看来，不受处罚的条件并不满足，连环杀人犯或强奸犯会推迟他们的行为
临床分割	临床划分

结　论

我一下子就注意到了"沙发上的错乱者"不是"监狱里的错乱

者"。在观察和治疗中积累的经验引导我们在新的领域建立新的规则。今天,我们对错乱者是否是病人有很多的争论。实际上,这只是一个习惯问题,我们是否决定将他们当作病人来看待。而重要的是,在观察和治疗中,在法医鉴定和心理动力分析上,在言语和实际操作上,在我们对社会的演说中,别把他们同精神病患者混为一谈。

第5章

偏执/夸大：两个自我问题

罗兰·库唐索

　　临床医生把它叫作自我过度膨胀，精神疾病专家叫自恋性疾病，犯罪学家称之为"有时不会外露的极端自我中心主义"。这些不同但相互重叠的表达方式都描述了自我发展的一些风险。

　　在临床描述中，两个关于自我问题最易懂的说法就是偏执和夸大。对于每一个问题，我们都可试图刻画它们的症状，同时还能提出最具操作性的精神疾病解读。剩下的就是明确它们的存在范围，并不是所有领域都有偏执和夸大。

　　在这两种情况中，问题存在于与他人的关系上：偏执在于对另一个人行为和态度的解读（扭曲的），而夸大是不考虑另一个人的心理事实。这其中涉及的是一种有关主体之间关系的疾病。

偏　　执

　　让我们先回想一下偏执性格的典型表现：多疑，不信任，固执，迫害妄想。

　　我们可以很容易地找出这些特点，但我们应该确定它们的强度。如果某人非常多疑，我们会谈及他的敏感性。

　　在同他人的关系中，任何人都可表现出审视、谨慎、甚至不信任的态度,尤其是不信任态度。这些特点都可以看作对他人不同程度的不信任。然而,解读他人话语这个特点才是最典型的。

这些特点(敏感性,不信任,迫害解读)很自然地为一个人的过激反应打下了基础,这种人感觉自己总是受到不公正的伤害,内心充满了敌意(愤怒、狂怒、甚至仇恨)。

这就表明了偏激与冲动性的关联性,而且,我们在很多的过激行为中也找到了这一点,这也符合临床逻辑;只是暴力的目的不同(色情,爱情⋯⋯)。

偏执在强度上也不同。它可能只是正常表现,也可上升到精神疾病层面,成为偏执性格,或极少依托于妄想症,成为偏执妄想狂。我们将谈论偏执性格。让我们再回想一下偏执性格的临床表现:色情狂,臆想求爱者,持续寻求赔偿⋯⋯

一些违反常规的问题可以使我们丰富这一目录,但这些问题的不同之处在于,主体会非常偏执地解释他人的话语:

- 性侵者的性亢奋或对性目标的欲望;
- 一些夫妻施暴者的嫉妒心理;
- 对儿童施暴的家长(父亲或母亲)为了树立自己的教育权威;
- "纠缠者"或"极端独裁"的领导人为了树立自己在管理领域中的权威形象。

为了更好地诠释这种偏执性的解说,我们将详细描述一下性亢奋这一特点。

性亢奋模糊,在带来快感(幻想的魅力)的同时,也导致一种不愉快的情感(愤怒,因为在心理上需要同亢奋相联系)。

所以,亢奋本身有痛苦的一面(心理工作要求),需要陈旧的生成过程,带有模模糊糊的仇恨,就像弗洛伊德在《冲动与冲动的命运》(Pulsions et destins des pulsions)中明确指出的那样。

仇恨情感的首要方面表现在对陌生世界(亢奋的工具)的抵触关系上。

接下来，另一个人作为有害的诱惑者被觉察到，当事人只是被动地受到引诱（带着一种被吸引的创伤感，因为要依靠他人的欲望，设想自己对他人有所要求时，害怕自己被阉割，这类情境通常是无意识的，而并不显现出来）。

所以，对他人就会产生一种攻击情绪（愤怒，狂怒，仇恨），认为他人带有挑衅性的诱惑，是来迫害自己的；让我们再次引述一下弗洛伊德的话：

> "当任何对象对它来说都是不愉快情感的来源时，这个自我就会仇恨、憎恶并迫着想毁灭他们，不管他们是出于性满足的缺乏还是自我保护的需要。而且，我们可以肯定的是，仇恨关系的典型表现并不是来源于性生活，而是来自'自我'为了获得自我的认同和肯定而进行的激烈斗争。"

换句话说，当由于性满足被剥夺或自恋的需要导致的不适感出现时，这个自我就会仇恨它的对象。而且，仇恨关系的恰当模型并不来自性生活本身，而是"自我"为寻求恋己的满足而进行的激烈斗争。

所以，痛苦不仅来自性欲被剥夺，更多来源于自恋创伤，这种痛苦产生于儿童时期，它为充满仇恨的生活埋下了种子。

这种怀有敌意的心境有时会使"自我"付诸行动，主观上成为一种报复行为。

事后，性暴力行为被合理化，有时还会有一个为自我辩护的托词。

当然，这些不同的经历并不只存在于性侵者的身上，但在他们身上表现尤为明显（多种形式的偏执表现汇聚在一起，不仅体现在性亢奋上，而且见于人际关系中，主体害怕他人，将其看作一个要谋害自己的引诱者）。

夸 大 狂

下面，我们谈一下关于夸大狂的问题，其实，这类症状只有在同他人的接触中才能真正体现出来。诚然，在叙述上，我们会把它叫作极端自我中心主义或幼年持续夸大症，但这种狂妄性有时会表现出来，有时又被掩盖起来，使人无法察觉，或只是潜伏起来了（只有在发生冲突的情况下才会表现出来），所以，临床医师为了对其进行评估，将其客观化，使其显露出来。

通常，我们可以从三个方面去分析夸大症：自我—关系—他人。在此基础上，就出现了两种相互关联的说法，一种说法更接近于心理疾病方面，而另一种说法更倾向于犯罪心理方面。第一种说法是这样的：有自恋症，试图控制、否定别人；另一种可以这样表述：患者以自我为中心，企图愚弄别人，不在乎他人的心理实际，或不管别人是否同意。

第二种说法还明确了他人被愚弄的方式：暴力、威胁、纠缠或操纵。

第一个方面是"自我"，患者以自我为中心，下面这一段话对这一特点作出了很好的诠释："这类人有极端自我中心主义，尽管这类情感有时会被隐藏起来，童年时曾遭受自恋创伤，他们允许自己偷窃、杀人，而不是进行自我惩罚"（Lacan et Régis, congrès de criminologie, 1950）。这段话体现了两点：第一，它同时强调了夸大和偏执两个方面；第二，它说明了患者将自己的行为合法化，而不是看起来更像神经质的自我惩罚。但是，我们说过，极端自我中心问题，必须将其客观化。

第二个方面，是在争执、冲突的情况下，对他人的攻击倾向。攻击的方式有暴力、威胁、纠缠或操纵。对这些方式的研究可以从患者的人际关系入手，或通过潜在受害者的证词。这就暗示要听取他人，因为患者必然不会揭露自己。传统的临床谈话通常是不够的。从心理疾病层面讲，患者是在试图支配他人。

罗热·多雷(Roger Dorey)对弗洛伊德所说的"支配冲动"作了重新解读，他将这类冲动再次置于人际关系领域，以更好地理解患者的这些行为。弗洛伊德认为"支配冲动并不是性冲动，而只是后者的辅助，它的目的就在于通过暴力控制他人"(Laplanche et Pontalis)，但是，就像多雷所强调的那样，这类冲动只有在主体之间才有意义，只有在这一领域才能作为支配关系被涉及。

多雷在其中既看到了一种剥夺他人的占有行为，也看到了对他人的一种支配和控制。

主体对他人的感觉处于早期、初级阶段，缺乏深刻反映和辩证思想。而具备深刻反映的人能够自我控制，具有开放的心态，能够学会放弃对象，并能认同他人。

相反，支配心理不会放弃，对他人强权式地占有，否认他人。

值得指出的是，自制力并不总代表成熟，它随时可能演变为对他人的支配，再现儿时积淀下的愤怒。当这种愤怒心理突然到来时，这类人的心理工作就会瘫痪，因为本着心理节约的原则，这种心理工作对他们来说耗费过多，最终导致了对他人的支配心理。但罗热·多雷的观点包括两个主要方面：一方面，它将这种支配关系置于主体之间；另一方面，它将支配关系同对他人的否定联系起来，"所以，对他人的支配表现在遏制他人的否定，就是说消除一切异己性，一切不同，任何特性；目的在于将别人变成一个完全被自己同化的物体"。

对他人的支配行为转为以自我为中心的行为，将他人看作一个非主体，不管(或蔑视)他人的心理事实，更不用说他人的愿望或不情愿了。

还剩下第三个方面，夸大狂不顾他人心理。

我们将描述三种否定他人的方式：第一种是利用他人的缺点，第二种是向他人提出挑战，第三种，在第二种方式的基础上，融入了让他人痛苦所带来的快感。

在第一阶段，由于不成熟，当事人只顾自己，并没有真正觉察到别人，我们甚至可以说，别人在当事人的心理中并不存在。否认、支配他人与幼年时期的残酷有关系，但他的目标并不在于让他人痛苦，而是不考虑他人（怜悯和虐待的前期）。

在第二阶段，当事人觉察到了别人，但是，藐视他人的意愿自由。通过否认，有时带着玩世不恭的姿态，获得对他人的支配，有时，通过让他人痛苦，主体会获得快感，这就带有虐待的色彩，有些人将其视为变态。

总之，不管临床上如何描述它们，人格障碍都贯穿着一个自我问题，并导致病态的人际关系，主体同他人的关系发生扭曲。偏执者总是对他人的话语进行迫害性的解释，害怕他人，将他人看作一个疯狂的迫害者；而夸大狂（与变态相比，我们更倾向于夸大狂这种说法）在于对他人的占有，节省自己的心理活动，通过否定，将他人置于自己的意识之外。这两种性格由于某些因素会发生不同程度的相互转变。我们应该对每一个都加以推敲，通过研究每个方面，提出治疗方案。

第6章

儿童和青春期前期青少年的人格障碍[1]

让-伊夫·阿耶

儿童的人格

在人文科学中,"人格"这一词有很多含义。而且,对每个作者来说,这个词本义的内涵和外延的标准也通常是模糊的。这允许我提出我自己的定义,当然,这不是我自己凭空捏造出来的,但是,我也不能够列出和描述出所有带给我灵感的作家:依托40年的职业实践和阅读,我向你们重建起它来,在我的心目中,它就像一首曲子。

儿童的人格和人格障碍

这是由儿童日常生活的见证人——成人,依据推理过程构造并指定的名称:它们是两个非常简要、概括的概念,至少综合了目标儿童大部分行为、情感和思想意识,它们看起来协调一致,互为补充,很

---

[1] 在这篇文章中,我仅限于谈论儿童和青春前期的青少年,差不多在12岁(上完初中一年级)之前。

好地[1]围绕着广泛意义上的生活：健康、坚强、自信的人格或"人格障碍……异常人格：回避型、反社会型、偏执型等"。

帕拉西奥-埃斯帕萨（Palacio-Espasa，2000）将人格与性格特点几乎等同起来（我们可以将它们放到同一层面上……他补充说：尽管我们并不确定，我们只是处在一个单纯的描述层面，还是我们可从中发现一个潜在结构）。

所以当这些特点变的顽固、僵化（DSM-Ⅳ-R称为持久的）、异常时，障碍就会出现。异常源于主体的一种不适感，源于明显的痛苦之情或在社会上的缺陷，孩子与正常的修养有着明显的偏离。

然而，这一描述并不能让我们确信，我们确实在与同一种人格障碍打交道，DSM-Ⅳ-R非常明智地补充道："还应该指出，我们所观察到的很难符合一个儿童的正常发展阶段或第一轴上所列的其中一种障碍（精神疾病的）"：在某种程度上，精神疾病除外！

定义儿童性格的主要准则

1. 尽管每次可能用很多术语去描述"人格"一词，但实际上人格只涉及儿童的一个重要方面：其他部分如主体的存在方式和生活方式并不包括在内。

2. 在许多孩子身上，我们无法找到一个典型的、一致的、足够稳定的生活方式，而这种生活方式可以塑造一个通常能在科普文章找到的标准人格：除经常被描述的几种类型（有时从一个作者传到另一个作者，以一种让人绝望的无聊被谈论着）之外，由于儿童自我构造能力是如此具有创造性和可塑性，我们可以找到很多独特的人格：小丑人格，谨慎追随者的人格，秘密反抗人格等。在一些儿童身上，

---

[1] "足够好"？我用了温尼科特的说法。1974年，他说，真正的好母亲从来都不是"已经足够好的"，用这一说法可以推测许多人文现象（Winnicott，1974）。

两种或三种人格可并存(参见下文：心理疾病＋青少年犯罪)。

3. 任何人格都有足够的稳定性，但这并不排除一些缓慢的波动，而这些波动很少是一些 360°的大转变。例如，全能人格在接受治疗后，可演变为我们所称的"强大"人格，但是不会因此而被抹掉、消除。

4. 在我看来，人格的另一个主要的特点，是自我调谐。尽管当儿童自我反省时，他现在的人格有时会让他很痛苦，尽管他的人格是异常的，但他只想建立这样广义上的人格，当我们遇见他时，他很乐意承担这种人格，或最糟糕的，承认它，继而屈服于它，不想很快地改变它。这样看来，对我来说，安德雷·布勒日维克(Andres Brejvik)是一种非常偏执的人格，而不是偏执性精神病：是他主导自己的思想，这种思想在正常人看来是不可思议的。

尽管儿童不是每天都概念化他的人格是什么和他想有怎样的人格，但为了塑造和维持它，他：

■　在内心有一个方案、计划，可以足够按照一个目标组织一些行为：儿童想展现的自我形象，他想拥有的权利或舒适等；

■　为了展现自我和实现自我，他会本能地作出选择，选择自由……

所以在这个逻辑中，你们没有听到我谈论不成熟的人格，因为在这里，冲动和欲望在很大程度上支配他，面对它们，儿童很难适应社会。所以"国王"儿童并不构成一种人格障碍。

根据同一思路，我也不掺入边缘状态和其他异常演变，这里的儿童因混乱而感到痛苦。

出于同样的原因，我也不谈论抑郁人格和焦虑人格。反之，比如说一些非常焦虑的儿童，可以有很多精力去实施自己的策略，这反过来会或多或少保护他们免受焦虑症的攻击，甚至仅仅是他们想象出来的焦虑。所以在我看来，这样说才是明智的，他们忍受着巨大的焦虑，并具有回避型人格的特点，害怕被抛弃，具有一定的抑郁倾向，表现出被动性，甚至仇恨！

设想儿童的人格是否有意义？

每天的言语都时不时地在塑造它，并经常将人格的成形放到未来中。我们指出了许多乐观的事实，同时也提出了一些令人担忧的人格："他已经有自己的（小）性子了""这个人很强势""我们已经猜到了他的性格""他有一个健全的人格""他的人格已严重被扰乱了"……

同样地，当很好地作出评估后，如果临床医师指出，某个儿童时不时地表现出一种病态人格，这可能是有用的，例如精神病态人格。根据这一参考，家长可有组织地、有建设性地陪伴孩子。事实上，负责陪伴任务的大人应该想到，摆在他们面前的是被孩子慢慢构思出的自由、制订的方案和一系列的想法，即使这些想法相对于大部分人的方案和想法来说是不正常的。所以，我们应该建立一个耐心对话机制（为了使孩子能够慢慢改变那些想法），一些日常人际关系，一些为了揣摩那些最原始的表达方式的微妙的邀请等。

然而，这一指定也是存在风险的，例如：

■ 认为儿童改变方案（他的自创能力）的自由比实际上的要强大，所以，如果他没有改变，说明他不愿意改变。然而，孩子的自由依托一些天生的倾向，比如遗传，以及他生活体系的外部影响（比如一些人表现出的全能和社会、家长权威的衰减之间的关系）。此外，改变根深蒂固的习惯对任何人来说都不是一件容易的事！

■ 认为人格的建立和改变完全是个人的事情！孩子是在同他的生活体系相互作用、相互影响下自我构建的，所以要帮助他慢慢改变自己的人格，也应该考虑到周围环境的影响，改变那些我们认为可能是异常想法的来源；

■ 另一个风险就是使某个人格障碍的诊断过于严格地符合疾病分类中的那几种大的类型，而这些类型最初是针对成人提出来的。在文章的前面我已经提到过。

几种令人担忧的人格类型

我仅列举三种在第三社会[1]看来令人担忧的儿童人格：脱离群体或明显的反社会性，或/和严重的不适应或/和令人忧虑的异常或/和他们最具人性的心理资源的自我毁灭[2]。

自我封闭或专断或全能人格[3]

引言

一些孩子在他们生存方案中最终会产生这类冲动欲望：忽视、甚至抵抗社会公共准则或不同程度地反抗一般法律：良好的行为准则，是由他们自己确定的。

我们同意：许多孩子在短时期内和在一些限定的领域内会这样表现。其他一些不成熟的孩子很难抵抗各种类型的冲动压力，所以我们依据他们适应能力和自我控制力的脆弱性将他们确定为"国王"儿童。在这里我并不谈论他们：我对此已经作过解释了。

在这些建立在脱离群体和反社会基础的人格中，我们可以区别出三种主要的动机：

■ 认为（为了自己）和肯定（向他人）自己身上有一种强大的能力：

---

[1] 第三社会：这是一个具有代表性的民间审判团，代表了一个处于特定文化、形势下的团体，素质良好：比如，15～75 岁，随机抽出的 50 个人没有严重的精神疾病。

[2] 我并不想——列举，我本可以继续下去，比如还有回避型人格，通过极端墨守成规的方式或无动于衷的态度处理他们的许多忧虑，或被动型人格，这些孩子总是认为自己不好。此外，我在孩子身上没有真正碰到过自恋型人格，就像在青少年或成人身上描述的那样。

[3] 你会在我的这本书里找到更加详细的描述：Hayez，2007，2e éd，pp. 171 - 196，213 - 226 et 243 - 262。

通过体力或智力全权支配,使整个世界臣服于他的脚下。这是精神病态人格的特性(PA)。

■ 不惜一切代价地寻求利益、快感、物质上的自由,而不是通过工作得到。这是犯罪型人格的特性(D)。

■ 在精神上或/和在身体上毁灭他人,在自己周围散布的是痛苦,甚至是死亡,不是爱:我们这是在同以变态为中心的人格打交道[1](PE)。

这些动机之间并不是相互排斥的。依据我的临床经验,我见到过的出现频率依次递减:犯罪型人格和差不多数量的犯罪-精神病态组合人格,其次是一些纯粹的心理病态人格;然后,是数量少得多的变态-犯罪组合型人格以及最后,纯粹的变态人格。

共同特点

1. 在生活中,有过多的攻击性,以不同的、有时非常微妙的形式表现出来;

2. 蔑视规则:PA大张旗鼓地表现出来,D会狡猾地假装遵守,欺骗他人,PE也会同D一样假装遵守,但是为了更好地毁灭它;

3. 没有真正的友谊或情感关系:PA稍微好一些,他还能够爱别人,但其中一人必须屈服,他有时经常同大个儿青少年混在一起,并将自己与他们等同,PE可以假装给他将要摧毁的人友谊;

4. 家庭(和社会)关系:PA严重对抗,D和PE则将其弃之一边或表现得很伪善。

纯粹精神病态心理人格的详细描述

1. "为了好玩",进行攻击;并从这种行为中获得明显的快感。通常是身体上的攻击,很少是智力上的强硬支配。

---

[1] 我找不到比这种说法更好的了;我拒绝说"错乱人格",因为这样会很容易与性错乱混淆,而后者并不是我们在这里谈论的重点。

2. 理想参照：（自己）是世界上最强大的。孩子可以融入一个边缘型或暴力型的青少年群体中，并因为自己力量大、强悍和机灵被接纳。

3. 崇尚强有力的行为，与为了出风头相比，主体更多是为了达到自己的极限；危险行为和极限运动……大胆违抗，过早地拥有武器。行动快速，带有嘈杂的声音，欠考虑，但也不完全是冲动行为（至少是习惯性的）。

4. 想成为一个或另一个"朋友"的强硬领导；从让其他人臣服中获得享受，而他们的力量被认为是等同或超过自己的力量。

5. 经常性、公开反对大人的要求和规定。拒绝惩罚，如果别人以此威胁他们，他们会愈加反抗。如果无法逃避惩罚，他们会面色不改地忍受它，执拗地不做任何改正。

6. 相当多的违反行为，可以说是顺理成章的：一直以来都不守纪律；10～11 岁就离家出走，像那个 10 岁的小英国人，自己成功登上一个航班；物质消费。青春期前的性早熟：我们已经了解到了一些 14 岁拉皮条的人……上升至成人刑法的犯罪行为（血腥斗殴，破坏行为，破坏公共设施的行为，大胆的偷窃行为……）。想象一下《发条橙》[1]（*Orange mécanique*）中那个 10 岁的人物亚历克斯：他的身体里已经有了魔鬼……我本应该诊断 9 岁和 10 岁的两个兄弟，有一天，他们为了好玩，为了获得撞击带来的奇特感觉，他们让一辆火车脱了轨……

纯粹犯罪型人格的详细描述

1. 一点也不付出努力（学习、运动、家务……）；懒散，寻求被动的娱乐方式（电视、电脑……）或到处搜索，谋求不正当的利益。

2. 企图逃避所有的限制，为获取最大程度的自由或最大的

---

[1] 《发条橙》，S. Kubrick，1971：片中这个纯正的精神病人，比最好的精神学作品都刻画得好。

利益。

3. 为了达到上述目的：欺骗，撒谎，掩饰，哄骗他人，让他人认错目标，巧妙地霸占他想要的。

4. 彻底不合群。与他的同龄人：欺骗他们，搜刮他们，同他们打架或有时会同与他一样坏的人建立一个利益团体。没有同情，没有真正可以束缚他的关系。

5. 与大人：类似上述的举动：剥削弱势群体，逃避或经常巧妙地同反对他的强大的人作斗争。

6. 实施过早的、大量的而且越来越严重的违反行为，为了能够尽快地获得所有的快感和世界上的物质财产（巧妙的偷窃行为，过早的交易行为，窝藏行为……）

7. 如果他受到威胁而不能逃脱，他首先会满嘴谎言、语无伦次地辩论一番。如果这个方法没有奏效，他会消灭那些继续阻碍他道路的人（通过毁灭性的挑衅表达他们对劳教人员的厌恶；错误地指控一个大人……）之后，在他的生活中，从身体上消除一个人的想法不会阻挡他。

纯粹变态型人格的详细描述

1. 我们在这里可以重新找到罪犯身上的许多异常关系：作弊，谎言，掩盖，欺骗，以达到一个特定的目的，通常是不为人所知的：毁灭折磨、那些让他挫败的人，甚至如此对待那些被他引诱到其网中并被他假装喜欢的人。

2. 有时，犯罪型和变态型的结合是很明显的；孩子也同样喜欢通过不正当手段谋得财产或至少谋得不属于他这个年龄的自由。

3. 慢慢地，通过对重复事件的重新组合，我们最终开始猜测这些行为的残酷性，孩子直接或通常是秘密地产生这类行为，以摧毁幸福的生活或他人的安全，或为了丑化他人，将他们埋没在道德的烂泥中："难道不是他最终偷了他'朋友'非常珍爱的东西吗？难道不是他让自己5岁的小弟弟开始看淫秽碟片的吗？"

4. 如果有人反对他可能的抢掠行为,他也会像罪犯那样激烈地反驳或/和消灭他们。

5. 如果他同意分享自己的内心世界,我们会看到,他对肮脏、下流的东西(最淫秽的网站,暴力、甚至性虐待式的幻想)是多么喜欢;随着年龄的增长,他可能会折磨和杀害一些动物,有一天就是一些人,如果我们不阻止他的话……

影响因素

1. 我们不能排除遗传可能造成的影响:比如天生就倾向于支配,感情冷淡,缺乏同情心,不愿接触社会……

2. 我们同样也经常(但并不总是)发现特殊家庭所带来的一些影响。比如,那些为了让孩子顺从、希望孩子变得强大的家庭,在极其艰苦的条件下抚养他们——美国水手式,并不真正抛弃他们,给孩子造成了一些很明显的心理疾病[1]。还有那些总是弄虚作假的家庭,父母之间相互搞破坏,还有那些重物质、脱离社会的家庭,对自己的孩子说:"我们给你东西和钱,你自己爱干什么就干什么,只要别来烦我们就行。"这些家庭常常会产生犯罪孩童。变态人格是天生的? 在年幼的时候,孩子无形之中感觉自己被欺骗,受侮辱,得不到对自己生命有重要意义的人的重视,被他们像物件一样遗弃,面对这些压抑已久的精神创伤,他们采取反抗,甚至报复行为。

3. 此外,通过给予自我所期望的快感,从而体验到最初的乐趣,这起到了强化,甚至是促生作用。

4. 众人(家庭、同伴)的目光也起到了推波助澜的作用,比如,孩子从他所造成的惊恐或震慑中获得快感,希望情境再现。

---

[1] 同样地,社会排斥和青春早期的特殊青少年(比如皮肤颜色不同)能够就范的意愿通常也会导致青少年精神病式的集体反抗。

以冷漠和仇视他人为特点的人格

　　刚才我对变态人格的描述可以帮助我们理解这类人格的形成，它与变态人格类似，但比较罕见。这类孩子长期目睹暴力行为，是暴力的严重受害群体，不被承认，被抛弃。他们中的大多数人对此留下了深深的烙印，生活在诸多早期的忧虑中，对自己的印象不好，满怀挫败感，使自己无法从事各类活动：所以，有时我们会用一个不太精准的词组把他们描述为"严重发育失调"，但是，前面我已经说过为什么没有将它包括到人格障碍中去。反之，他们中的一小部分人成功地对这些痛苦的记忆"失感"，重新站起来，所以就形成了一种阴暗的抗击能力。在他们童年的第二阶段，当他们的内心不再臣服于恐惧时，他们就会表现出阴暗、孤僻的人格，没有感情，也缺乏共情，对他人的存在不给予任何重视——就像他人对自己的存在不重视一样——甚至对所有生物都怀有仇恨：他们只为自己活着，以折磨或杀死动物为乐，精心建造一些堡垒，从施虐中获得快感，完全有能力消灭那些阻碍他们道路的人。如果他们渐渐喜欢上了人身攻击或谋杀，那么，随着时间的推移，他们就可能会成为连环杀手的一种，也很可能是大屠杀者的一类。文献上没有一个明确的名字指称这类人格：我们说，它是精神病和严重变态的结合体。

精神病性人格障碍

　　我在孩子身上几乎从来都没有遇到过，尤其是很多令人忧虑的异常儿童都被定为"早期精神分裂症""侵略性非特定发育障碍"或"阿斯伯格综合征"。

　　我遇见过三次过早偏执性人格，完全符合传统精神学描述。比如，我还能记起朱斯坦，他的父母在他 11～13 岁的时候来咨询过我：他在班里名列前茅，聪明绝顶；对他的哥哥和两个弟弟极其鄙视，不怀好意，未经同意就侵入他们的领地，但如果别人进入他的地盘，他就会非常愤怒；性格孤僻，将大量的时间花在建造坚固的城堡和筑有防御工事的城市模型上。朱斯坦把生活中所有的小挫折都视为对他不怀好意的行为，尤其是他母亲的一些小过失，使得他非常肯定，他的母亲想把他遗弃（在城里）或杀害他。在他看来只有父亲还存有些许的善意！刚开始，我并不认为他的人格是有问题的。但后来才知道，在他出生的时候，父母和哥哥（然后他）生活在非洲一个荒凉、偏僻的地方。在朱斯坦之前，他母亲曾在自家厕所里流过三次产，朱斯坦对这些事都了如指掌……

我知道的另一个偏执儿童——比他 13 岁同龄人都聪明也时不时地认为母亲会吃了自己（这是开玩笑的），还会幻想自己被吞噬的场景。所有的利爪都伸在外面，言辞锋利，也很孤僻！

教育和治疗措施

我认为每个人格的运行在很大程度上都取决于一个选择、一个规划，当我们所说的人格受到扰乱时，它的运行就会偏离轨道。在某种程度上，它是由于儿童本能地不去改变自己的习惯造成的。但也不能否认，为抵抗强大而固执的精神创伤情景，一些自我调整在适当的时候就会成为一些非常稳定的防御或对抗机制。

我也已经指出过，人格障碍在大部分儿童身上很少像在大人身上那样顽固，它往往同其他正常因素或组织形式（例如不成熟）并存。

这一点非常重要，指出了治疗的两个主要方向：

1. 慢慢地激发他们改变习惯的欲望，因为其他类型的运行方式看起来更有意义；

2. 促进已经显现或初露端倪的正常的运行方式，而不是将精力用在抵抗异常运转方式上。

那么如何具体操作呢？

抵抗形成或/和维系障碍的外部因素

此类因素有两个方面。

早期人际关系因素

我已经提到过几个，但是我承认，它们并不总是具有说服力。然而，如果我们找出了它们，却不去同它们作斗争，那么治疗就可能像达纳伊得斯[1]往木桶里装水一样。

这样看来，我并不赞同现在的一种观点，即几乎不惜一切代价地将异常儿童留在原生家庭环境中，而认为将他们放到寄养家庭或集体中只是缓兵之计。

某些家庭态度过于强硬，导致了严重人格障碍的形成。诚然，我们需要付出很大的精力去改变他们，但是如果在合理的期限内没有成功，再急也是没有用的：儿童或青少年需延长这个期限：在这一点上，我同莫里斯·贝尔热（Maurice Berger）[2]的观点是一致的。

对异常人格的反应

当这些反应不恰当时，它们就会成为诱因，而不是缓解因素：这些因素会像螺旋一样不断拉伸，每个人即使不能消灭另一方，也会尽力将其排除在外，所以关键在于观察问题儿童的重要生活体系，在面对其最异常的运转特点时是如何反应的。

在那些阻碍其发展的反应中，我重点指出以下几点：

1. 受儿童引诱，失去理智：某些少年犯或变态儿童的迷惑、欺骗手段可以麻痹大人的指责，在某种程度上，大人囚禁于儿童的"善言善语"中；

2. 被某些极其大胆的行为所吸引（通常是一部分同伴，或某些

---

[1] 希腊神话中，达纳伊得斯是埃及王达那俄斯50个女儿的名字。他的女儿们，除许珀耳涅斯特拉外，在新婚之夜都把自己的丈夫杀死了，她们被判处在地狱里往没有底的木桶里装水，永无休止。——译者注

[2] 比如，参见 Berger, 2011。

大人）；

3. 害怕，逃避，服从；

4. 或相反：减少年轻人存在的问题，对其不认同，继续以暴力方式解决问题（"必须教训他，他总得服从法规吧……人们只谈论这一点"），当儿童看起来转好的时候，冷漠会使事态变得更糟。

一个非常普通的描述？ 我朋友中有一个非常优秀的教育者，他曾向我讲述过，他在参观一个魁北克困难青少年劳教机构时受到了很大的震撼，因为那是一个 17 岁的劳教青少年——很可能是个很好的少年犯——带着他进行参观的，这个少年有着惊人的交际能力（我朋友被吸引了……）他向少年提了一个问题："如果你走到马路上的时候，发现自己的钱包不见了，你会怎么办？"

他一本正经地回答说："我会上诉，法律就是法则。"（唉，我们就立马转到暴力上，再也不想同这个年轻人交谈……）。很显然，作为第三者的我，很难让我的朋友去关注这一情感上的大转变，所以我们思考……我承认是在纸上……面对这类年轻人其他的反应方式[1]，他们一方面想同他人保持良好的关系，另一方面又想表现出邪恶的一面或使劳教工作人员绝望。我们起码应该重新回到他的身边，和他谈论所发生的一切，要求他再围着机构转一圈，看看是不是真的找不到钱包了（要小聪明，部分上……），告诉他上诉只是作为最后的求助手段……

总结：仔细观察子系统如何影响年轻人的行为，努力减少那些可能导致不良行为卷土重来的因素，扩大有利的因素，这一依托行为主义理论的简单方案，却很少被使用！ 在儿童总结大会上，我们仅仅将注意力局限在儿童的过分行为上，总是带着排斥的观点，研究如何

---

[1]　第一次理智的反应本应该是设想一次自然的丢失，比如在厕所盥洗盆旁边……

更好地敲打他们，所以这一方案在这类大会中将会占有非常重要的地位。

逐渐建立新型关系

儿童会更有可能融入新型关系中，因为他的人格障碍是局部的或/和仅仅处于正在形成的过程中。

1. 然而，不能为了加快他进入这些新型关系中而对其进行施压，无论是通过诱惑还是权威的力量。具有人格障碍的儿童迷恋自己的自由，常常对劳教工作人员抱着不信任的态度，所以儿童就会犹豫要不要配合，向前迈一步，又向后缩一步。当教育人员迅速地表现出极度失望的时候，悲剧就发生了，因为刚开始，他自我包装，表现得过于殷勤，当他感到失望时，愤怒也会随之而来。

至少对那些严重的情况，负责日常人际关系的大人最好组成一个独立的、团结的、勇敢的小团体，当一些人暂时感到失望时，第三者就可友好地介入，"接力棒"就可继续传递下去，每个人都应该根据情况成为自己同伴的"第三者"。这一小团体还应该有经验，有着清醒的头脑，能够预见和控制可能的把戏、破坏行为和重复犯错，而不是表现出天真、盲目，带着排除思想或陆续辞职。

2. 我认为，最好不要对一个患有人格障碍的年轻人明确地表明我们希望他彻底改变。只需要让他知道，我们希望和他一起生活，尊重他，告诉他所有年轻人都应该完成的任务（学校、学习、适当地参与到集体生活中）。对他讲法则、规范和惩罚是没有用的：他了解它们，只要有一次，我们并不像预期的那样晃着本应该到他嘴里的骨头，他先是迷惑，而后，聪明的他就会马上寻找缺陷在哪里……

3. 那么说到这里，负责教育的这一小队成年人同他的关系由哪些方面构成呢？

■ 成年人要有自己的生活方式，团体成员之间应非常融洽。

■ 对年轻人要有真正的兴趣，鼓励他所有好的倾向，但对这类介入也应该保持谨慎、小心，因为年轻人不想感到自己像是在"回收再造"。

- 努力让年轻人有属于自己的东西,保持他的不可捉摸性,保证他有属于自己最基本的小乐趣、自由和特权,这些是任何惩罚都不能改变的[1]。

- 明确但谨慎地赞赏年轻人一些本能的、积极的表现和他为改善自己的社交或工作可能作出的努力。

- 经常陪伴在年轻人左右,一方面是为了秘密地、不动声色地监视他,另一方面是为了支持他并/或向他建议一些有趣的活动。

- 保持清醒,能够猜出并阻止年轻人众多的异常策略,努力维持一种和谐的生活环境。

- 但是也应该立足现实,有包容心,因为对劳教工作人员的攻击或重复犯错行为很可能会发生,从而会导致建立的友好关系重新变成施暴—受暴关系。

- 为了改变年轻人,不应对其施压,进行道德说教,而应告诉他,我们只是想和他过一种"正常的"生活,在这种生活中,有社会交往、工作(学习)、休息和娱乐。我们并不明确地要求他改变,而是希望氛围让他自己想改变。当然,他的那些非常明显的异常行为不会被接受,会受到惩罚,但他本人是可以继续被接受的。

为"升华行为"创造移植机会

显然,我们并不提倡儿童的"升华行为"[2],这类行为至此都是儿童精力方面令人比较担忧的部分。尽管如此,我们仍然可以创造一些机会,让他决定因这些机会的吸引力而抓住它们还是忽视它们。

对精神病态人格来说最容易操作的东西有:比如,我们可以看

---

[1] 所以,可能的惩罚只纠正多余的行为,不会触及最基本的! 如果日常生活变成了一个赤裸裸的稻草人,那么我们收获的只能是怀有仇恨的反抗……

[2] 从精神分析方面来说的。

看孩子是否对一项剧烈运动甚至是一些极限运动感兴趣(冰上杂技或山地自行车)。我们可以先多看几眼这些运动,然后再去说服孩子,甚至惩罚他,从而让他作出一些本能的、带有攻击性但并不具有破坏性的选择:比如,我已经被那些年轻人在墙上的乱涂乱画"成果"或城市"障碍跑"(穿过城市和建筑物的赛跑)所吸引。我认为这些选择比吓唬他人好多了!

但是,对那些犯罪型人格,这类机会就比较难找了(某些欺骗对手的带有策略性的游戏? 以消费和物质享受为目标,但同工作联系?),对偏执型人格,就更难找了(投入到社团事业中,坚决抵制剥削?),所以还应继续创造……

言语交流

同人格异常的儿童进行诚挚的交谈也有利于他的转变。然而,我并不认为言语可以达到神奇的效果:它只是两个方面中的次要方面,是对我之前所说的建立新型关系的补充!

进行言语交流,是所有陪伴孩子的大人应该共同承担的责任。我们还希望能够是一致的:他们总是能够对谈话内容作交流,甚至商定一种共同语言,确定首先应该讨论的几个重点想法。

谁是发言人?

我主要分三类:

■ 所有与孩子共同生活的成年人,获得孩子的信任,至少是部分的[1]或暂时的。在这里,交流的内容没有限制,可以是:玩笑,对视频内容、事件和生活的评论,自己的表现,孩子的兴趣点等。

---

[1] 之所以说"部分的",是因为同这些怀疑、弄虚作假人格的孩子合作,或许只能这样了。此外,这部分的信任还是脆弱的、不稳定的,因为孩子的想法时好时坏,昨天他想给予的,今天或许就想再拿回来! 一定要注意大人的脆弱及其失望!

■ 一个正式负责的、教练式的成年人：比如，收容机构的专职教员。他与前面提到的类型有同样的任务，但除此之外，他还要同孩子一起制定一个生活方案，包括几个期望的行为和不希望看到的行为[1]，他将某些行为增值。他还可以对孩子的经历、思想和即时问题进行初步思考，在危机时刻，能够立刻进行一些谈话。

■ 情感或/和认知心理专家，单独或团队工作。他的任务大部分同前面提到的是一样的，总之就是同孩子一起思考，而制定具体的生活方案则是"教练"的责任。

在问题年轻人收容机构，有一条标语在我看来很好：所有年轻人有同样的义务：例如，每周，在某个情感心理专家对面，端坐 45 分钟。

根据每个年轻人的需要和配合的程度，专家可以更有针对性地关注：认知困难，孩子遇到的问题和内心深处或人际关系难题，探究他的身份和某些习惯存在的原因，建议新的社会策略，并训练孩子使用它们。

值得注意的是，孩子对提起他的生活故事和创伤经历是很感兴趣的，这可以让自己更好地被理解！但是，心理治疗师一定要避免利用孩子的这些经历试图说服他不要进行现在的行为。这不仅会起直接的激化作用，尤其是，孩子会厌恶这种类型的治疗，重新关闭他才刚刚打开的"历史之书"！

言语交流的关键

■ 成年谈话者口头表达他对生活、什么是人类、日常关系的管理等方面的想法，不是以说教的形式，而是激发孩子的好奇心，使他想"尝试其他东西"。

---

[1] 然而，这和我之前所说的并不矛盾：不应该计划一个全面的改变，只谈论一种群居生活，从中获得几个小的、具体的改变。

■ 询问孩子关于自己的一切，坚定这一立场，不要对抗，也不要持续减少追问力度：继续与他谈论他自己被认为是积极的一面、中性特点和被认为是有问题的行为。

■ 关于最后这一点，不要立即对其指责和强行制止。而试图与孩子一起理解这些行为存在的原因，在必要的时候，指出那些因素，如寻求权力或乐趣：总之，我们差不多所有人对这些东西都感兴趣，但并不是毫无代价的。同他一起权衡其中的利与弊。对这些缺点，可能会有让人不舒服的惩罚（如果他对这些惩罚还敏感的话）。让他思考，但不要限制他的自由。他想继续这样的行为吗？是否存在一些更合理的也同样具有吸引力的选择呢？

■ 重要的是，指责和惩罚问题并不会立刻损害谈话，就像处于消极情绪下的达摩克利斯之剑：需要一段时间的理解和思考，如果不可避免的话，还需一段时间的惩罚，而且，这些并不一定由需要同一个人控制。

惩罚

如果要细致地描述所有可能的惩罚形式、存在的原因以及实施过程的话，我并没有足够的空间。我邀请你们参看前面已经提到过的《儿童和青少年的破坏性》(*La destructivité chez l'enfant et chez l'adolescent*，2007，pp. 81 - 96)。我仅限于做个总结。

惩罚类型

■ 对未成年人违抗行为的漠视是要付出代价的。

■ 适当让孩子暂停一下(time out)也有一定效果。

■ 如果可能的话，谨慎地、小心地实施积极的惩罚比消极惩罚更有效（口头，甚至物质上承认孩子在社交方面的进步）。

■ 识别出"自我修复"时刻也是非常重要的，在这些时刻中，孩子出于本能，在进行过破坏性行为之后，努力表现出自己的好。我们同样也可以努力使孩子对这些破坏行为敏感，并找到出路。

■　　为了说服孩子，需要对其进行一些令人难以忍受的惩罚时，可以要求孩子以这样或那样的形式对损害的物质进行赔偿，并支持孩子在这方面的工作，这比那些单纯的惩罚（剥夺物质上的乐趣）更有效。

■　　并不是所有的惩罚都会让孩子害怕，感到被羞辱、侮辱或受到要挟、情感被剥夺。

■　　排斥（和在这之前的排斥威胁）通常没有获得公认的作用，对每个机构来说，它都是一个非常棘手的问题。这种类型应该很少被使用，只有当孩子执意不配合教育和治疗或当他彻底地或严重地受到自己行为影响时才可使用。

实施过程

在我看来，日常生活中积极或消极的小惩罚都依赖于教育，并根据相关人或团体确定的惯例进行。针对那些被认为是大的惩罚（无论是积极的还是令人难以忍受的），最好求助于一个具有决定权的人：在某种程度上代表最高权威，比如机构主席（或爸爸和妈妈，在他们经过仔细考虑之后；即使他们已经分开）。这可以增加庄严性，更好地保证，与孩子的对话并不总是处在模糊的"理解—评估—惩罚"状态中。惩罚与孩子行为的自由度及其破坏性挂钩，而与实施惩罚的动机完全或几乎无关。

第二部分 精神病理学

第7章

支配关系[1]

罗热·多雷[2]

一看到支配这个概念,学界会立即出现两种看法。在翻阅精神分析专著时,我们看到,很少有研究涉及这方面的内容,通常也比较模糊。此外,我们观察到这一点对临床的重要性,任何其他概念都无法解释得那样令人满意。鉴于弗洛伊德将这方面引入分析领域的方式,这方面对其并不是完全陌生的。事实上,他将其看作是某个特定的、非性冲动的目的,首先与幼儿期的残酷有关,而后,与受虐-施虐相关,最后,自 1920 年起,将这类行为看作是死亡冲动。然而,所有这一切都让人认为,这一支配冲动(*Bemächtigungstrieb*)是一个非常模糊的概念,我们无法从概念上去定义它。支配概念只能在被认为是两个主体相互作用的特定方式时才有意义,这两个主体并不从事一样的活动,但是,他们之间存在一种复杂的支配关系,其中,冲动动力需要进一步明确。这就是说,支配只有在主体之间才有意义,在

[1]　文章曾发表于《精神分析新杂志》(*Nouvelle Revue du Psychanalyse*),第 24 期,Gallimard,1981;而后,发表于《对求知的渴望,精神分析中好奇心的本质和命运》(*Le désir de savoir*,*nature et destins de la curiosité en psychanalyse*),Editions Denoël,1988,p. 119。

[2]　罗热·多雷(Roger Dorey),巴黎马尔博大街 32 号,邮编 75116。

这一领域中涉及,从而研究支配关系。

术语 *Bemächtigungstrieb* 首先表示攫取、袭夺或扣押的意思。而这是"emprise"(法语:支配)一词的古义,在 17 世纪,属于法律范畴,表示通过征用而获得土地的行为;更专业一些,它曾被用来表示非法行政行为对私有财产造成的损害。从人与人之间关系的层面讲,它表示通过剥夺他人实现占有的行为;这是一种侵占、没收行为,使他人蒙受暴力,通过侵占他人的私有领地,即通过减少他人的自由而对他人造成伤害。

第二层意思与前一个不可分割,但应该与第一个相区别,它表示支配的意思。这是"emprise"一词的通俗义,这是我们习惯使用的,用来表示对某个人或人类进行智力上或精神上的支配。这个意思来自它的法律古义,但有它自身的特性,或许受"帝国"一词的影响,所以,第二层意思参照的是至高无上权力,支配权,甚至是专制权力的实施,而另一个人会感到被束缚、被控制、被操纵,不管怎样,处在一种服从和过度依赖的状态。

最后,第三个意思表示由占有—支配这双重行为造成的后果或结果,这一行为的实施必定会刻上一个痕迹,印上一个标记,因为一个实施支配权的人会在另一个人身上刻上标记,描绘出他自己真实的特性。这样,才值得我们去观察它、研究它:首先,从现象学角度上可以把它作为生活经历来看待,也可从精神分析角度,非心理学角度或精神遗传学角度研究它,从而找出决定它的形成的主要因素。

支配关系总是涉及一个人对另一个人的伤害,后者是欲望对象,有自己的特点和本性。因此,支配的目标就是对另一个人的渴望,这个人是陌生的,本质上逃脱任何可能的束缚。所以,支配表现出遏制他人欲望的基本倾向,也就是说,减少任何相异性,任何不同,取消任何特性;目的在于将另一个人同物体的功能和地位完全同化。对于这一点,有两种主要方式,它们对应着两个完全不同的组织类型,分别是错乱和强迫问题,我将它们作为两个最典型的模式。

错乱和诱惑

在错乱方面,支配关系只涉及色情领域。错乱者尤其会对其性伙伴实施支配行为,但这并不是唯一的。使用的武器主要是勾引,在这里表示它(séduction：诱惑)最强烈的那层意思,表示一个真正的分离行为——而这是它的词源义——侵占、征服,为了达到目的,施展自己的魅力和魔力,也就是说,建立一个幻象,另一个人会因此而迷失自我。实际上,这种引诱具有迷惑色彩;错乱者的所有策略都在于展示这种色情欲望,试图在另一个人身上发现类似的欲望或从这个人身上获得最适合其要求的回答,从而,能够补充他自己的欲望。通过这一手段,无论他是否达到目的,错乱者都在对我们实施暴力,因为他总是能够或多或少地在我们身上激发或是一种潜在的欲望,我们想否认它、忽视它、拒绝它,而他会强迫我们考虑它,或是一种我们有意识、但坚决克制的欲望,而后,这类欲望被恳求,甚至得到释放。因此,另一个人从来不会漠视这类诱惑,他时而反抗它,时而臣服于它。在后一种情况中,他就成为意象欺骗的受害者,因为错乱者只会向其建议反映自己欲望的欲望,所以在错乱方面,支配关系是反射的、相对的、非间接的,完全处于想象中。另一个人,真正变成意象诱惑的囚犯,他从内心深处否认自己欲望的不同,它的相异性;作为欲望对象,他并没有被消除,然而,只有当他处在被指定的位置时,他才感到自己的存在。

从这一角度,我们一下子就明白了错乱者权力的依托和他是如何保证自己的支配权的;通过强制,我们也可以说通过身体上的强制,只要这种强制的激发得到另一个人身体的回应,而对方屈服,同意参与这种强加在他身上的精神错乱,既然他也能够从中获得自我满足,在某种程度上满足于自己的欲望被剥夺,成为引诱者的所有物,因为,他被剥夺了任何属于自己的东西,只是引诱者的忠实反映。因此,错乱包含着不可否认的破坏性:它打击、否认任何不同,而首先,这一独特的不同在于,从本质上讲,任何个体都无法缩减为自己的同类。当错乱者成功与另一个人建立只可能存在于幻想中的相似性时,当另一个人完全成为他欲望陷阱的俘虏时,支配就到达顶峰,这时,引诱者就能够相信,他真正成功将自己的标记印到他的"合作者"身上。实际上,刻上自己的标记是他的迫切需要;因为,他的受害者对他欲望苛求的顺从、臣服状态,以及他创造的依赖性,给他的占有事实提供了一些无可争议的证据。但是,他需要走得更远,需要一些明确的、具体的、能够实实在在被感知的证据。这就是为什么在大部分错乱场景中,尤其是在受虐—施虐关系中,一个标记要印到另一个人身上,这一点是很重要的。比如,印在皮肤上的鞭子痕迹毫无争议地表示强制接受的服从状态,这既被"主人"证实,也被其他人看在眼里,这些人被说服,可能也会被吸引。

有时,这个印记带有个人的特点;确切地说,它代表它的"作者",这可以从一个默许的或显而易见的惯例中看出来。在《O 的故事》(Histoire d'O)中,女孩手指上的铁环表示她的顺从,而史蒂芬先生在她身上刻的数字印记也证明了她的从属,这不可磨灭的印记证实了他对她的支配。对这个故事,不能简单被认为只是单纯地叙述一个错乱者,它涉及我们每个人内心最深处的东西,通常,我们拒绝谈论它,或许是因为,这可能会揭露,我们每个人都渴望它,而我们所有人,不同程度地,或是刽子手,或是受害者,通常两者兼有。让·波扬(Jean Paulhan)开玩笑地说:"童话是儿童色情小说。"我们甚至可以反过来说这句话,在一个故事中,比如《O 的故事》,与童话中所叙述的一样,看到我们内心最深处倾向的表达,这些倾向被推至极限,如同为了揭露其真正的本质,强调它们的所有影响。我们研究的错乱,是一种组织形式,它表面看来是不可逆转的、固定的、不能改变的,而实际上变成了一种不可缺少的迫切需要,从而,性倾向能够毫无焦虑地获得满足。所以，O 的命运可以被认为是一个典范；它是支配关系的表现，一个人对自己的同类进行绝对的支配，而后者慢慢地就被剥夺自我，使自己的欲望能够顺从强制自己的人的欲望。

如果性爱可以实现这样的支配行为，那么，破坏冲动也会出现。但是，这一动作在某种程度上是对统一倾向的补充，而这一倾向，在错乱问题中，更基础，在某种程度上也更独特。

我们不会减少对其消极方面的敏感度，从损害另一个人欲望的完整性直到对其身体和精神无情的毁灭；克里斯蒂安·皮埃尔茹昂（Pierrejouan，1979）的记述 MS 是其中的一个证据，为我们提供了一个惊人的事例。被支配主体反抗强制他的人的支配，表达他的怨恨。支配行为失败后，支配人会选择放弃，将其化为虚无；这一行动就像心理机器的原始活动一样，面对一个令其不满意的物体，把它从自己的范围中驱逐出去，将其毁灭，进行一个真正的大变动，把它看作迫害者。

因此，这一支配关系是为了寻找假设的原始统一；至少，它使我们想到了心理的原始状态，以主体和他的形象不区分为特点。从这一点讲，这就是为什么自恋错乱可以被认为是所有错乱关系的典型。当主体被他的镜中形象所吸引，被想象欺骗，成为他镜中形象的支配对象时，他既是这一"极乐"状态的缔造者，也是这一状态的受益人，而这一状态就是他所表现出的精神错乱，是他唯一能够真正获得享受的源泉。但这种享受状态是极其脆弱的，它要不停地受到另一个人的出现的支配，而这个人在强加自己欲望的同时，就会将主体拖至被遗弃深渊的边缘。

对这一重新找回原始统一的渴望，我们可以在阅读米歇尔·图尼耶（Michel Tournier）的《流星》（*Les Météores*）的过程中很明显地体会到。他通过一会儿将话语权转给保尔，一会儿将其转给他的孪生兄弟让，非常逼真地表达了一个共生体的两个相互补充的方面。一方面，他们之间的关系是无与伦比的；孪生兄弟关系，紧密相连在一个亲密无间的活动中，保持着整体的平衡，它由不同的方面构成：密码，共生直觉，共卵之爱，一顺一倒形态，同一精子带来的思想和感情上的共通性，所有这些共同经历导致了绝对、无止境，是最大幸福的最初来源，不可枯竭。然而，这一双胞胎的融合违反存在法则，是对时间和历史的否定，是一种经久不变的静止状态，拒绝进入时间和生命的辩证状态，而始终处在一个固定不变的、没有更迭的世界中，处于一个死亡的世界中，消除所有压力，而这些压力正是生命深处的活力所在。所以，图尼耶的小说情节就是由支配关系构成的，双胞胎中的一个同另一个建立这种关系，这一个的欲望，以最原始的形式，对另一个的欲望进行吸收、同化，将其与自己相呼应，破坏任何相异性。而另一个却试图逃脱这一支配，强行实施自己的欲望，而这就会破坏最初的细胞，在他们之间上演一场悲怆的争斗，而关键在于生存的可能性。

那么诱惑又是怎样的呢？在这方面，最明显的性偏离为我们提供了最精确的说明。在这些病人的童年经历中，我们几乎无一例外地发现，他们遭受过母亲（或母亲的替代者）的引诱。这一点不应该被忽视，因为，这是一种实实在在的引诱，通常发生在很早的时候，并大量地、高强度地、重复性地、以多种形态出现。因此，在这两个"合作者"之间建立了一种肉体快感关系，它在两者的共谋、串通中发展。这一共谋性还通过另一个方面表现出来，就是目光。目光的频繁交流，增强了每个"主角"的满足感，并将这种状态表达出来，一个人从另一个人的目光中既读出了对方的满足，也看到了自己满足感的反射。然而，儿童从这种关系中获得了不安全感，这就导致了他的易碎性和极度脆弱，使他处于无法预测的绝望状态中。母亲的感情在本质上是矛盾的，她绝不局限于寻求真正的融合：事实上，她看起来怀有很大的敌意，甚至是某种破坏性。斥责、拒绝、遗弃行为频繁出现，而且始料不及。所以，母亲试图全能地控制孩子，要求孩子绝对服从。面对母亲的欲望，孩子完全处于被动地位，母亲将自己的欲望强加给孩子,而后者没有任何抵抗力,这类欲望将其攻破,侵占他,并完全淹没他,毁灭一切激发他自己欲望的可能性,而他的欲望只能是他母亲欲望的复制品。所以,支配是双重倾向的结果:统一和破坏。而性爱的作用占主导,因为它构成了这一基于诱惑的融合关系。

如果诱惑就是分离的话,那么孩子和母亲之间建立的、具有排他性的关系实际上将孩子同父亲分开,而后者的主要任务就是介入其中。因此,这一共谋性或串通性的关系可以被定义为一个真正的勾结,即秘密串通,并危害第三者。更严重的是,这一诱惑行为带来的最大恶果是严重妨碍另一个分离过程,即孩子的降生。所以,我们发现,这种支配是严重束缚人的,主体陷入一个想象的包围圈中,在这里,他不停地旋转、一遍一遍重复。实际上,这就是他的命运,因为,错乱者不停地再现他与自己的"合作者",更广泛一点说,与他人之间的关系,同时,又将这种关系推翻。他曾被动地忍受专制支配,这使他重新变为主动,通过将自己与攻击者等同,他也开始实施对他人的支配,并将自己的欲望强加给他人。然而,由于这种关系的反射结构,他永远都是支配者和被支配者的合体,他既实施支配,也同时忍受被支配。

很多学者都注意到这样一个现象——这个现象在 1905 年,由弗洛伊德在《性学三论》(Trois Essais)中首次被提到——任何母亲都是自己孩子的第一个引诱者。在这些条件下,是否应该在母亲的照料及其包含的引诱中找到支配关系的典型? 通过向孩子身体中注入欲望和幻觉,母亲将其看作是可以全权支配的性对象,她以自己的性欲为参照,使孩子萌生性欲,这种支配会伴随孩子的一生。在这一支配关系中我们发现,每个人对诱惑都具有敏感性,并且我们每个人都倾向于接受别人的支配,或反之,我们倾向于对他人进行支配。如此看来,我们是不是就将性欲支配看作了所有人类的共性? 总体而言,这种说法不应受到质疑,尽管其中包含着许多值得商榷的地方,因为,这一共性总会出现在男性的爱情生活中,只是程度不同罢了。

　　然而,支配和诱惑之间的紧密联系证实了弗洛伊德的说法,他认为,诱惑对神经症的产生起重要作用。他发现,创伤场景的幻觉本质不能完全消除所经历事件的价值及其影响,而这类事件并不如我们想象的那样少。这些经历或多或少,都值得我们将注意力集中到这一类型的联系上:两个欲望的相互作用最后都以一个征服另一个结束,这一点在我看来是神经症出现的决定性因素。这一症状不应只是被看作一种内心的冲突,而首先是一种心理与心理之间的冲突,两台心理机器之间的斗争,最终,一个向另一个投降。

　　作为治疗实践的精神分析,源于对催眠术和催眠暗示这两个先驱技术的摈弃。后两者的效果确实很有限,它们完全依靠一种特殊形式的诱惑和一种极其束缚人的支配关系的建立! 然而,这样我们是不是就可以说,精神分析,作为治疗实践,完全不需要进行诱惑呢? 其实不然,因为,分析过程是为了揭示,臣服于他人欲望的人身上一些他不了解但却吸引他人的欲望。反移情支配与之前我们所说的错乱支配不同,它取决于分析者的能力,但分析者不应该有任何使病人欲望服从自己欲望的企图;分析者首先应该将自己的干扰最小化。因此,受这些规则支配的分析情形,含有强制的成分,即使不存在引诱,实施一项权力也可产生支配;但这就涉及另一个层面了,现在,我们将对此进行详细说明。

强迫症的专制

　　我们发现,在错乱问题中的支配关系和强迫症之间存在一定的相似性,但更多的是不同,甚至存在截然对立的方面,这就赋予强迫症一个无可否认的特性。强迫症对他人的支配表现在权力和职责方面。他主要诉诸武力去强迫他人;事实上,只要与他稍微有一点关系,就算非常远,也逃脱不了他的支配。他是专断的,他统治着其他人,别人必须按照他的意思行动,按照他制定的标准思考,欲望需求与他的意愿一致,接受他给事物设计的顺序,别人知道他哪个地方好,不能怀疑他。

这种渴望权势的欲望常常使他成为一个专制统治者,即使他通常只是一个家庭暴君,他阴险地对他人进行持久控制,打破他人的个人空间限制,不断侵犯他人的隐私。他一会儿主动施加影响,一会儿采取被动抵抗方式,几乎无法克服,而通常这两种方式并存。他喜欢反对、阻挠他人的方案,不停地辩论,抑制任何不属于他自己的想法。毫无疑问,他的目的就在于遏制事件的发展,固定或蹂躏那些活生生的东西,喜欢惰性,同他人或不顾及被自己吞噬的他人,建立一个僵化的、没有瑕疵的、死一般的世界。

在分析关系中,形势的调整通常也有利于这类专制的形成。他枯燥、过分细心、不断重复的"演说"通常会麻痹他的倾听者,阻碍后者思考,干预他。他想最大限度地让他的倾听者失去作用,当他成功将其催眠后,如果倾听者不抵抗这一毁灭行为,同时逃脱自己的想法的话,那么他的目的就达到了。然而,他的支配可以带有一种更微妙的形式,这种形式来自他实施整个规则的方式。他将规则变得极端形式化,我们感到很难解释这类极端,他阻碍一切工作的开展;形势处于僵化状态,一边是他的权利,另一边是分析者的义务;对抗形成,产生一种支配—被支配的权力关系。但分析状况并不是唯一有利于这类专制发展的因素。每次只要存在权威关系——通常也是患者看待治疗的方式——强迫症患者就会试图用暴力改变它。这就足够说明,在所有与他人的关系中,他都急切地需要行使一种绝对的支配,确保对他人的控制,主要以暴力的形式使其臣服于他;如果对象反抗的话,那么他会彻底毁灭对象;他的权力可以致命。

我们可以理解,在这样一种毁灭威胁面前,另一个人会被忧虑占据;所以,他就会反抗,甚至使用与其所遭受的同等程度的暴力,因为,他感到自己已经完全丧失了自主性,自己的身份被否认。但是,我们也会想到,另一个人会选择服从,接受这类支配,变成奴隶;这样,这种控制就变得绝对化,但支配者并不因此而变得完全满足,因为,他无法摆脱暴力的强制。强迫症患者臣服于自己的内心,他通常别无选择,只能让自己亲近的人臣服于自己,除非处于"代偿失调"状态,慢慢进行自我毁灭;此外,我们还可以观察到,这两类支配并驾齐驱。

很明显,在所有支配关系中,最终目标都在于他人的欲望,强迫症支配也没有逃脱这一普遍规则。然而,它与错乱支配不同,后者在于把他人放在一个镜子游戏中,将其缩减为一个图像,而强迫症支配在于将他人毁灭。准确地说,这一毁灭行为真正的对象是另一个人,支配者迫切希望将其抹掉、毁灭。那么,我们就可以理解,强迫症患者无法忍受另一个人身上任何不同、特性,尤其不能对其表现出任何性欲。实际上,通过对强迫症患者的细致观察,我们可以看到,他没有真正意义上的爱情生活。诚然,他通常会有性生活,但这看起来纯粹是为了满足生理需要。他们(无论是男性还是女性)对性欲采取迟疑态度,害怕或厌恶它;女性看起来能够很容易地克服它,男性也只是为了服从自己的性冲动。所以,一定不要对他们表现出温情或爱情,或明显表现出对其的性欲,因为,这类表现会让强迫症患者迷失自我,他无法回应,通常感到焦虑,有时甚至反抗,变得非常暴力。他与自己的"性"合作者之间的关系通常是占有—支配关系,或毁灭式的全能关系;这是一种冷酷、疏远的关系,没有情感表达,也没有物质接触。

威廉·惠勒(William Wyler)在他的电影《收藏家》(*The Collector*)[1]中,很好地刻画了一个收集女人和蝴蝶的爱慕者形象;他的作品尤其使我们注意到这类关系:这个男人想占有女人,但他又无法承受爱情。因为,通过支配,强迫症患者将另一个人看作一个可以控制的、可操纵的,有时甚至可以交易的物品:这样,他将自己

---

[1] 取材于约翰·福尔斯(John Fowles)的小说,1964。

的印记刻在这个人身上,直到这另一个人完全丧失自我,受其引导,处于奴役状态。

这一支配的主要传播媒介是死亡冲动,在某种程度上处于纯粹状态。首先,它把矛头转向内部,对强迫症患者的内心实施强制,而后,由于自我保护机制,它又将目标对准外部,外部因素使其变得具有强制性。我们可以试图用施虐-受虐癖解释这一关系,这是为了从中获得一种性欲上的满足。如果仔细观察它,就会确信,至少它是最具特点的支配方式之一。因为施虐-受虐癖与错乱问题有关,我们在这两个问题中可以找到相同的欲望辩证结构。之所以在传统上,施虐-受虐癖与强迫症被认为是并驾齐驱的,是因为错乱症和强迫症之间存在一系列过渡形式,在这些形式中,这两个方面相互交织,不分你我。然而,为了更清晰一些,还是要对这两个方面加以区分,从而阐明冲动机制。

在强迫症的支配关系中,性爱实际上是必不可少的一部分,但并不是以毁灭式冲动性关系存在;而是这两种基本趋势分开运行,并分别起作用。在他寻求占有的过程中,只要他的首要目的是实现统一,我们就可以在其中找到冲动的力量,而这一目标只有在毁灭另一个人之后才有可能实现。那么,从这一点说,我们是不是应该将这两种行为方式分开,从中看到它们的连续性;他是否将“猎物”先杀死,然后再占有? 对冲动规则的这一设想并不是没有技巧的,我们应该详细说明。为了实现这一类型的支配,这两种活动看起来必须结合在一起,但并不是相互交错的,对另一个人既能够支配,又能够侵占。事实上,这一占有-剥夺的方面占据主导地位,这使我们寻思,主要目的难道不是合并……

然而,性爱的作用并不仅局限于这一点,它还透露着,主体希望被承认的愿望。这一要求同破坏欲望相悖,它并不让另一个人变得没有感觉,而把他放在一个完全矛盾的状况里。在某种程度上,他会听到:“爱我吧,考虑到我为了不被爱慕,为了毁灭你而倾其所有。”强迫症就挣扎在这一矛盾中，它否认另一个人，而同时又想得到承认。它将另一个人拒之千里，甚至杀死他，同时，它又寻求与这个人接近，甚至是与其统一，这些就是让患者躁动不安的矛盾力量，这也解释了他的矛盾情感[1]。尽管这一寻求是不可能的，但它并不会让我们变得不再敏感。在绝望的深处，它在我们身上获得了一个遥远的、脆弱的、微弱的回应，因为，在实施破坏行为的同时，我们的愿望在一定程度上也被激发。

然而，这并不是我们实施这类支配唯一或主要的原因，尽管我们避免这类行为。我们应该承受的死亡冲动在每个人身上都激发出自我毁灭的倾向，每个人都应该抵御这一诱惑；但是，死亡让人着迷。所以，强迫症患者的支配是一种死亡支配，死亡渗透进他的内心，侵占其全身。在这里，死亡既来自死的愿望，也来自生的冲动，这两股力量为了各自的利益而发挥作用，因为，这一倾向于"熵"的状态，这种削减任何压力的趋势，是我们内心冲动的体现。

在《鼠人》(L'Homme aux rats)中，弗洛伊德作了这样的假设：在任何强迫组织中，都可以从源头找到早期性诱惑的场景。尽管临床经验并没有证实这一假设，但我们可以重新审视它，因为，在这一问题中，母亲和孩子之间总是建立亲密的关系。这一关系与我之前描述的错乱关系是不同的，但同时，它与后者中关于诱惑的方面是一致的。确立这一场景是否存在不是主要的：此外，这一问题也是无法解决的，因为，很少能在临床上证实这一点，通常会归结于儿时遗忘。但我们认为，母亲对孩子诱惑的欲望是强迫症组织的中心部分，就像在错乱组织中一样。然而，诱惑欲望在错乱症和强迫问题中正好相反，在前者中，它是为了获得实际的甚至过度的满足，而在后者中，它处于抑制状态。在这些病人的经历中，我们对其母亲的行为作了研究，并且有充分的理由认为这些行为是抑制性欲的表现，是对这

---

[1] 弗洛伊德认为，强迫症的情感矛盾构成了冲动解离的典型例子。

一欲望的反击。这一欲望在母亲身上表现为：她与孩子在一起感到害羞，对其表现出保留态度，疏远他，但同时，在思想上，她又对孩子严厉、苛刻，认为要对其尽义务。诚然，这一描述并不具体，因此过于夸张，因为，这些性格特点通常与它们的对立面是并驾齐驱的，它们也直接带来一定程度的满足感。重要的是，母亲的心理遵循节约原则，其性冲动受到抑制，这会对母亲和孩子的关系产生决定性影响，所以，这决定着孩子的成长发育。母亲压抑自己性欲的同时，也在某种程度上忽视了孩子的性欲，而这种性欲与她本人有关。对孩子来说，从一开始，某种东西就受到抑制，这对他今后的性生活会产生严重影响。

那么，死亡冲动，或更确切地说，仇恨，又是怎么一回事呢？一方面，它与性冲动有着同样的命运；它受到抑制，表现为一系列的反击，也通过母亲的行为表现出来。在出现攻击性的同时，通常伴随着夸张和可疑的恳求，过度感兴趣和时刻的关注。态度和相关行为特点直接表现出毁灭冲动的满足，通常以侵犯、控制、操纵等形式出现，使孩子成为一个完全受其支配、被剥夺一切独创性的物品，孩子被囚禁在这一封闭的、事不关己的关系中，这对他的成年会产生很大危害。换句话说，同错乱症一样，与攻击者（母亲）的等同机制对强迫症来说是主要的。实际上，我们发现，母亲与孩子之间的关系是强迫症患者与他人之间关系的典型表现，也就是说，一种建立在消灭另一个人欲望基础上的支配关系。事实上，这是因为母亲的心理遵循节约原则，既表现为对性欲的抑制，也表现为毁灭冲动，这两个方面相互补充，共同促进这两个主角之间紧密关系的建立，这类关系自我封闭，将父亲排除在外，渐渐趋于完全的稳定，趋向"熵"状态；从一开始，这种关系就烙上了死亡的大印。

很明显，同强迫神经症一样，错乱症的终极目标是另一个人，后者是欲望对象。在错乱问题中，有欺骗，通过诱惑遏制另一个人的欲望；而在强迫症问题中，通过破坏手段，这类欲望被毁灭。所以，尽管方式不同,但这两类问题的目的都在于将另一个人作为欲望对象,否认这个人的特性,抹杀一切不同。因为另一个人的欲望是"客体残缺"的揭露者,弗洛伊德称之为 *Objektlosigkeit*,这是所有焦虑的来源[1]。另一个人欲望的突然出现,创造和激化了绝望经历;所以,错乱者和强迫症患者以自己不同的方式,企图防备它,或准备与其战斗。因此,支配关系是一种防御机制,从而掩盖由于同另一个人的相遇而揭露的缺陷;在于接纳另一个人,不是把他作为欲望主体去承认他,而是将其看作客体,因为,客体——弗洛伊德特别强调这一点——"可以预防所有绝望情形[2]"。这样,客体被认为是用来堵住因早期丧失而造成的缺口。这就意味着一种直接的、非中介的、反射关系的建立,这种关系无休止地反复,主要存在于想象中[3]。

但是,为什么这类斗争,在倒置这个关系的同时,只会不断复制孩子早期与母亲建立的关系呢?通常,当部分客体缺失时,孩子出于防御的目的,就会与母亲这一完整客体,依照最原始的关系模型,重新建立一种关系。为了做到这一点,他就会将自己与母亲的欲望客体相等同,通常,母亲的欲望从来不会得到满足,因为,她以孩子父亲的欲望为参照。这样,她就会将孩子从这种自我等同的情形下转移出来,从而强制孩子以她为主要的欲望主体,让孩子面对由此差异引发的经历。然而,确切地说,强迫症和错乱症就是缺少或不完全具有父亲的参与。我们可以看到,在这两种情况下,父亲通常都被排斥在

---

[1] 西格蒙德·弗洛伊德(S. Freud),《抑制、症状和焦虑》(*Inhibition, symptôme et angoisse*)(对焦虑问题的补充),参照以上的引用,第94—98页,G. W. XIV,第197—202页。

[2] 同上,第94—98页。

[3] 确切地说,这些是支配关系的特点,这类支配就像我们在这两个问题中看到的那样,我们可以理解,这类与物体的关系要不就是支配-被支配类型的,要不就是一方占有(总之,是可反复的)另一方,并留下印记,并参照我们在动物行为学中所了解的图像的作用。

母亲和孩子之间建立的关系之外。这是母亲所占据的位置造成的直接后果,她把阉割、阴茎的缺失看作是需要修补的损失[1]。这样,孩子就被她等同为她的欲望客体,被看作阴茎,用来掩盖她的缺失。所以,她只是将孩子放在了与自己等同的位置上,将其骗到一个封闭的、反射的关系中,而这其中全是她自己的欲望。这样,孩子就被置于一个不断重复的境地,他无法逃脱,尤其是当他应对原始的绝望状态时,比如,当另一个人用自己的愿望去强迫他时。对另一个人的支配使这个人变成了一个保护客体,他应该受到专制地支配和剥夺,就像他最初就是一个物品一样。

支配和过渡现象

过渡现象阐释与物体的关系,就像我们在一般情况下理解的那样。几年来,这一幼儿经历的特殊形式构成惯例,并在精神分析领域,甚至其他领域获得支持,但在我看来,这其中并不是没有模糊之处,而且,这在温尼科特(Winnicott)的理论中看似已经体现出来,尽管他的理论事实无可争议,充满教育意义。刚开始,他的预想是十分清楚的;在副标题中,他就向我们宣告了他的研究,他称之为"第一个非我所有物"。在一个笔记中,他强调,他使用"所有物"而不是"物体"是有目的的,他想一下子说明这一现象的特殊性,并指出,他主要从关系的角度去研究它。事实上,如果英语"possession"表示所有物的话,那么它同样或更加说明拥有这个物体这一事实,我们从中获得的享受以及对它的征服。这就是为什么这个第一个"非我所有物"完全可以同内在的、虚幻的客体(内部)与外在的完整客体(母亲)区别开来。它既不是内在客体,也不是外在客体,然而,在某种程度上,它既具有内在客体的特性,也具备外在客体的特征。它是一个介于内

---

[1] 修补,是一个被否认的、不可接受的事实。

在客体和外在客体、主观和客观之间的中间领域；所以，从本质上来说，它是中立的。那么，它的作用是什么呢？对温尼科特来说，它是对焦虑，尤其是抑郁型焦虑的防御机制（Winnicott，1969，p. 112）。因此，过渡现象是为了形成防御机制，从而抵抗因客体丧失而导致的焦虑。

这个第一个所有物并不是指同母亲的关系，将母亲作为欲望主体。相反，它是一种对绝望状态的防御反应，而这种状态与因母亲的欲望而造成的客体缺失有关。事实上，当母亲不在或以这样或那样的方式离开他时，孩子主要求助于他的过渡客体。保证这一所有物的目的是为了保持客体的连续性，而客体本身并不具有连续性；温尼科特曾非常明确地指出，母亲知道，在暂时取回客体的同时，她不应该在孩子的客体经验中，介绍解决连续性的方法，因为，这会破坏客体的意义和价值。实际上，客体的意义与价值在于它的出现，它的可靠性。那么，考虑到它在心理节约原则中的作用同支配完全吻合，怎么可能不把这一类型的介入同支配关系联系在一起？此外，我们在现象学中也找到了这类相似性，因为，这种所有关系指出了一种支配意愿，这种支配意愿会一直变成毁灭心理，这类标记在很大程度上被封住，选择一个独一无二的、完全不可代替的客体，这个客体是主体必不可少的一部分。

那么，这是不是就意味着，我们应该将过渡现象看作一种疾病征兆呢？我不这样认为，因为，如果我们强调它的防御价值，我们首先应将其放在基本遗传"时刻"的位置，因为，这种关系也表示第一个"非我"所有物，即与部分客体关系的分离，而部分客体是原始"自我"的一部分。过渡现象也无法进入母亲这个完整的客体，所以，它是一个中间区域，而且是一个不确定的领域。所以，就像温尼科特指出的那样，它位于事实考验之前；这就是为什么我们从中看不到任何与象征化过程有关的成分。因此，很难确定，这个中间区域被看作是"艺术、宗教、幻想生活、科学创造领域中强化经验"的来源（Winnicott，

1969，p. 125)。

在我看来,温尼科特理论观点的模糊之处在于,他将过渡区域,即空想,等同于创造性领域。而在这其中,并没有真正意义上的创造,即象征化活动,如果我们肯承认和接受客体缺失这个特定事实:任何创造都是对原有丧失客体的再创造。这一过渡现象随着事实考验的建立而确立,在这个现象中,所有物是一个保护客体,它的作用在于掩盖,而不是呈现,在于隐喻"缺席",比如,孩子玩游戏,以及文化领域中所有各式各样的活动。这种第一次所有物关系是个人成长的一个正常现象,可能还具有普遍性,这就是为什么它被认为是我们在成年人身上找到的一系列经验中的第一个,如果这些经验退化到以前的防御机制[1],那么,它们就会变成病态的。所以,这是心理机器的早期活动模式,属于支配关系类型,它会突然出现在某些特定的、抵抗焦虑的情形中。恋物癖被认为是这一问题的最严重表现:然而,尽管在其中,物体都具有保护功能,但依恋物体与过渡客体截然不同,因为,前者具有特定的生殖意义。

之所以说恋物癖是支配关系的最严重类型,是因为主体与依恋物体之间建立了一种关系,在这种关系中,支配、占有和相互改变达到了绝无仅有的强度。在这里,我们直接面对的是某个原始客体的逆反介入,这个客体的作用在于再现母亲的阴茎,在某种程度上,再现第一个部分客体。对恋物癖患者来说,当他面对一个极其创伤性的情况时,这一介入具有防御价值,这种情况是由于察觉到女性阴茎的缺失而造成的,而女性阴茎是一个应该被否认的事实。但这类恐惧只有在当他抵抗一种非常原始的经验时才变得无法克服,这是一种原始的绝望体验,同遇见母亲的欲望有关,而母亲是第一个"非我"。在恋物癖中,性欲高潮只有在被选客体出现时才能获得满足,

---

[1]　参照:这整个非常特殊的经验统一被称为伪恋物癖。关于这一主题,重点参看 Greenacre,1960。

有时甚至要与这一客体独处,排除任何其他合作对象时才可实现。这就足以说明,在这里,作为欲望主体的另一个人趋于完全消失,甚至变得不重要,这是由于与依恋物体支配关系的建立,这个物体包括了所有的介入[1]。

我们在强迫问题中可以找到类似的地方,对物体位置的依恋或在这样或那样的具体活动中,物体在主体的生活中占主导地位。收集癖是这类依恋最明显的表现,此类患者依恋于一个或几个物体,这些物体被完美地划分、界定,患者唯恐有失,并充满爱恋地呵护它们,从这其中,我们看到,主体对它们精挑细选,并如此强烈、如此排他性地占有它们,以至于相比之下,任何人际关系看起来完全成为次要的了,甚至变得不恰当。然而,在这种类型的支配中,收集者并不能从自己的活动中获得性高潮,这与恋物癖正好相反。这一显著的不同并不会让我们感到惊讶,因为这两种类型的支配关系的冲动原动力不同。

而这一区别值得进一步说明。在错乱问题中,我们可以说,支配形成于"欲望中的狡猾";首先,这是一种诱惑支配,来自这一事实:在面对他人时,错乱者处于"博学"的位置,他了解他人的欲望,这就使他的欺骗成为可能。因此,在冲动规则中,性欲占主导,还有破坏冲动,这两种冲动类型相互交错,共同作用,这种情况是更常见的,但各自为政的情况也并不是不存在。性欲之所以占主导,是因为厄洛斯(性爱之神)作用占主导,而确切地说,这种作用的目的在于建立关系。施虐-受虐癖是最好的例证,我们可以参照它来说明这种运行方式。在强迫问题中,支配方式是不同的,它通过暴力实现,这是一种破坏性支配,支配者处于统治地位,对另一个人实施权力。死亡冲动在冲动原动力中占主导,在这类动力中,与相互交错的情况相比,各

---

[1] 在所有其他错乱问题中,有一个客体的地位和作用与依恋物的是类似的;就是所有错乱情形中的潜在幻觉。

自为政的情况占绝对优势;这是由于破坏的目的在于解除关系。在这一类型的支配关系中,我们已经很清楚地看到,性爱和死亡的愿望看起来具有相同的破坏目的,性高潮重新获得稳定性,我们知道,这是任何冲动的特性并在此重现,每种冲动类型首先按照自己的利益发挥作用。冲动原动力对这两种支配关系作了比较清楚的区分,为了更明确一些,我们可以转向这两种组织中的母亲—孩子的心理节约关系。生存冲动和死亡冲动之间的规则可以与之相媲美,这是母亲的心理运行准则,而孩子对其重视。具有诱惑力的母亲将孩子完全看作一个性对象,她从中获得排除其他一切欲望的性满足,甚至严重影响主体的生育过程,通过致命的行为使孩子臣服于她的脚下。不管在什么情况下,这一行为都会造成臣服的人对一切能够激发其无能状态的东西表现得敏感、脆弱,这种状态来自客体丧失的经历。这就是为什么我们认为,支配关系应该被解释为一种特定防御机制的形成,在这其中,客体的作用在于掩饰缺失,即在于减少任何不同。

我们现在区分一下这两个经常被弗洛伊德使用的、表面上看起来意思接近、但有时也略微不同的词:*Bemächtigung* 和 *Bewältigung*。*Bewältigung* 翻译为"自制力",表达了战胜一种困难,即克服一种考验的想法。然而,这并不包括我们之前所说的有关支配方面的占有、标记概念:这里所说的支配是指对自己的控制。至少,在这一角度上,弗洛伊德经常使用这一术语,尤其是当他从 *Reizbewältigung* 出发,去说明为了避免或面对一种创伤形势而对内心兴奋状态进行控制时。这是一种兴奋"连接"(*Bindung*)活动,它的完成"需要快感原则,但又独立于它,部分上不考虑它[1]"。从本质上来说,这是一项预备任务,它引入并保证对这一原则的支配,是所有冲动解除活动

---

[1] S. Freud, G. W. XIII, p. 36, trad. fr. in *Essais de psychanalyse*, op. cit., p. 78。

（比如：性行为）必不可少的预备任务，这对任何区分、象征化过程也是必需的。

为了说明这一克制过程，弗洛伊德选的最典型的例子之一涉及儿童的游戏活动，这种游戏叫 *Fort-Da*，他在《超越快乐原则》(*Au-delà du principe de plaisir*)对其进行了详细的分析。弗洛伊德通过不断让母亲在场或不在场，指出，这一活动如何让孩子能够忍受母亲的离去而不会反对，不会过度焦虑。这一生产过程代表了心理塑造过程，即对一种创伤情景，如母亲的缺席，进行的控制，通过驯服她带来的兴奋来实现。主要因素与客体有关，它可以缺失，由另一个人——母亲的欲望决定，这个人可以"随意地"出现或消失。所以，这一活动与我们之前在过渡现象中遇到的有本质不同，尽管出发点是一样的。这里不再是建立一种防御机制，通过这一机制，主体在保证对某一替代物的绝对支配时，可以试图掩盖缺失，而涉及的是一项真正的心理工作，对忧伤经历的内部塑造，在这一经历中，客体完全成为次要的了；在某种程度上，这种克制是心理机器适应性的自动改变，是任何象征化的第一步。

所以，现在，我们就能够更好地区分支配和克制了。支配被认为是逆反和防御产生过程，建立在对客体缺失这一特定事实"否认"的基础上；而克制建立在对这一缺失承认和接受的基础上。因此，支配和克制应该被很清楚地区分开来[1]。然而，在精神分析领域，很少对此进行区分[2]，就像英语翻译证明的那样，将弗洛伊德的术语 *Bemächtigungtrieb* 译为克制本能或控制本能，这只会造成两个概念

---

[1] 让·拉普朗什(Jean Laplanche) 和彭塔力斯(J.-B. Pontalis)就很清楚地对这方面作了区分，并建议将 *Bemächtigungtrieb* 翻译为"支配冲动"，这个术语已经被贝拉·格兰贝热(Bela Grunberger)所接受。

[2] 也可以通过冲动规则对这两个概念进行区分：同支配相反，克制代表着极其错杂的冲动，就像在所有区分活动中一样。

的混淆[1]。相反,我认为,我们正在面对着一对真正的对立面,它的影响足以被列入那些支配心理生活的大的对立面中,我们在弗洛伊德的整个作品中都可找到这些对立面。

然而,在肯定支配/克制这一对立重要性的同时,我们需要介绍"支配冲动"概念,它在弗洛伊德作品中的地位如此重要,以至于让我们的提议完全失效。实际上,透过不同作品对这一概念的引用,没有比这一概念更模糊的了。一方面,这一冲动被弗洛伊德认为是死亡冲动的变形,所以,带有破坏倾向和权力意愿,就像他在《受虐狂的经济问题》(Problème économique du machochisme)中明确指出的那样。另一方面,在《超越快乐原则》中,他借助于 Bemächtigungtrieb 这一概念来说明源于儿童游戏的力量,"努力在心理上塑造一个创伤经历[2]",而相反,在之后的几章中,他用 Bewältigung 这一术语描述这一心理机器的任务。这就鼓励我们应该对支配和克制加以区分,因为,为了解释这一相同过程,弗洛伊德不加区分地使用这两个术语。事实上,他认为,死亡冲动是导致支配行为的唯一因素。当我们在《强迫神经症素质》(La disposition à la névrose obsessionnelle)中读到,"了解"冲动"说到底就是支配冲动的升华版[3]"时,这一立场的模糊性看起来就很明显了,因为,这样就会让人认为,升华机制也可以包括死亡冲动。我们并不会从真正意义上排除这一观点,但它确实引来了很多疑问。我不选择将支配与一个唯一倾向活动联系

---

[1]　在我们看来,这一混淆同我们前面提到的完全吻合,它会把过渡现象中的儿童游戏看成是克制,因为这一活动被认为是有创造性的。我们再次发现,在一个翻译错误之后,如果没有真正出现一个概念偏离的话也总会带来理论上的模糊性。

[2]　S. Freud, G. W. XⅢ, p. 14, trad. fr. in *Essais de psychanalyse*, op. cit., p. 54。

[3]　S. Freud, G. W. XⅢ, p. 450, trad. fr. in *Névrose, psychose et perversion*, op. cit., p. 196。

在一起,而认为,这一与客体相关的特定类型来自两种冲动类型的作用。

从这一点上来说,支配既表现出生存冲动的统一作用,也表现出死亡冲动的破坏作用;还应该强调的是,在后者中,各自为政的情况明显多于冲动交错的情况。

如果我们应该给支配概念一个更稳定的超心理学地位的话,不应把它看作一种特定的趋向,而应将其置于克制概念的对立面。这一双极反映出两个特定心理机器运行方式的对抗,如果不进行区分,就可能发生混淆。如果我们参照系统的一般理论的话,那么我们可以认为,克制活动类似于一个"开放系统"的运行,寻求自我适应,进行区分;而对客体的支配关系类似于一个"封闭系统",静止不动的,保守的。要想做到自我克制,必须放弃能够从中获得满足的客体,能够承认另一个人。相反,支配正好是放弃的对立面,因为,它要对这个客体进行完全的控制和占有,这就表明,另一个人被否认。如果就因为这两个心理过程是对抗的而认为它们是相互排斥的话,那就大错特错了。它们之间的关系与被动性和主动性、愉快和悲伤、爱和恨之间的关系是一样的。在整个生命中,它们肩并肩地存在,不断交替,它们之间的联系程度随着年龄和人的不同而变化。支配关系不仅在某些病态中高强度发展,也会出现在任何同他人的关系中。这就证明了它的持续性和不可改变性,它存在于我们每个人的身上,是早期与主要客体之间的关系的一部分。

当主体感到被某个能够激发原始绝望状态的经历威胁时,比如,当他要失去某个重要人的爱时,这种关系就会随时出现。只要当他试图对这个人或某个替代物进行支配时,他才能够缓解或避免满心的焦虑。除这些之外,支配还可以在许多情况下被察觉到,从恋爱状态一直到各种形式下权力的实施,还有建立某个意识形态以及许多宗教信仰。我们一般可以认为,支配关系只要一出现,克制就变得不可能了,或克制对主体的节约心理来说太耗费了。错乱者和强迫症患者都是最典型的例子；所以，这是一种真正的病态，因为，他们的绝望状态和不断重复的行为表明了他们无法控制一个对他们来说无法克服的危险。

1937 年，弗洛伊德在《尽头分析和无尽头分析》(Analyse finie, analyse infinie)中说："性爱和死亡冲动这两个原始冲动的共同和对立作用就可以解释不同的生活现象，但这两个中的任何一个都无法单独完成这项任务[1]。"我们试图揭示的支配关系的精神分析方法以及与之相关的克制概念很好地说明了这一观点。如果想解释这两种冲动类型的特性，我们应该估测它们的影响，在心理机器的所有运转中，明确这两大冲动类型之间连接和分裂的多种模态。

---

[1] S. Freud, G. W. XVI, p. 89, trad. fr. in «L'analyse avec fin et l'analyse sans fin», in *Résultats*, *idées*, *problèmes*, II, op. cit., p. 258。

第8章
边缘状态和创伤经历

让-吕克·维奥

人们疯狂地为边缘状态寻找一个名字,埃斯泰隆(Estellon,2012)专门留出期刊的一期,用来讨论这一主题,他认为能够在精神疾病领域内统计出超过 30 种命名,而在精神分析领域内有 15 种:

> "一会儿将其单独看作一类症状,一会儿又把它放在神经症中,而最经常出现的是,将其归于精神病,慢慢地,边缘状态单独成为精神疾病分类的一类。给边缘状态下一个内在定义是很重要的,因为,它既不是一类最严重的神经官能症,又不是精神病的前兆,也不是这两者的过渡状态。自此,这既不是临界疾病,也不是自我临界疾病。"

由此可以总结出,当主体不知道自己在哪里,或更确切地说,当他持续地幻想自己能够在"那里",而他通常生活在空虚中时,他就是"临界的"。很多学者,包括埃斯泰隆(Estellon,2012),都把这种现象描述为不断转换的精神状态,一会儿参与,一会儿又不参与;一会儿极度依恋,一会儿又因遗弃而变得焦虑,间隔时间短暂且无规律:处于临界状态的主体的不稳定性在 DSM 和许多其他描述中都被看作是一种病症,这只是在不停地说,一个寻求临界点的人,其状态由一种向另一种转换而已,只有这样,他才可以最终找到那个"安全的"平衡点,就像我们能够在一条线上找到生活的平衡一样。

这个关于需要找到平衡点而不是避免它的问题不是新的：

"Whether 'tis nobler in the wind to suffer

The slings and arrows of outrageous fortune,

Or to take arms against a sea of troubles

And by opposing end them：to die，to sleep

No more [...] To die to sleep,

To sleep, perchance to dream. [1]"

这样，处于边缘状态中的主体不停地寻求能够使其获得缓解的东西，或逃避，或当他感到不公或受到迫害时，会出现争斗的冲动，因为，他不确定是否能够消除内心的烦恼，因此，他会在被动抑郁和主动出击之间摇摆不定。这些诗句遵循著名的生存还是毁灭（to be or not to be）的规律，我们可以重新审视一下这个悲剧，去了解一下，哈姆雷特是不是一个挣扎在俄狄浦斯情节中的神经质，就像我们经常读到的那样：他同父亲鬼魂的对话表现出他的自恋情结，他提出的问题，与其说是报复，不如说是想接受"自己的样子"，希望拥有父母的理想（或不足够理想的）形象。这一点，在临床上，从边缘型病人的问题中也可得到回应：或被理想化，或被抛弃，中间没有过渡。在《哈姆雷特》中，波洛涅斯的谋杀是这些冲动的表现之一，它不是典型的、确定已久的，因为，它并不是按照某一套路进行的，而只是一个简单的解除负担的方式。

诚然，将哈姆雷特置于边缘状态，我们一下子就把注意力放在了这个关键点上：透过真实的俄狄浦斯问题，我们可以看到，创伤经历

---

[1] "默然忍受命运的暴虐的毒箭，或是挺身反抗人世的无涯的苦难，通过斗争把它们扫清，这两种行为，哪一种更高贵？死了；睡着了；什么都完了（中略）死了；睡着了；睡着了也许还会做梦"莎士比亚，《哈姆雷特》，第Ⅲ幕。——朱生豪译

（在这里，涉及的是谋杀父亲）在现实生活中的重要性，它作为一个破坏因素，阻碍了神经官能的形成，造成了一个伪潜伏。

通常，先从这些状态的未形成期描述它们——青少年前期，未成年，未神经症，未神经病——刚开始，比较简单，后来，就变成了一系列不稳定的特点，雷尼耶·皮拉尔（Pirard, 2003）对此作出了很好的总结：

> "临界状态既不能归于神经症，也不能归为神经病，甚至也不属于错乱症，很难将其很好地界定，更不用说赋予其一定的结构了。"

> "安德烈（J. André）说，读者在这类参考资料面前感到非常茫然。这方面越是不确定，学者们越想界定它的范围，同时，希望找到一个新的防御机制（尽管划分和投射等同是争论的焦点），或一个新的'自我'组织：不定、虚假自体、空白体等。在这一非常'边缘化'的学科中（因为它是破碎的，不均衡的），我们可以观察到，临床术语和精神学概念是混杂在一起的。"

至少我们可以说，精神疾病的概念解释了这一混合，它的界限是无法达到的：五十几年来，在很多关于这一主题的书或文章中加上这一章只会导致更多的争论，而不会对临界状态作出总结或概括。

因此，我们的目的不在于对理论和临床观点进行总结（例如，参看 Chartier et Hirschelmann, 2009 或 Estellon, 2012），因为，如果很难知道我们谈论的东西，临床理论上所采取的立场及其描绘之间的混杂会毫无疑问地让人产生这样的想法，由于无法在某一"状态"，某一"运行方式"或某一"结构"上达成一致，不断重复寻找一个最恰当的术语，这就承认了一个精神疾病事实：一个世纪以来，这一事实备受争论，当前，它与错乱问题一样令人烦恼——当神经症和神经病被放到描述、理论和临床层面上，相对避开意识上的犹豫不定时——如果我们排除那些所谓的非理论分类的话。

为什么这些"临界状况"如此烦扰传统精神疾病学和精神分析流

派呢？或许是因为这些"临界状态"的人是那些在日常临床医学实践中，最烦扰医师的人——不论是为了治疗而接受的一个简短评估，还是为了接受一项长期治疗。

格林(Green，1999)回忆道："任何心理机器的构思都要参照临界状态，而这些状态是一些构造区域，这些构造区域存在于内心深处，在心理机器和客体之间，是主体之间的。"然后，他还回忆说，自我对分离和入侵感到忧虑，格林补充道："也就是说，我们在那里看到，自我临界状态的概念非常明确，这实际上是将赌注压在这些界限上。"

雅克·安德烈(André，1999)在他的文章《唯一客体》中，也曾回忆这一课题，他介绍了在 1996～1997 年举行的一个关于"边缘状态"的研讨会，在弗洛伊德之前，神经症、神经病和错乱症同时存在于精神病学中："临界"问题与这一新的临床现象同时产生——从某种程度上来说，前者源于后者——建立在两大基础之上，原始自恋情结和温尼科特所说的"环境"，即母亲和婴儿之间复杂的相关性构成的心理整体。

临床医生很清楚，那些最经常的烦扰之一，也是很快出现在接触中的问题，确切地说是不应超越的界限问题(参考 Bergeret，1975)：既不存在于细心倾听中，也不在于小心谨慎的、无结构的关注中，只注意让"这个"说话——因为，"这个"不说话，无感情，它总是等待自我临界状态的突然出现，就像在大海边，潮水不断涌来，在另一个人看来，不是为了游泳，就是为了淹死[1]。这个？多么奇怪的谈论一个人的表达方式！如何描述温尼科特所说的无：没有婴儿这回事？许多学者，尤其是格林(2011)[2]曾提及"虚无"，它存在于这些主体

---

[1]　……在远处，潮水已经退却了，但在你半张开的眼睛中，两股小波浪留了下来，两股小波浪……为了淹死我(电影《夜间来客》中 J. 普雷韦演唱的歌曲，在不知道的情况下，电影用两个受苦的人和魔鬼形象地描绘临界状态)。

[2]　在这篇文章中，格林总结了他对这一问题的思路，并再次表明，他对温尼科特的参照。

中,直到主体出现"自我的自动消失感"[1]。对于这些无论是安静还是啰唆的主体来说,其期待都是一样的,就是期待与原始状态保持联系,没有它,主体就是无,虚无的,不存在的:然而,他们却在那里,问您"我是谁",为了不用自己构思那个他们不愿意听到的答复。所以,"哈姆雷特式"的接触表明了主体对自我存在的不确定性。

处于临界状态的主体的第二个重要问题是内在客体的位置:它没有物质实体,只存在否定成分,而待在那里的主体忍受痛苦,诉说自己内心的苦痛——他的怀疑、他的遗弃、他的迫害者——对现实一点也不满意,因为,主体没有参与进去,他用自己的冲动不停地撞击它,就像在摇晃一棵李子树一样,为了更好地感受到纯粹外界客体的真实存在。格林(1999)说明了这一复杂性:"在'自我'中有一个客体,而在自我之外还有一个客体。就是在一个到另一个的转换中,客体才会形成。在我看来,内在客体单独是无法形成的。…… 客体总有一个以上。"外在客体的关系是否能说明格林(1999)所说的这一转换规则?

与这一不稳定性有关的第三个问题是有关表象和空想方面的,我们可以从哈姆雷特中看到这一点[2]。我们可以想到一个人为了看起来不存在而采取的最古老的方法之一,荷马在《奥德赛》中也曾提到过:尤利西斯被独眼巨人囚禁,出于谨慎,他自称为"人"。人的拉丁语是 *Persona*,佩龙(Perron,1985)认为,这是戏剧的掩盖手法:"人的词源具有很深刻的象征意义,它既包括展示的一面,又包括隐

---

[1] 格林(2011):"就像一位女病人说的那样:'去想一个不存在的人是很疯狂的。'这个病人被虚无或被自己占据:'我被虚无抓住'或'我只是一个否定'。"

[2] 哈姆雷特用一些喜剧演员将父亲的死搬上银幕,他认为,通过这一方式,可以找到真相,通过"空想",他希望找到真相,不是找出凶手,而是找到一个真实的自我,因为,如果国王是以这种方式死去的话,那么,王后,他被通奸的母亲,就会打破他为她创设的理想状态,他与母亲之间的关系就不一样了。

藏的一面……这个在与不在的对立面是人格的中心部分,是它的基础。"人格及其障碍,实际上处于心理动力的上面(就像脸上的面具一样),即主体。所以,那些仍然处于温尼科特式的虚无状态中的人就存在这一问题,无法从母亲(La-mère)[1]的虚假形象(一个临时的个体)以及稳固的原始自恋情结中摆脱出来:他们说,自己遭受着这一面具带来的痛苦(面具=人格障碍的症状),想成为某一场景中的唯一主体,而他们并不能够准确知道剧院的划分:观众在哪里,演员在哪里? 他们之间不可分离吗?

"所有青少年都面临一种冲动焦虑,它是由儿时的俄狄浦斯情结在青春期的再现造成的。同时,他会感到忧愁,有时,会陷入真正的绝望中:一方面,主体具有俄狄浦斯前期的情感,相反,另一方面,他的俄狄浦斯情结又在不断发展。我们可以从这个由生殖冲动、自恋和被抛弃带来的焦虑中发现成年人边缘状态的端倪。青少年时期特有的疾病改变了正常心理的形成(E.洛费尔和 M.洛费尔称之为崩溃,居东称之为青春期的疯狂,雅梅将其叫做行动和依赖症,卡恩称之为主观形成障碍)。青少年时期象征化过程没有完成,主体占有未实现,无法克服原始和俄狄浦斯情结的混杂状态,这都可能导致成年时期的边缘状态。"(Richard,2012)

这位作者用一种比较复杂的方式说明一个非常简单的观点:在边缘状态人格中,存在未完成的部分。在与不在这一对立面始终是存在的,而不会在俄狄浦斯问题中得到解决。这些主体——"不稳定的"——不停地摘下或戴上面具,自忖他们是某人或人,而"人"是他们的名字。主体在世上的存在或不存在,依赖于对他人的注目或其

---

[1]　La-mère(母亲):这一书写方式已经被好几个学者所使用(其中,就有 André,1999),为了说明,母亲,"这是一种说话方式",从而说明母亲照看婴儿这个整体。

存在,然后立刻被否定,并转化为冲动式的躁动不安,这可以使他肯定一个自我,而这个自我并不像看起来的那样具有自主性(主体想让别人相信这一事实),这就像永无休止的面部表情游戏一样,质疑着母亲的缺席:在另一个人不在的情况下,能够出现,并幸存下来,这既不是对关系的破坏,也不是对生活的毁灭。

对于那些与科恩伯格(Kernberg,1975)和贝热雷(Bergeret,1975)同一阵线的学者来说,原因是显然的。处于边缘状态中的自我不太费力地度过了这个时期,在这一时期中,与母亲之间的消极关系本能够提前形成一种精神病状态,但他并没有结束俄狄浦斯时期。在这两个时期之间,形成了贝热雷所说的"真实背景这样一个事实",成为早期的精神创伤。这一创伤既依托于一个现实元素,也依托于它所造成的强烈的冲动式的躁动,所以,它就变成了第一个"捣乱者",这样,孩子就突然面对一个性的三角形势,而他并没有准备好(所以,早期的诱惑或攻击在这一猜想中起一定作用)。主体固着于虚假的潜伏期,还没有能够改变俄狄浦斯情结,在青少年和成年时期,还是那个"依恋母亲的"自我,因客体的丧失而感到焦虑。抵抗抑郁(主体因被遗弃或丧失客体而感到焦虑,抑郁与这类焦虑有关)的斗争就变成了心理活动的中心环节。

因此,按照这一思路的话,造成创伤的事件成为主要问题。心理对这类事件,甚至是对一些连续创伤事件的反应,还有固着,让时间停止,导致对这一固着时期的不断回忆与思考,也决定着对生存问题的反复思考:"现在的"自我真的是对事件发生之前的那个自我的延续吗?这个自我能在另一个自我中完好无损地继续存在吗,它能够或它应该继续吗?……是应该反抗还是躲避在创伤之中?生存还是毁灭?

利用这一方法,根据对被害者的研究经验,我们用大量的边缘状态患者来说明这些情况。对一些现实中的受害者,我们关心的,是为了阐明临界状态者的这一问题,通常处于潜在状态,但却在他们不知道的情况下,影响这些人的生活:曾经确定的界限永远不会构成一个塑造独立自我的空间,因为,主体不断被丧失(一个以前的自我)和遗弃导致的焦虑所阻碍。

同其他受伤的人格不同,这类人格,即使意识到受害之处,它也不会"再去"反抗:不去反抗完整性,不去重复揭开自恋伤口,患者只会感到被遗弃,处在茫茫大海中,但感觉中却没有任何忧郁成分,它只会坚决要求替代或"填补"这内在的空虚,这一空虚总是被他们很轻易地谈论,然而,他们却对任何接近都带有近乎疯狂的焦虑,因为,这会烧毁他们如涅索斯血衣般的脆弱自我。

凌驾于创伤之上的创伤事件

在我们遇见她的时候,埃迪特患有急性创伤后应激综合征(即时创伤反应),是由她上一个伴侣对其实施暴力而造成的,相反,这一痛苦的不断重现,与之伴随的噩梦,以及对这个攻击她的人产生的恐惧等,使她的抑郁感、存在的虚无感以及被遗弃的焦虑感更加明显,这使她的生活陷入危机。

急性创伤后应激综合征
埃 迪 特 案 例

埃迪特从小就被遗弃:她的父母没能够或不愿意照料她,并很快将其安置在收容所。父亲很晚才承认她,母亲嗜酒,而且可能还卖淫。埃迪特在青少年时才知道自己的过去,老师们很强烈地鼓励她了解自己的档案——她不希望这样,她认为,这一鼓励让她感觉到大脑像"做了手术一样",因为,这让她面对她"抑制"的东西——她使用这个词是为了表明,她很了解,但她不想知道更多。她并不后悔自己被安置,也不后悔自己没有"真正的"

父母,或更确切地说,正是因为这一点,她才能够成功地与他们保持一定的距离。

她曾是一个从一个家庭流落到另一个家庭的孩子。然而,她却能够从中选一个作为"自己"的家,并与它保持联系,这可以避免让她感到自己是"无家可归"的。16岁时,她开始吸印度大麻;17岁时怀孕并做了流产;她再次流落街头……她轻而易举地提到那段与成年人激烈冲突(她称之为"傲慢的")的时期。她没有通过高中会考——因为,她当时正怀着她的大女儿。她学习音乐,尽管青少年时期,她的行为不稳定,但音乐成了她主要的职业,她希望通过它,能够生活,在残疾人面前使用它。这一活动不是偶然的,从根本上,音乐将她从封闭状态中解救出来:在她小的时候,音乐将她"解冻"出来,因为,直到5岁,她还不会说话,而正是通过这一媒介,她才开始自我表达。

就是在这一动荡的青少年时期,她在自己所住的街道上遇到了一个与她一样状况的男人,他能够给她一点关注,第一次把她当作一个人来对待,尽管他很暴力,尽管他的行为让他进了监狱。他是孩子的父亲,在他们分开之后,在一段时期的紧张过后,埃迪特确信自己重新找回了平静,能够再次信任他。这一遭受暴力的经历,并没有阻止她与一个暴力嗜毒者发生短期的关系,这个人引导她吸食硬性毒品,狠狠地打她,使她严重受伤。

埃迪特是一个年轻女人,她表面上直面现实,保护着自己的两个孩子,为保持自己的社会自主性不断努力。她在两个方向摇摆不定,一方面,她需要被承认,得到他人的认可、支持,甚至去帮助他人,表现出自己的强大;另一方面,她又自我保护,防止任何侵犯,任何让她重新回到心理痛苦的东西(最初,她被抛弃、被遗弃)。她不断表现出两种情感,一方面,她想反抗;另一方面,她又有负罪感,并试图逃避或自我封闭。

她的表现通常是被动的,长期抑郁,要求获得支持,希望能够直接变成一个获得肯定的自我,这个自我否认一切丧失或遗弃带来的焦虑。她把吸毒和所遭受的暴力都看作是"考验",让她找到临界点("我应该能说不的,这够了,您理解的""那不是我,我不是那个女人")。她不想把自己看作受害者,但仍然不断提起她所经历的抛弃、分离,甚至是暴力,表面上不动声色,但内心充满疑惑:她应该去反抗还是不去管它们。她没有更多的话要说,就像她小的时候:音乐取代了话语。

埃迪特很早就被狠狠地抛弃,她从自己的档案中获知,双重的抛弃使她被社会机构收留。而后,其他收容家庭也没有留下她,或许这并不算是真正的抛弃,但这重新激起了她因被抛弃而产生的焦虑感。她毫不客气地直面自己的经历,在她的创伤中起第二位的作用,就像这句简单却十分恰当的表达方式——"脑叶手术"所证明的那样:她心灵的一部分,寄养儿童渴望重新找到能够支撑自我理想的理想父母的原始梦想,严格意义上说,已不复存在。从那时起,她就只能试图依托一些行为(离家出走、嗜毒、遭受暴力),勉强维持她"在世上的存在",尽管从表面看来,她的行为具有不稳定性,但她并没有表现的那样不适应:她倾其一切,依托自己母亲的角色,在两方面摇摆不定,一方面,她感到抑郁,自己受到伤害,另一方面,她用在现实中经历的痛苦、受到的打击来证实自己的存在。

埃迪特孩子的父亲,具有占有欲,很暴力,但一旦他不存在于她的生活中,他就变得让人安心了,成为一个存在于她内心的客体,经过不断重复,好客体和坏客体得到划分,这构成了这个脆弱自我的中心运行或保护机制。同样,埃迪特是一个让人可接受的、具有保护意识的母亲(好客体),同时,她与一个她知道具有暴力倾向的男人结合,她在某种程度上把自己变成了坏客体(被打、被侮辱,自己处在危险中,让孩子也处于危险中)。她用行动很具体地表现了这种生存上的纠结,随即,她就确信自己犯了一个错误,这让她肯定自己是"没用的",在有责任心、参与其中的成年人这个面具(人)之下,她感觉自己什么都不是,她曾经是一个父母不愿意要的婴儿。身体上所遭受的暴力造成的即时创伤反应,事实上让这个女人意识到自己所经受的打击意味着的东西:那天,她也被打了,只不过是精神上罢了,在她看来,她生命中的所有东西都无法完成,这一不完整性是因为她所剩下的最后一丝幻想都破灭了,她本能够用理想的父母形象支撑理想自我的,这是一种原始的自恋倾向。埃迪特能够建立一个家庭,就像其他人一样,有自己的孩子,但是,这些面具并不能改变她存在的空虚感,因为,她始终确信自己是"没有用处的"。

埃迪特的生活是动荡的,就像我们说的,是"不稳定的",在她生命中的第一次,她求助于他人,希望不仅能够从这些症状中脱离出来,还可以从这种扰乱性的打击中解脱出来,因为,这种打击,在某种程度上,已经抑制了她脆弱的理想自我形象:她不是理想父母的理想孩子,她是一个"没有用处的"孩子,父母只满足于把她扔在这个世上(比说"生下来"更恰当),给她起个名字。她不需要重新说明自己是一个"受过创伤的"人,她之前就已经是了,只不过,现在的创伤让她的面具——虚假自我——掉了下来,给这个表面看起来错综复杂的人生轨迹赋予了意义。而治疗的关键,就在于抓住这个短暂的时刻,在这一时刻,创伤事件联系在一起,"人"这个面具掉了下来。

一个"没有优点"的人

就像米兹尔小说中的主人公一样[1],处于边缘状态中的人通常认为自己"没有优点",与其说他们不认为自己是某个希望,不如说他们处于真正的绝望状态:他们因存在的空虚感而飘忽不定,他们

---

[1] 罗贝尔·米兹尔(Robert Muzil),《没有优点的人》(*L'Homme sans qualité*),未完成的鸿篇巨制,出版于 1930 年。

与 19 世纪浪漫主义作家所描述的"忧郁"主体非常相似。他们对自我形象不确定,通常情绪不快,这使得主体与其周围环境之间的关系也很不顺。他们完全有能力建立联系,能够不停地感知它们,但他们并不相信这些联系,因为,就像埃迪特的情况一样,与一些理想父母建立的联系时刻都在显现……理想也不断破灭。所以,他们"在世上",向你们诉说他们所经历的痛苦,同时,他们从来都不确信,这个世界是否存在。

边缘型人格:
卡罗琳案例

卡罗琳是一个没有与自己父母生活在一起的年轻女子,她的父母在她很小的时候(还不到 2 岁)就分开了。她把自己的父母描述为一些很久以来不再说话的人。她总是与他们保持联系,有时会住在父亲家里,但她并不敬重这个男人,他把钱从窗子扔出去,受其女伴支配,而她并不喜欢父亲的这个女伴。她的母亲是大学老师,对她很"疏远",根据规定,卡罗琳住在母亲的家里,但她说,与母亲的联系很少。

卡罗琳学习困难:她有阅读和拼写障碍,这使她在一年级的时候留了一级,而后,学习也很艰难。她的母亲本可以帮助她的,她也想帮自己的女儿,但通常都会转为两人之间的争吵。中学之后,卡罗琳不确定自己是否能够接受更深入的教育,因此她选择考一个销售员资格证。

在她 6 岁的时候,她母亲的男伴对其性侵。这次侵犯是她的心理医生发现的,这个医生是在她幼儿园出现学习困难时父母给她找的。她向心理医生透漏了她两次所遭受的性侵,医生把这些秘密以及与孩子说法相吻合的临床迹象告诉了她的父母。但在那个年代,法院对这方面是不会有行动的。卡罗琳没有得到父母任何一方的支持——她解释说,他们没有被真正通知到,但心理医生却说已经告知了,而且,他们还肯定,要进行上诉,但他们并没有做。因此,卡罗琳只能自己面对她的受害经历及其结果:她描述道,她与同龄人很难相处,她感到自己是"异族人",因为,她被抛弃,不被接受,但她自己也无法从这些关系中得到好处,他们总是说这个或那个的闲话:"我总是那个不说话的小混蛋。"她通常选择独居一处。而后,卡罗琳很早就有性生活了,从14岁开始,没有热情,也没有太多的满足,总是有被阻碍的感觉,对伴侣不满足,他们的数量非常多,跟他们很少能待一个月。

在自我陈述的时候,卡罗琳在不知不觉中展现了两个自我:一方面,她是一个有着美好生活的孩子、青少年,"我本应该有另一种生活";同时,她又是一个一生中都在忍受"被贬低"的人,使用一些很刻薄的话语攻击自己:她时不时与母亲会有惹人不快的攻击行为,因为,她"责怪母亲",而这种感觉并不是很明显,她责怪母亲,同时,她又因此而责怪自己……她总结说,她对母亲很"无耻"。她自我攻击,把自己称作"小混蛋"(在与其他人的关系中)。

临床工作阐明了卡罗琳参与周围环境的能力、对心理困难的抵抗能力,以及她覆盖在心理事实上的虚假自体的面具。她提及的那些她曾受到伤害的事件很少会呈现,与此相关的症状也很少,她认为,相对于这些事件而言,她是独立的、"自由的",然而,儿时性侵的呈现始终存在,她自我贬低,害怕死亡,这些思想都与性侵呈现有关。

卡罗琳很早就接触到性,并很早就生育,但在这其中并没有爱与关系意识,总是与他人撇清关系,因此,她会说,现在,她都无法忍受别人"碰"自己,除了那些纯粹肉体上的温柔爱抚之外。两个状态之间存在差距,而她自己并没有察觉到它们之间的界限,这一差距是她人格的一般构造,一方面,使她从情感和思想中解除出来;另一方面,这些思想和情感始终存在:这样,在她整个童年时期,她都对自己的母亲很愤怒,心里却并不清楚生气的目的,而在现实中,她又知道自己的意图,因为她永远不会忘记继父的行为:在她4~6岁的时候,继父对母亲施暴,对她实施侵犯。但与此同时,她又是一个令其母亲非常失望的孩子(自己是学习困难学生,而自己的母亲是老师),这激化了冲突,增加和证实了她的愤怒以及消极判断。

尽管她已经向一个心理医生讲述她所经历的,但信息并没有得到回应,而且,在此之前,她在学校里的行为(学习困难,攻击一个女老师)已经表现出一种障碍。从那开始,她形成了一种虚假自体的适应形式,使自己不再被注意——至少是她的家庭——此外,在这次无结果的揭露之后,她很快放弃了自己的治疗。

卡罗琳并不像其他拥有同样症状的人一样感到"空虚",但她不知道自己在哪里,认为从来都没有准确地处于自己的位置,很消极地欣赏着自己独特的情感反应,因为,这可以让她逃避关系。这一反应特点同边缘型人格的其他元素非常吻合:冲动性(愤怒,与一些人有着短暂的性关系,通过"抓挠"皮肤进行自我攻击),无法作出解释,无法找到合适的距离(尤其是与她的母亲),从一种思维方式跳到另一种截然相反的思维方式,对人际关系的质量非常敏感。卡罗琳无法介入到一种稳定的关系中。

有些人生活在消极中,认为自己是"没有优点"的人,卡罗琳是这些人的典型代表。她感到自己无法与其他人拥有连续的关系,或无法将赌注押在一个有点挑战的职业培训上(然而,尽管她有阅读困难症,她的学习成绩也并没有那么糟糕)。她对自己从来都没有信心,当作出努力——通过一个职业人士的帮助——从而让她谈论自己的不幸时,她立刻跌入到贬低自己的境况。因此,她是典型的双重人,一些学者,如科恩伯格(Kernberg,1975)认为,双重人的"内心世界充满了对一些人的好和不好方面的滑稽呈现,这些人对他们来说很重要,同样地,双重人对自己的感知也是混杂的,有羞愧、威胁人的一面,也有激昂的一面"。卡罗琳的愤怒没有被很好地诠释,因为这些愤怒不是假的,不是无理取闹,不是紧随因失败而感到羞愧的狂怒,这是她的人格,在虚假自体的状态下运行,戴着一个具有攻击性的面具,攻击她从母女关系中所期待的东西:外部客体(这个疏远她的母亲)也是一个具有威胁性的内在客体,这个客体由她自己("坏的"小女孩)和她的母亲(面对一个禽兽般的人,选择无视,并抛弃她)构成。

就像埃迪特一样,卡罗琳也是一个"没有用处的"孩子,因为,她没能够让自己的父母在一起,她令自己的母亲感到失望,对没能保护她的父母感到愤怒,对自己感到愤怒。她所遭受的性侵是一个永远都愈合不上的伤口,她选择揭露这次性侵,面对其带来的后果(设想能够在法院提起上诉):她的所有障碍变得更让人可以理解,她生活在双重状态中,这与一个分裂的自我是相呼应的,一方面,它受到消极方面的严重伤害,另一方面,这个自我尝试存活下来,尤其是借助于性,因为,性可以带来一些活生生,但短暂的、没有爱的接触,使她逃避日常的烦琐。

受害者通常确信,他们所希望的诉讼会让他们获得改善,因为,其他人承认他们是受害者。这一想法对患有边缘型人格的受害者完全是不现实的:其他人必须在这些人的自体中具有连贯性,诉讼要永久地持续下去,因为,判决一旦结束,这些人会感到自己再次被抛弃。主体主要的划分机制[1]，是保持对现实的否认：与侵犯者分开并不能"治愈"当前创伤，也无法解决存在与不存在的困惑。治疗不在于再次将犯罪者和受害人分开，就像法院所做的那样，相反，在于摆脱山洞的阴影[2]，主体内在"好的"客体与外在客体重新连接，为了走出去，沐浴在理想的阳光下。而且，我们注意到，边缘型人格有很大一部分受到乱伦的影响（Bayley et Shriver，1999；Marcus，1989），这使我们可以想到，重建边缘型患者的家庭，禁止乱伦，让家庭承担责任，可能是重拾自我（存在感、"我"，不屈服于他人的支配）的一个必要方法。

边缘状态主体的问题还没有结束：很难与创伤事件分开，很少具有组织性，很容易被能够引发创伤的打击重复伤害，具有虚无感和存在困惑，他们不指望其他人能够将他们从忧郁中解救出来，他们活着，但不知道自己是谁，他们不停地修复内在和外在客体之间的关系。同一些学者（Debray et Nollet，2005；Van Damme，2006）一样，我们可以认为，将消极思想转为积极思想可以改善这类状况，使那些"没有优点"的主体最终承认自己或像其他人一样，在身份上下工夫（Marcus，1989），可以让主体认为，"人"毕竟也是某个人[3]……建立一个没有虚假成分的自体。通过观察创伤重复带来的后果以及自我身份问题的不断出现，在我们看来，需要指出，为什么当前创伤反应通常是一个接触到隐藏在虚假自体、抑郁抱怨和回避式空想之下的东西的重要时刻：利用哈姆雷特的方式，积极地将"抑制"主体的东西搬上银幕，重新审视身份，不仅仅是主体的，还有

---

[1]　维德洛谢（Widlöcher，1999）认为，对边缘型人格来说，与其说是严格意义上的划分，不如说是一种"分离"机制。

[2]　这里采用的是柏拉图对山洞的解释：在山洞里的"虚假世界"与虚假自体的外在感知对称。

[3]　就像国王在《阿丽斯在美丽的国度》（*Alice au pays des Merveilleux*）里说的那样，引用自佩龙（Perron，1985）。

那些在主体内心、像主体一样的、看不到其他人的人的身份：边缘状态主体与现实冲撞，因为，对他来说，界限就像两个状态之间无法划定的边境区域，为了能够感知它们，必须在考验中走得更远。所以，当他遭受暴力（甚至他引发暴力）的时候，边界才会显现，环境才会回应：抓住这一时刻，将外在客体与令人恐惧的、被抛弃的内在客体联系在一起，可以治疗即时创伤反应，消除被抛弃带来的迷茫感，给予支持的意义，一旦发现暴力行为，立即进行治疗，把这一"短暂"时刻变成使患者摆脱虚无感的过渡时刻。

第9章

精神疾病和人格障碍：一个有关标准的问题？

让·莫特（又名法利斯）

考虑到精神疾病与人格障碍之间的关系，如何将人格障碍的评估与治疗方法应用于精神疾病的治疗是问题的关键所在。这就意味着，应该将精神疾病看作人格障碍的一个构成元素，或是原因、或是结果，或部分的、或主要的。这会让我们思考，社会和法院对这些障碍导致的犯罪行为的处理，是否能够在一个严格意义上的临床治疗中找到位置。当今，为了回应一些需要用人格障碍来定义的犯罪形式，应该将医院和法院联系起来，让我们重新看一下这两个评估和治疗人格障碍的机构，弄清楚它们各自的范围和特性。这样，我们就可以更好地定义和理解精神疾病和人格这两个重要概念。

精神科的治疗对象是精神疾病，而它的作用就在于治疗病人，并抱着理想的目的将其治愈。我们可以把这三个定义标准转化为三个主要问题：它干什么？它想什么？它能够怎么样？回答它"干"什么这个问题，这涉及卫生方面，它想治愈，它能够治疗。

现在，我们针对法院提出同样的问题，它的对象是犯罪和社会，它的作用在于惩罚、修复和构建。它的理想目标是遵守法律。同样，对法院也提出上述三个问题，其回答很明显比医院的要多。法院既涉及不犯罪的部分，也涉及刑罚和强制；它想公平化、达到平衡和团

123

体化;它能够,它有权力和能力折磨或惩罚或预防。

所以,我们可以看到,在有关法院和精神科的对象、功能和目标的定义中,我们无法找到语义上的重叠部分。法院在这方面看起来更复杂一些。然而,这两个机构在修正、治疗和预防方面具有共同之处,它们也都涉及个人和社会两个方面。但以这样的方式将两者拉近,可能会造成很多意思的流失,将其一般化,带来许多不确定的因素。

为了获得这样一个接近状态,我们可以将"法律"和"健康"、"责任"和"自主性"等同起来。这样的话,这一标准就会过于极端,导致很多方面的缺乏,但一般化有利于对疾病、疾病学或死亡的理解。

帕特里克·德诺泰(De Neuter, 2006)曾引用康吉扬(Canguilhem, 1966)的话语,后者解释了通过对比正常和疾病这两种状态而提出的问题。例如:

"在医学中,只参照一定的或最大量的数据统计来建立一些标准被证明是不恰当的。一般来说,正常的脉搏跳动是每分钟72次,但对一个运动员桨手来说,每分钟40次的脉搏跳动是一个非常好的状态。尽管大部分人都有龋齿,但应该将其看作一个致病过程。此外,我们在康吉扬的笔下也可以发现这样一种看法:正常状态不应该被认为是绝对的,而应参照主体在一定时期内的内部变化(一个人的脉搏通常是75次/分钟,如果他的脉搏变成了50次/分钟,那么,这就不正常了)。在参照内在变化的同时,还应考虑到主体与其环境的关系:'在日常生活中,低血压被认为是正常的,但如果住到山上去,它就变成病态的了。'从这一点来说,康吉扬认为,健康包括忍耐和超越他称为'环境的失真'的能力。在某个环境和某个规定的体系中,拥有一个肾是'正常的'。但我们应该珍惜它,爱惜自己的身体。在这里,让我们注意一下能够分开正常状态和健康的细微差别:只有一个肾或保重身体是不正常的……反之,我们可以很健康地生活在这些不正常的情形下,尤其是要通过创造新的生活准则来实现。康吉扬称之为'标准化'。所以，对康吉扬来说，健康不仅仅是适应环境及其要求：健康是指通过创造新形式，即新的生活标准，从而能够面对改变。"

在这里，为了进一步说明，我们可以参照拉莫特（Lamotte，2001）对让·加涅潘（Jean Gagnepain）的冥想理论作的概述，并使用法律和标准这两个基本概念的词源。

首先，法律的词源是 *nomos*，在希腊语中表示牧场或领域，这同样也涉及这一领域的轮廓和边界线。这样，*nomos* 就把我们引到界限的定义上了，将独特性和排他性以及想象和现实分开。法律是 *nomos* 的同义词，它是对自主性、实体连贯性和充足性的限制，活生生的、具体的实体屈从于限制、不完整性和缺失。合法性，即自我区分、个体化和社会化的能力，构成了哲学或法律的原则。

准则或规则的词源是 *norma*，表示"角尺"，后来产生了 *normalis* 一词，表示垂直线。实际上，它表示规则，即一个正常的运行状态。在这里，我们可以想到，为了规范、制订一项正确的计划而进行的运动。这个运动涉及精力。这样，我们就会想到欲望、意志模式的定义，意识和潜意识的定义，而不仅仅是每个实体的界限或轮廓。合理化，即决定、自我禁止、自我允许（之所以能够自我允许，是因为我们能够禁止自我）的能力，构成了诠释它的原则。

法院和精神科对这些不同概念和相关经验的定义及其合理性提出了共同的挑战。

精神疾病和正常状态

依据社会和统计数据对正常状态的规定，精神病人处在病态和异常状态。然而，疾病是对心理提出的挑战，是对心理的身份及其生存提出的挑战，因此，疾病具有防御功能。从这一点来说，考虑到症状有利的一面，疾病可以被认为是"正常的"。

我们从"疾病"一词的词源——来自希腊语 *pathos*——中可以看到人类生存过程中病态存在的正常性。实际上,通过查阅古希腊词典,我们可以看到,这个词包含多种不同概念,因此,我们从中可以找到这个词的很多含义。第一,它表示事件或现象;第二,它表示情感或激情;第三,它表示考验或不幸;第四,它表示疾病或身体或精神痛苦;最后,它包含死亡的概念。通过这个词源学方法,我们想说明的是,尽管疾病代表着生存的消极方面,以及痛苦和死亡导致的某些方面的缺乏,但它早已经出现在所有人类经历、所经历的事件和情感的最深层次的意义中。

精神科对施暴者的治疗问题,就在于了解,攻击者是否是一个呈现一些病态迹象的病人,这些症状应该被认为是正常的,因为,它们具有一定作用,是一种防御机制。巴利耶(Balier,1996)出色地回答了这一问题,他指出了性攻击可以被理解为主体在面对精神崩溃的威胁时,主体某个经历的重新上演,这一经历没有经过大脑的过滤,无法用语言表达出来,存在于潜意识中。

将其归结到潜意识会让人认为,在意识领域内,标准和正常状态已不复存在。正常想法应该永远不会在这些人的脑海中浮现,他们只处于原始的需求中。然而,通过对这些攻击者病态人格特点的研究,我们发现了一些诸如否认现实、分裂等症状,这些攻击者无法进行自我抑制。这样,我们就可以理解,对标准有意识地参照通常是施暴者话语的中心部分,他们努力给自己的行为赋予意义。

这一研究方法从认知方面解释其行为的意义,并说明这一行为的正常性,德格雷夫(De Greeff,1947)已经对这一方法作了很明确的说明,他指出了同情本能是如何在罪犯的思想中转为防御本能的,罪犯感到不公,通过消极目的投射机制,另一个人被赋予了消极的特点,在他看来,这个人是敌对的。就这样,罪犯自己有意识地证明了他的行动符合自己的要求,在他的眼里,其行为变成"正常的"了。

参照标准,罪犯急切地为自己的攻击行为寻求正当理由,为了更好地说明这一临床表现，我们可以依托科拉尔（Collart，2005）进行的研究。这一研究以对曾性侵过儿童的成年人话语的分析为基础。这位学者从中得出了四个与准则有关的逻辑，从中可以看到目的投射和对一些价值概念的参照以及精神立场的功能。

逻辑一：反对标准化的社会环境，提倡一个可转换的社会环境

符合这一逻辑的主体认为，与孩子发生性关系是自然的，对孩子有好处。他们同样确信，社会禁止他们的做法，是社会搞错了。而且，根据他们的说法，这种禁止是一种政治手段，目的在于控制个人，为某些人的利益服务，总之，为了权力持有者，将一种无知、原始状态变成犯罪状态。

逻辑二："与界限的游戏"

支持这一逻辑的人认为，与孩子发生性关系是合法的，这是遵守标准化社会环境的，只有这样，它的作用才会被承认。他们认为，这种性关系不具有侵犯性，它是由性对象和/或背景的特点决定的，这使得这类行为对生活在标准化社会环境中的人来说是可接受的。为了对这一立场进行辩护，这类人制定了一种行为"选择标准"，将其看作不可逾越的界限，同时，将其看作进行侵犯的、主观设定的门槛。根据这个"选择标准"，他们认为与儿童发生性关系是正常的，孩子的特点使他们进入到一个"不受限制的区域"，这一区域介于标准化社会环境下的理论标准和他们自己的选择标准之间。

逻辑三：低文化

皮埃尔·科拉尔（Pierre Collart）指出，持有这一逻辑的人认为，

与孩子发生性关系是正常的,因为,在他们看来,他们所属的团体将这类行为看作是正常的。所以,从这一点上来说,性侵犯符合他们从属团体的标准化框架。对这些人来说,现有标准化社会框架欠合理,因为在他们看来,它的标准比他们从属的低文化团体的标准更遥不可及。

逻辑四:将标准搁置一边

在这里,我们可以用一句话概括这一逻辑:需要就是法律。支持这一逻辑的人认为,形势处于具有约束性的标准化社会框架之上。尽管,他们承认,与孩子发生性关系是不正常的,但是,他们认为这是必需的,因为,这可以立即解决他们的个人问题。实际上,这些人用需要的满足和个人问题的解决代替了对社会标准的遵守。

通过观察,这四个逻辑,无论是按照类型还是情况分类,我们认为,都是心灵的诉说,因为,它们以自我和享乐作为行动的标准。从这一点来说,我们正在面对实证主义逻辑对人类行为的决定作用以及它们之间的因果关系。这样,因果关系和负罪感代表的两类概念就是对立的,并与责任这一概念相悖,侵犯者不能够,也不愿意承担责任。同样地,这些对规范的论证方式很明显依托于以自我为中心的行动理念,这与身份概念相悖,同时,还依托于享乐原则,这与排他性概念相对立。

人格障碍和正常状态

人格的概念涉及不同的语义场和认识领域。事实上,我们可以从哲学、法律或人文科学角度理解它。在这里,我们将依托人文科学领域,尤其是临床方面,给它下一个定义,从而思考那些影响人格的障碍的意义。

如果我们假设，人格既是存在于心理的时间和空间的集合点——这就意味着存在一个适应和融合动力——同时也是对心理存在于时间和空间中的肯定——这就意味着存在一个不适应和同化动力，那么，我们可以从中发现一个包含与被包含、内在性与外在性的基本原则，同时，还应将其看作一个动力原则。这就是为什么我们准备用一些研究过这些方面的学科专业术语解释这些重要原则，这些学科领域包括精神病学、精神分析、现象学和系统学，同时，我们还需要借鉴神经科学、行为主义和认知主义等领域的一些概念。

这些不同的认识领域包含了我们的参照点以及我们对人格概念的理解，这使我们必须考虑到每个领域特有的标准，从而确定人格及其潜在的"正常状态"。如果每个临床分支的概念很难完全契合的话，那么，每个分支的参照标准也无法达到完全吻合。这样，我们就会寻思，在临床领域，是否有可能对人格进行统一划定。当问题在于将人格的定义朝法律、哲学或其他知识领域的定义接近时，这样的尝试又意味着什么呢？

当前，我们在脑海中质疑人格障碍概念的意义，人格是变化的，它的正常性会减弱、会受损、会丧失，通过治疗也会恢复。

在前言中，DSM-Ⅳ(1996)对人格障碍的定义作了阐释，面对这些定义，我们怎么不会对这一问题感到尴尬：

> "人格障碍是行为和经历持续的一种方式，它很明显偏离了个人的文化，具有侵略性，顽固不化，出现在青少年时期或成年初期，在时间上具有稳定性，是痛苦或运转异常的源头。"

我们注意到，一开始，这一问题就涉及：明显偏离文化的经历……那么，文化难道是判定个人心理正常的第一参照？此外，人格障碍定义的参照标准可以依据时间先后："持续的方式……出现在青少年时期或成年初期……在时间上具有稳定性……"如果这里将心理时间或多个时间轴和日历上所说的时间或单个时间轴等同的话，那么,这就不会涉及对时间的持续性和稳定性的理解问题。最后,正常人格的划定标准在这里看来很明显是运行标准,就像上面曾提到的"运转异常的",或定义中使用了"具有侵略性的""顽固不化"等行为方式方面的词汇。因此,这个运行标准占据我们之前所提到的心灵诉说的首要地位,涉及罪犯的话语中对标准参照的意义。

在最近一部有关罪犯人格的作品中,卡特琳娜·布拉捷(Blatier,2011)提到了人格障碍和精神疾病问题,并认为:"与暴力、违法、犯罪有关的主要障碍是反社会型人格(不尊重、侵犯他人的权利)和边缘型人格(人际关系、自我形象、情感不稳定,具有强烈的冲动性)。"

同样地,边缘型人格的介绍很直接地对标准的隐含义提出了质疑,因为,这类人格被描述为:"由于情绪的反应性,在情感上不稳定……这类人是矛盾的,在接近和疏远之间转变,他们永远不会真正建立一个稳定关系,他们对他人抱着怀疑的态度,害怕被抛弃,同时,又非常需要与他人建立联系……"每个被提出来作为临床标准的概念事实上都与客观评定相对应,这些评定基于可观察到的大量事实,并使用必要的术语和品质形容词来说明(不稳定、矛盾的、非常的……),然而,这表明,在对正常人格——或更准确地说,不正常人格——的定义中,缺乏严格意义上的定量研究和实用原则。

社会-精神-司法处理和正常状态

通过观察法律和人文科学的语言,我们可以注意到,理解标准和正常状态的主要原则也是实用原则。这样,我们就面临大量对事实、行为和形势标准的参照。这在法律语言和法律在司法的应用中是非常明显的。在这一点上,我们还可以谈论外在标准或社会标准,无论这些标准是获得承认、赞同,还是反对、否认。标准的实用方面也出现在对心理运行模态和内在标准的参照中,无论这些内在标准是有意识的还是无意识的。这样,疾病的防御原则完全被认为是"正常的"。这就意味着,我们在参照具有内在、主观性价值的防御标准,自我的价值在于自我是一个主体,是主体的财富。

然而,攻击者、罪犯、病人,以及市民、法官、医师,两方有关标准方面话语和逻辑的评定,提出了这样一个问题：除了这个共同的实用特点之外,哪些特点还可以区分正常和异常? 同样地,价值作为潜意识机构,与潜意识体系相吻合,问题也涉及价值概念的意义方面。德比斯特(Debuyst,1985)曾很好地指出,社会对价值意义的理解和肯定,将其绝对化,这支持了主体思想中的目的投射机制,将其付诸实际,这使另一个人沦落为这一目的的客体,将其客体化。所以,这一对价值意义的绝对化在于重建现实,主体根据这一规律,给予另一个人一些消极特点,反过来,这些特点为主体的行为作辩护。这样,意识领域就只包括这另一个被控告人的预先设定的目的了,参照这一绝对化价值,主体的行为变得正当,而被控告的人反而变得"不正常"。实际上,这一价值只是一种为个人行为辩护的方法。因此,它在使用时就变成了个人向他人盲目实施的一种权力,比如,主体无法进入到他人的角度。

然而,也应该将向他人投射目的的过程看作一种按照认知顺序排列意识元素的方式,主体通过对自己感觉和思想的合理分类寻求意义。以这样的方式,根据另一个人反馈的我们自己的形象,这个目的投射过程也在于潜意识地自我施加这些特点和目的。这两个共存的机制很明显在所有人身上都存在,无论他们是罪犯还是法官,是精神病人还是临床医生。而且,它们影响我们每个人行动的能力和意愿。

为了能够与罪犯和/或精神病人区分开来,能够把这两者区分开来,并回答每个人的问题,法官和临床医生必须在他们的言语和做法中找出标准和价值之间,即禁戒和另一个人的利益之间可能存在的出入,从而抵抗这些出入,并将它们取缔。必须找到我们欲望的表达方式和方向,因为,这些欲望是潜意识的防御机制,保护主体在身份等同方面的脆弱,这些脆弱无论表现在心理上还是社会上。

因此,每个职业医生都应在同病人的关系中使用话语机制,这可以对他们进行限制和控制,话语让我们感到疲倦,同时,它也使我们得到释放。而对法官来说,话语很明显是进入法律所说的精神元素的唯一方法,而这一元素对控告是必不可少的。

换句话说,我们在这里放弃准则,以达到自主性,获得个人的满足感,但要受到生存和他人自主性的限制。这样,我们的话语自由是对另一个人的最好回应,即证明我们责任的最好证据。

第 10 章

实施性侵的青少年的人格特点
——临床犯罪学研究

萨米埃尔·勒米特

人 格

词源：源于希腊语 *persona*，意为"戏剧面具、角色、人物"。直到 1495 年，它的主要意思是"构成人的、自我拥有的东西"。1762 年，这个词增加了心理方面的意义："每个人的独特性格"，从中派生出几种表达方式，比如"有个性"(1935)或"个性崇拜"(1956)。人格建立在心理生物构成和情感本能组成特点以及所有个人经历留下的印记的基础上。这是一个有机生理单位，来源于个人的冲动、情感和认知元素的兼容(Delay，Pichot，1962)。"人格"这一术语表示一个人心理运行组织持续、稳定的部分。可以从结构（主要特点）、动力（这个结构的力量、抵抗力和一致性）或遗传（遗传和环境因素的相互作用）角度研究人格。这些因素各自的影响一直备受争议。

人格障碍的维度和类别研究方法

两种方法可以确定人格障碍的概念。类别方法，划定不同的、彼此排斥的种类。尤其是，DSM 就是这样做的，它将人格障碍归到轴

Ⅱ中,将其定义为"一种行为和经历的持续方式……具有侵略性,顽固不化,出现在青少年时期或成年初期,在时间上具有稳定性,是痛苦或运转异常的源头"。这些障碍是长期的,它们不是暂时的或重现的,可以从童年中找到源头。

另一种是"维度"方法(Eysenck,1971),它将人格特点看作是一些可以相互重叠的维度。因此,一个具有人格特点的主体同样也可能表现出依赖型人格的特点。通常,这个方法更适合解释青少年的这一问题,因为,青少年未完成的心理构造使得建立一个确定的心理诊断非常困难。这在实施性侵的青少年身上更适用,这一群体的发育严重滞后。而且,维度方法不会在正常状态和病态之间设定明确的界限,给预后变化留有更多的空间。实际上,青少年时期特有的变化带来了巨大的焦虑和一些退行行为,这会加深青少年心理病态的印象,而几个月之后,他的这些症状可能会完全消失。

实施性侵的青少年的人格障碍

尽管对一些正处于成长中的青少年的人格障碍的诊断应该保持谨慎,但对其进行诊断是合理的,就像 DSM 所说的那样,这些障碍从青少年时期开始出现。在临床上,在人格特点和实施性侵的青少年的犯罪心理特点之间建立一些联系是有用的。这可以从不同角度(人际关系、自恋、同世界的关系、思考过程、情感约束等)去理解暴力行为,确定治疗的关键以及预后变化。

研究表明,一些与人格特点有关的准则很大程度上增大了重复犯罪的可能性。从统计数据来看,与否认事实、拒绝治疗或对受害者没有同情心等这些情况相比,反社会人格特点更有可能与重复犯罪率有关(Raymond et al.,1999;Hanson et Buissière,1998)。根据格里索的研究(Grisso,2008),在美国的一些劳改中心,三分之二的未成年犯人患有精神障碍或人格障碍。在对犯罪行为的研究中,一些研究者也认为,这些动力因素具有决定作用。对他们来说,心理风险因素的研究(Beech et Ward,2004)是一条必经之路,因为,在对犯罪问题的理解过程中,这可以将节约心理的作用考虑在内。安德鲁斯和邦塔(Andrews et Bonta,2003)提出"犯罪需要"的概念,认为行为的实施满足某个内在需要或是为了向节约心理倾斜。这些因素通常是稳定的、再现的(Hanson et Harris,2000),可以使用一些方法去理解它们。

　　为了理解犯罪需要,弄清楚心理因素,抓住与行为实施有关的心理动力,必须研究实施性侵的青少年的人格特点。这些特点可以与犯罪特点联系在一起,从而理解这些暴力的性侵举动。在这一章中,我们将回顾在 DSM 轴Ⅱ中的每个人格障碍,我们将对比犯罪数据和心理动力数据,从而为未成年人的性侵行为建立概念基础。这些观察全凭经验,通常具有概括性。如果认为每个人格障碍对应着一种类型的犯罪行为的话,那就过于简单化了。我们无法将临床特点都归结到一个大的类型中去,因为,实际情况总是非常复杂。这个方法起码能够提供给读者一些阅读线索,使他们更好地理解未成年人的性侵行为,组织自己的思考,从对这一主题的模糊概念中解脱出来。对每个临床分支,我们还将讨论一些治疗策略以及演变趋势。

焦虑问题(C 类人格障碍)

　　在使用维度方法的大五人格模型(McCrea et Costa,1985)中,表现出性偏离行为的成年人具有持续的消极情感如焦虑、愤怒或孤独(Fagan et al.,1991;Wise et al.,1991)。这一结果在未成年性侵者的身上也被观察到(Dennistin et al.,2001),这就说明,一部分实施性侵的人都具有 C 类人格障碍的人格特点。

具有回避型人格特点的青少年

"回避型人格"最近才加入分类中。1980 年,它首次进入 DSM - Ⅲ。历史上,回避型人格包含恐怖症和神经症人格的一些元素,奥尔内 (Horney,1945)对这类人格的描述如下:"患有这类人格的人认为,同他人的联系是一种无法让人忍受的强制,最终,他们会生活在孤独和回避中。"实施性侵的青少年经常会表现出这类人格。这些人确信自己是没有价值的。他们缺乏自重,怀有自卑感,感到自己无能、无力、脆弱、没有意义。他们是悲观的,对批评很敏感,与社会隔绝,尽管他们希望与社会接触,从中获得安心。他们通常自我抑制、犹豫、拖拉,这使他们显得非常笨拙。他们害羞,完全屈从于他人,很少谈论自己。他们强调自己的缺点,夸奖会让他们手足无措。他们非常多疑,通常会将玩笑和鄙视混淆,即使是最纯真的评论,在他们看来,也是很大的侮辱。实际上,这些人回避社会情形。他们过激的态度和无法解释的逃避通常会导致周围人对他们的遗弃,这更增加了他们的无能感。在情感方面,这类人通常放弃一切爱情或性生活,躲避在一个幻想的世界中或自己设想一些美好生活和成功。他们感到紧张,内心充满焦虑。

犯罪精神病理学

从犯罪学上来说,这里的中心问题是人际关系问题。青少年时期是一个社会化时期,在此期间,年轻人应该与同龄人建立联系,尤其是在爱情和友谊方面。回避型的人渴望这方面,但无法得到,最终,他们只得忍受孤独。在社会化过程中,这方面的缺乏阻碍了人际关系的成熟和冲动生活的展开。在这里,付诸行动的风险与过多的幻想生活有关,这种生活伴随着巨大的挫败感,因为,他们无法从实际的经验中满足自己的性和情感需要。当这种心理情感的不成熟造成严重发育滞后时,这些青少年会维持幼儿时建立的一些关系,这会导致他们最初的性行为转向一些孩子。与他们同龄的青少年也吸引着他们,但在他们看来过于成熟。在被抛弃的时候,他们害怕自己看起来很可笑或害怕被侮辱,而孩子看起来更容易接近。性行为实施的方法并不固定。他们首先会与周围的一个孩子玩游戏。在接触的过程中,青少年会进行一些短暂的碰触,很少伴随话语。性行为持续时间很短,只有几分钟,之后,通常会继续游戏,"就像什么也没有发生一样"。如果有机会,他们会重复这类行为,但短暂驱逐的焦虑很快会被害怕惩罚的恐惧占领。实际上,询问和使其对此敏感会有预防的作用。在其行为被指出后,他们很少会再犯。针对这类人格特点,为了找到这类人际关系焦虑症的病源,同其家人接触并对过去进行回忆是必要的。应该对父母失责或虐待的情形进行评估,因为,早期重复被批评或被抛弃的经历是导致回避型人格形成的重要因素。这些经历通常发生在家庭中,导致了一些限制,促成了行为的学习,比如,在成年人面前抑制人际关系和情感需要。孩子习惯了没有成年人的日子,一旦他们长大成人,他们会很难融入他人。

治疗策略

对这类青少年的治疗很困难,改善通常非常缓慢,因为,青少年会设立一些回避策略,防止自己面临冲突。对于治疗改善方面,治疗者会很容易陷入悲观的境地。因此,他应该注意任何抛弃迹象,必须持续加强与患者的信任关系。简而言之,治疗的目的在于改善情感控制,减少羞耻感和负罪感,增加自我肯定,使用非言语交流(眼神交流、姿势、模仿)。犯罪心理治疗方法还应该让青少年知道,他们对儿童实施的性行为与他们害怕面对同龄人有关,这是可以改变的。所以,治疗者可以试图改变患者所相信的东西,改变他们的自卑感或无能感,坚决依托与他们建立的信任关系,帮助他们慢慢地接触成年人的世界,而后者通常被他们看作具有威胁性。

具有依赖型人格特点的青少年

这个疾病分类产生于 1980 年,出现在 DSM 第三版中。它来源于之前的三个心理疾病描述：

1. 卡尔·亚伯拉罕(Karl Abraham)的"口头人格"，包括以下性格特点：无行动，被动面对客体，对情感贪婪，无法忍受孤独，对未来不满，抱着怀疑的态度。

2. 被动依赖人格：最初的描述要追溯到 1945 年，梅宁格(Menninger)的研究，用来描述一些对战争压力敏感的人，他称之为"不成熟人格"(被抛弃感，被动性，攻击性)(Goulet，1988)。

3. 不成熟人格：皮内尔(Pinel)对这类人格作了最初的描述，将其描述为"早期童年状态"。在 1896 年，里博(Ribot)称之为"心理幼稚症"，1903 年，迪普雷(Dupré)称之为"心理幼稚状态"。兰德伯格(Lindberg)提出"心理幼稚症"这一术语，用来形容不确定感，需要帮助和渴望被引导的状态。科恩伯格(Kernberg)称之为"幼稚型人格"，其特点为依赖、情感极度脆弱。

依赖症的确定有几个标准：在分离过程中缺乏安全感，无法建立个人身份，对自己的能力不信任(需要建议、保证)，无法欣赏自己的价值(自尊)，感觉自己不被成年人的世界接受(服从)，寻求接近(Birtchnell，1988；Livesley，1990；Bornstein，1990)。对分离的焦虑和对被抛弃的预先恐惧是描述这类人格的主要元素。依赖型青少年被动地让他人承担自己的生活责任，因为，他们严重缺乏自主性。在巴黎地区，我们对年龄在 15 或 16 岁的青少年进行咨询，会经常发现，他们从来都没有乘过公交车或地铁。这些青少年无法作出决定，使自己的需要从属于父母或老师的需要。在人际关系中，他们屈从于他人，非常需要建议和安慰。他们自主性的缺乏阻碍了他们完成自己的事情。他们始终同意他人，即使有时，他们认为其他人搞错了。在对他们家庭的咨询过程中，他们的安静与成年人说话的倾向形成鲜明的对比。通常，面对法律或教育对他们的强制，他们不会有任何抵抗或反对。他们看起来"拒绝"成长,并表现出青春期时的体态发育迟缓。由于心理情感上的不成熟,他们还能处于不同年龄的人群中。儿童被认为是游戏的玩伴,他们几乎没有开始发育,这类人与他们发生性关系。有些人会承认自己的行为,因为,他们害怕转向同龄人。他们与受害者可以形成反射关系,他们非常自恋。在与儿童的性交过程中,某些人可以复制一些他们年轻时看到的一些性交场景(淫秽描写,家庭状况)。性侵通常在一个小学生身上进行(7~11 岁),在屋子里,在大人不在的情况下。实施性侵者认识受害者,操作方法比较有规律,有一定策略,首先通过一些游戏取得儿童的信任,而后慢慢地转到一些性游戏中。性侵可以长时间重复进行,为了让孩子保持安静,这类青少年会充满感情地哼唱歌曲或扬言报复,威胁受害者。

犯罪精神病理学

当今,通过众多跨学科的研究,我们知道,某些因素有利于造成情感依赖。早期分离造成了分离焦虑,加之身体上的疾病,可能造成这类依赖。依恋行为理论汇聚了精神分析理论、遗传心理演变理论、动物行为学理论以及实验心理学和儿科临床学的成果。主要概念是劳伦兹(Lorenz)的"印刻"概念和哈洛(Harlow)的"母爱剥夺"概念。这些理论的主要观点之一是:存在一个关键时期,在这一时期,儿童的需要都应该不惜一切代价地被满足,因为,这决定了新生儿的安全感,有了这种感觉,他才能够安心地探索周围的环境,并时不时地回到母亲的身边。当这种需要没有得到满足时,儿童会自我封闭或过度依赖。依据"陌生情形"的概念,鲍尔比(Bowlby)和 安斯沃斯(Ainsworth)先后对这一原始需要作了研究,并提出了相关概念。这些研究使我们了解到,是依恋的质量促进了儿童的自主化和社会化,而不是母亲与孩子之间关系的亲密度。在那些对童年极其依恋的青少年中,很多都表现出依赖型人格的特点。在极少的情况下,与儿童的性关系可以被看作是恋童癖的第一个征兆。有意识的回想可有助于理解青少年维持其儿时关系和潜意识拒绝成长的原因。某些创伤事件可能会阻碍发育,强制青少年下意识地依恋自己的童年,使他无法逾越。如果我们把恋童癖看作是对某个幼儿发育阶段的病态维持,并与依恋症或一些创伤因素有关的话,那么,我们就可以更加认为,这种诊断类型与恋童癖不同。然而,这一点还没有被指出,因为,患有恋童癖的人具有临床异质性,很难真正划分为一种类型。

治疗策略

青少年必须面对成年人的世界,他们应该慢慢离开童年世界。此外,大部分的青少年会积极寻求成年人的世界,在他们看来,对独立的追求是为了证明他们有能力做到这一点。严重依赖型青少年拒绝这种解放,他们害怕解放,因为,次要好处很重要。他们想始终受到父母的保护,避免分离焦虑。他们也希望自己一直是孩子,从而获得缺失的爱。一个青少年会向我们诉说,他之所以希望自己一直是孩子,是因为,他想捕捉逝去的时光,希望某一天能够获得母亲的爱,而对他来说,母亲在他小时候时并没有在身边。通常,次要好处也被家庭获得,这些家庭会勉强同意,看着孩子长大。所以,关键在于成功建立一个坚固的治疗联盟,从而使青少年能够继续成长,让他接受自己的缺失,放弃那些他没有得到的东西。应该让他走出幼儿时的万能状态,帮助他度过抑郁期(Klein,1934)。通过任务的非转移形式,工作可以让他建立自主感,减少被动性,增加自信。心理动力方法是针对这类病人的,后者通常容忍转让管理。当青少年能够自我反省,成功克服挫败经历时,这些治疗方法尤其有效。但如果青少年无法做到这些,就需要使用一些心理教育方法。这些方法会使青少年意识到这类行为的结果,使他们认识到由性欲产生的问题。

具有强迫型人格特点的青少年

我们可以从古代哲学研究中找到对强迫障碍最初的描述。公元前 300 年,希腊哲学家泰奥夫拉斯特(Thèophraste)是描述强迫型性格所有特点的先驱之一,这些特点我们今天都可以找到。与现代精神学的联系可追溯到皮埃尔·雅内(Pierre Janet)关于神经衰弱症的研究。在临床上,这类人表现为犹豫不决,过度谨慎,始终心存怀疑,导致他们不断重复思考。他们的完美主义通常会妨碍任务的完成,因为,在行动中,过分小心导致他们注意每一个最微小的细节。在情感方面,他们非常保守,抑制情感,对感情的表达感觉很不自在。这类年轻人内心波动很大,因为,青少年时期最不需要的就是强迫症。他们应该喜欢群体生活,容忍极端与爱情。应该能够作出一些关乎未来的决定,超越界限,做出一些让神意裁定的、风险比较大的行为,将自己交给命运。

犯罪精神病理学

通过一个合适的解读,弗洛伊德阐明了强迫障碍的超心理元素。在他看来,强迫来源于"这"(性冲动)和超我之间的冲突。源于父母期望的超我,要求整齐、干净、精打细算,唾弃来自"这"的冲动行为。因此,冲突与主体无法承受包含在性冲动中的欲望和攻击性有关。某些犯罪学家认为,大多数冒犯人的性行为如窥淫癖、暴露狂或电话性骚扰都与强迫型人格有关(Balyk,1997)。根据约翰逊和奈特(Johnson et Knight,2000)的一项研究,将受害者扼住实施性侵的青少年明显表现出更多的强迫型(强迫性关系、过度控制、冷酷)和反社会型(攻击性、厌恶女人、寻求支配感、极端大男子主义)人格的特点……某些强奸杀人犯也表现出一些强迫型人格的特点(盲目崇拜、爱好收集、冷酷、冲动控制)(Langevin,2003)。我们通常可以观察到与成年人类似的犯罪特点:实施行为采用一种固定的操作方式。受害者通常是年轻女子,由于受害者的惊讶产生的作用,这类人会对其进行一些短暂的性攻击行为。过程很短,性行为很少被看作是强奸。通常,性侵会连续进行,直到质询让它们结束。在这里,与受害者的关系包含双重矛盾情感,这与只有仇恨的心理疾病相反。攻击引起的恐惧和它的入侵特点使其具有暴力性,但性侵者对受害者怀有一定的尊敬之情。他们将受害者理想化,事后,会对自己带给受害者的痛苦感到后悔。一个 14 岁的病人在一个停车场实施性侵,他将手放在受害者的屁股上,并向她说道:"女士,您的屁股很漂亮。"他肯定,自己从来不想带给受害者痛苦,但却无法控制。性关系具有强迫性。通常,抚摸过后,紧接着是逃避,很明显表现出强迫特点,过度控制冲动行为,当这些冲动爆发时,就会建立大量的防御机制。快感是次要的,它会持续很短的时间,因为,主体会很快进行自我批判。他们来自具有谴责性的超我的意识会萌生羞愧和悔恨。

治疗策略

伊根等(Egan et al. , 2005)指出,绝大部分的成年性侵者都具有强迫型人格的特点,很难对这类人进行治疗,他们的操作方式非常固定。而在青少年中,强迫运行更不稳定一些,病人对改变的抵抗更缓和一些。在人际关系方面,他们表现相对疏远,对交流很冷淡,但他们具有很大的转变。通常,他们对治疗者的过度期望表明他们对强烈的超我期望的服从:他们想做好,但在治疗中,他们具有矛盾性,在做出努力的同时,也进行抵抗。在思想上,他们有自己的一套,有时会导致顽固,但他们仍然注意倾听,积极地回应治疗策略。治疗者可以依托超我运行机制使青少年意识到他行为的结果,但青少年对思想上要区分好与坏非常警惕。治疗者应该注意加强自己不作判断的态度。他应该鼓励青少年的批判思想,使其能够自由思考,从僵化思想中解脱出来,而这类僵化会抑制这个年龄段中的一切冲动表达形式,而在这个时期,冲动应该被恰当地调节。依据一个认知方法,治疗者可以试图改变一些青少年对自己设限的信念系统:"如果我不能达到 100% 的成功,我的生活就是失败的;或者,如果我不能把事情做完美,我就会破坏他人的工作。"技巧主要在于对思想系统进行"认知重建",从而活跃思维方式。

不稳定问题（B 类人格障碍）

这一类汇聚了分类中那些最不稳定的人格障碍类型。暴力行为的实施通常与无法建立人际关系有关，表明了早期客体关系建立的异常。心理工作的中心部分就在于帮助这些青少年改变自恋倾向，因为，自恋会使他们认为别人是对自己的一种威胁。从而使他们能够从容地接受新的依恋对象。

具有癔症型人格障碍特点的青少年

直到 17 世纪，西德纳姆（Sydenham）第一次对癔症作了描述。这位学者对其症状和心理特点作了全面的描述，但直到沙尔科（Charcot）、弗洛伊德和布鲁尔（Breuer）的研究才真正将其与心理问题联系在一起。癔症型人格喜欢吸引他人注意，开玩笑，引诱。引诱、色情、暗示和表演是此类人格的主要特点。在青少年中，卖俏通常来自时尚的陈词滥调、在于外表，来自当红名人，这些名人能够强烈激发欲望（明星、体育冠军、各种类型的英雄人物）。这类青少年通常被认为是"惹火者"或唐璜式的人物，经常会被抛弃。在人际关系中，他们非常色情的一面事实上导致了同龄人的不自在，会激发他人对其思想的强烈谴责。

犯罪精神病理学

在青少年时期，经常会出现强烈的色情表现，因为，在这个发育时期，性冲动可能会溢出。然而，这些行为总是被严肃看待，因为，它们经常会表现出具有侵犯性的性幻想，这可能会造成创伤。此外，犯罪学研究表明，在成年人中，强烈的色诱姿态通常与重复犯罪有关（Hanson，2005）。表演型人格在男性中很少见，这方面的性别比例研究表明，男性是女性的五分之一（Martin，1994）。在主要针对男性的诊断中,我们很少发现这类人格。相反,这类人格在女性青少年中更常见。或许也是因为,我们对这类人格并不重视,而将更多的注意力放在边缘型或自恋型人格障碍上。此外,在对成年人的诊断中,一些专家发现,性侵者很少具有所有表演型人格障碍的特点。这类人格特点部分上符合不成熟和错乱倾向,所以,其诊断通常与精神病、边缘型或自恋型人格诊断有关。由于这类情况非常少,我们很难得出与这类人格有关的犯罪特点。

具有自恋型人格特点的青少年

自恋型人格是现代精神学发展的结果,它出现在 20 世纪初,尤其从弗洛伊德的研究开始(《自恋症导论》,1914)。第一次对自恋型人格的临床描述出现在 1960 年代。尽管当今大量文献都提到这类人格,但它并没有出现在 CIM - 10 中,因为,它的有效性还处于争议中。所描述的特点包括,有自大感、过高估计自己,具有优越感。这是一些极其以自我为中心的人,他们感觉自己只能被认为是精英。这类青少年需要被羡慕。他们非常注重自己的形象,过度需要被爱。他们"风度翩翩",傲慢,蔑视、贬低他人。他们很少对其他人真正感兴趣,关系的建立多是从利益出发的,严重缺少"超我"(缺乏负罪感)。

犯罪精神病理学

由于过度自我中心主义,自恋青少年会实施性侵,仅仅是因为他只想着自己的需要,而不管受害者的需求。通常,青少年会选择身边的一个儿童作为自己某个东西的"负债人"。他因为这个儿童的玩具羡慕他,或他认为,这个儿童的父母比自己的好。当侵犯发生在家庭内部时,这类动机通常被认为是有问题的。一般是来自重组家庭的孩子,经受了父母之间的离别,在感情上受到严重伤害。青少年会感觉自己受到的关注减少或感到自己被抛弃。他们非常嫉妒受害儿童,性侵可以被理解为一种表达强烈的敌对态度、吸引注意力或质疑家庭体系的方式。在克莱因(Klein)看来,我们可以将这类行为解释为一种吸收被觊觎的外部客体的尝试。因此,性侵是为了获得受害者所拥有的东西,获得同样的情感。然而,嫉妒始终包含攻击方面,它同时表现出理想化和破坏性,因为,被理想化的客体通常是无法达到的,这在很大程度上带来了愤怒和挫败感。所以,性侵可以被认为是一种为了达到某个儿童水平的方式,这个儿童看起来受到保护或被父母宠爱。对其行为的指正造成严重的代偿失调,使他们非常抑郁,因为,质询在他们看来,意味着有被抛弃的危险,尤其是当为了保护其兄弟姐妹,实施某一措施时。羞愧会让他们寻求原谅,在某些情况下,还可能有自杀的风险。

治疗策略

国际研究表明,兄弟姐妹的出生顺序是影响自恋型人格发展的因素。实际上,大部分自恋者是年龄大的孩子或一些独生子。有关这方面的解释并不清楚,但是,可以作出这样一个假设:在这两种情况中,孩子会更容易感觉到父母的焦虑以及父母对孩子的理想期望。通常,第一个孩子寄托着父母的所有希望,父母渴望他能够完美。针对这些情况,可以使用一种系统的方法,改善家庭的不平衡。实际上,在某些家庭中,父母可能会利用青少年维持自己的自尊,并将自己的自卑感或个人期望投射到孩子身上。在这种情况下,孩子就成了所有攻击性或理想化的投射对象,性侵很明显会包含在这一体系中。具有自恋型人格特点的青少年要求很多关注,苛求治疗者满足自己的自恋需求。美国相关流派提出了一些被称为"整理"的心理治疗方法(Adler, 1989; Kernberg, 1976; Kohut, 1978)。具体来说,这些学者建议通过一些积极的解释,使病人与自己的自恋防御对质,同时毫不犹豫地使用反移情攻击,从而动摇自信和自我满足体系。最初,转情动力得到支持,因为,治疗者的举动被理想化,他被当作一个良好的父母形象。实际上,治疗者通常被看作能够满足青少年关注需要的人,这个动力在最初的时候就有利于治疗方案的实施。

具有边缘型人格障碍特点的青少年

英国学者为边缘型人格的概念化作出了重大贡献。多伊奇(Deutsch,1935)称之为"不定人格",来解释这个虚假自体的运转,就像温尼科特所描述的那样。另一些学者如格林森(Greenson,1954)、埃里克森(Erikson,1956)或 雅各布森(Jakobson,1964) 提出了一些有关客体内在关系紊乱的概念。马斯特森(Masterson,1971)提出了分离、个体化的困难导致了被抛弃造成的抑郁。格林克(Grinker)、维尔博 (Werble)和 德赖(Drye)(1968)实现了一种多因素分析方法,发现了一种特殊综合征,主要由四个部分组成:攻击性、依恋关系方式、身份障碍和一种特殊的抑郁形式。尔后,甘德松(Gunderson,1984,1989)的研究确定了边缘型人格的特点:冲动性,情感和人际关系不稳定,自残行为和被抛弃感。这种人格通常伴随着不稳定的行为,表现出巨大的绝望:过早的决定、愤怒、自残、危险行为、严重醉酒、嗜毒和自杀企图。

犯罪精神病理学

焦虑通常以一种飘忽不定、游散的焦躁紧张形式表现出来,与不自在感、厌烦感和抑郁不快有关。它会在发作时突然到来,伴随着身体上的表现和精神上的眩晕。这些发作会伴随着令人担忧的逆反表现,与现实考验的丧失有关(类似精神病性体验)。在这样的情形下,付诸行动被认为是一种调节不稳定心理经济的方法。这可以抵抗一种长期的空虚感、厌烦感或被抛弃的恐惧。同受害者的肌肤接触可以抑制与被抛弃感和存在焦虑感有关的自恋情节,尽管只是暂时地。实际上,青少年会突然付诸行动,具有冲动性,很少对此深思熟虑。操作方式并不固定。通常,行为发生时,实施者自己并不清楚,神情紧张;有时,他会固定受害者的身体或用武器恫吓,从犯罪学上来讲,这增大了情节的严重性。在极少的情况下，在实施性侵之前，会出现游离不定的寻找动作，这与空虚感和被抛弃的绝望感有关。受害者通常是与其同龄的，一般是与其依恋的女朋友，而他很难忍受她对自己的依赖。贝热雷(Bergeret)强调边缘型人格的"空虚和自恋"。分裂造成了一些混乱行为，因为，青少年会表现出各种极端，从自主性意愿到极度依赖，从理想化到攻击，从乐观主义到完全绝望。对那些最年轻的青少年来说，性侵行为也可以在其周围的一个孩子身上实现。这与逆反行为有关，这类行为会让青少年将自己看作一个很需要接触和爱的孩子，受害儿童可以暂时满足这些需要。凯恩伯格(Kernberg)强调"投射性认同"概念，指出这些行为的所有投射力量。在这些行为中，我们经常注意到，青少年通过性侵，试图解开自己的生存之谜。当青少年在其童年时，自己也曾是性侵的受害者或当他过早地或经常暴露在成年人的性爱中时，这类情况通常会发生。在这类人格中，经常会出现与攻击者等同(Ferenczi, 1932)的情况，表明了身份认同极度脆弱。从现象学上讲，青少年既是实施者，也是受害者。他不再非常清楚自己是谁，将其与受害者区分的界限很模糊。通过对其在性侵过程中的思想和感情的研究表明，其身份是破裂的、成块的，有"受害者的碎片"，也有"攻击者的组块"，这共同构成了一个不完整的、由客体的部分组成的自我。

治疗策略

对这些病人的心理治疗，可以采用口头思想交流的方式，建立一对一的治疗关系。很明显，困难在于保证治疗的连续性，因为，青少年会经常割断对治疗医生的依恋关系，后者是一个新的依赖体。为了克服这个困难，心理治疗师可以依托强制治疗，与 ASE 和 PJJ 部门一起工作，加强教育，利用司法体系。机构之间的协调一致和家庭的支持是追踪治疗成功的关键因素。这个因素具有如此大的决定性，以至于我们不会接受追踪那些没有获得教育机构或家庭足够支持的青少年。在某些情况下，为了找到进行治疗的某个时机，追踪失败是很有可能的。因此，前期工作在于使青少年周围的人或机构意识到他们在支持治疗中的作用。个人会议围绕团体治疗进行，这类青少年会更容易融入这种治疗中。重点可以围绕身体、情感和冲动控制进行，通过一些相互作用练习，建立起心理和团体包裹体系。这种方法可以加强自我构建，而个人会议的重点在于治疗幼儿时的创伤，加强身份构建，慢慢建立一个次级超我运转体系。

具有反社会型或精神病型人格特点的青少年

皮内尔(Pinel)首次对这类人格做了临床描述。在他 1801 年的论文中，皮内尔对某些人作了描述：表现出一种怪癖，但并不狂热，"周期性发作……无理由的冲动，伴随着暴力行为……没有任何空想"。克雷丕林(Kraepelin)是描述这类人格的先驱之一，他在 1933 年的描述与克莱克利(Cleckley)对精神病型人格的描述(1941)十分接近："在这四个精神病型人格中……其中一个……其特点是缺乏道德和责任感，伴随着撒谎、欺骗、迷惑……"1941 年，克莱克利的《理智的面具》(*The Mask of Sanity*)发表，引发了科学界的强烈反响，1952 年，美国精神病学会(1952,1994)从精神疾病的分类中取消了精神病型人格。由于被认为过于露骨，这个术语成为概念拆分对象，在 DSM(1952)中，被分在反社会型人格一栏(301.7)。反社会型人格与精神病型障碍并不遥远，因为，在这两种情况中，我们都观察到，被一些自恋防御机制保护的自我发生严重紊乱，这些机制改变了依恋系统和人际关系的质量。其中一个显著不同就在于反社会方面，这方面在精神病型障碍中并不总是存在，因为，我们发现很多患有此类障碍的人能够很好地融入社会。

一般来说，反社会型人格的特点有：性格中的一系列异常，行为中带有冲动性、攻击性，情感和职业不稳定，一些反社会倾向。从童年起，就会出现一些此类性格的迹象：愤怒，与父母作对，攻击其他儿童。这些迹象通常伴随着学业困难。在青少年时期,这些行为障碍加重:犯罪行为增多,有时伴随着危险行为、吸毒和嗜酒。这些青少年强烈渴望寻求刺激。无聊、闲散,为了有事情干,他们就会干坏事。与他人的关系是虚假的、利益当先的、混乱的。患者通常利用自己外表的魅力,建立一种以自我为中心、充满谎言的、过度操纵他人的关系,并从中获益。在人际关系中,他没有焦虑。利用引诱或挑衅方式,有利于即时、本能的接触。他的攻击性无处不在,在一些错乱的严重形式中,攻击性会翻倍,伴随着让别人痛苦或指使别人制造痛苦的乐趣。这些青少年狂妄自大,表现出全能的姿态,而事实上,其内心非常脆弱,这与身份的缺失有关。自我形象的形成,依靠外界可见的、喧闹的、很少被内在化的表现,这是为了进一步使主体确信自己的价值和能力。其内心持续焦虑,伴随着情感挫败感、存在的焦虑感以及掩盖在充满攻击与挑衅的自我之下的不安全感。

犯罪精神病理学

一般而言,具有反社会型人格特点的青少年的性欲很早就出现,具有不稳定性和冲动性。犯罪点并不仅仅牵涉到性。这涉及机会主义的多重犯罪,根据时机作调整。实际上,性侵通常会发生在一个偶然的相遇中或为满足自己的性冲动。一般来说,受害者是同龄人或年龄稍大,操作方式是固定的。受害者被孤立到一个地方,掩盖别人的视线。性侵通常伴随着暴力,通过威胁和强制实现。或将受害人非法监禁,尤其是当受害人掉入圈套时。青少年可以自己行动或与一个或几个同伙共同行动。集体性侵是经常的。行为持续时间不一,大约 15 分钟,或更长,尤其是当受害者被非法监禁或青少年有同伙时。行为通常伴随着支配空想或性虐,这表明了青少年内心排他性关系的紊乱。受害者通常被看作一个性器。这类青少年很难承认自己的性侵责任,或以受害者的挑衅姿态或领头者的影响为借口。许多学者还强调反社会型青少年的混乱经历:教育缺失,受虐待,住院经历,劳改教育,社会或文化分裂(Field,1940;Redl et Wineman,

1951；Tooley，1974，1976)。相关理论认为,青少年性侵的首要责任在于家庭,后者是直接或间接影响因素(Knight et Sims-Knight，2003；Malamuth，2003；Ward et Siegert，2002)。行为的实施受存在问题的关系内化的影响。比如,孩子在一个暴力家庭中长大,他就会认为,只有通过踢打或大声嚎叫,我们才能够实施自己的欲望。青少年经常会有被成年人侵犯的经历(经常打破其内心世界,在家庭中没有隐私,共睡在一张床上或共用个人物品,暗示性的触摸),这会让他认为,隐私是不存在的或没有界限。这会影响他尊重他人隐私的能力。根据达韦沙和奈特(Daversa et Knight，2007)的一项研究,虐待经历是导致青少年时期反社会型人格形成的重要媒介,尤其是当虐待伴随着与对孩子的长期反感有关的冷待时。米尼尚及其合作者(Minuchin et al.，1967)注意到在犯罪家庭中,母亲行为的转换,从极度关心到对孩子不管不问。在家庭出现紧张的时候,母亲会放弃自己的角色,以维持她们自己的感情平衡。早期自我身份认同的不稳定会阻碍与客体建立安全的关系。根据梅卢瓦(Meloy，1988),这一过程导致自我身份认同缺失,造成内化的失败。这个可以吸收好的外在客体以自我丰富的机制,处在错误的位置。自我无法形成导致心理功能处于潜伏期,攻击性就处于自由状态,持续扰乱与他人的关系。持续偏转到外在客体的极端攻击性,使得巴利耶(Balier，1988)开始思考行动的作用。在行动过程中,肌肉活动的过度使用有利于保证一个现实自我的存在,但缺少塑造自我乐趣、组织内在世界的工作。对外在客体进行自由攻击,尽管这拯救了一个处于精神混乱状态的自我,但也阻碍了一个坚固的内在世界的构建,导致内心空虚。巴利耶用理论来说明精神病型障碍的内在空虚感。这种空虚防止个体受到原始客体的威胁,这个客体在心理上被划分出来,处于陌生状态。这个防御组织使患者与客体存在矛盾关系,在迷恋和破坏欲望之间徘徊。这个双重运动在患者内心调动两股对抗力量,首先,患者因为吸引力量的迷惑去寻找受害者,而后,当受害者的出现威胁到患者的自恋情结时，他就会让受害者消失。

治疗策略

通常，反社会行为非常暴力，具有强烈的重复犯罪倾向，因此，这类青少年常会待在监狱或劳改中心。这就是为什么他们很少接受我们的诊断治疗。一般来说，反社会型和精神病型人格很难接受精神治疗(Ogloff et al.，1990；Rice et al.，1992)。一个建立在与事实对质和对暴力行为阐释基础上的专业方法，必须要以教育工作为前提，让患者首先承认自己的行为，因为，这个方法很可能会对患者造成伤害，导致他们拒绝治疗。一个元分析表明，当今，心理治疗手段的发展提供了更好的治疗方法(Salekin，2002)。事实上，一系列的研究肯定了明显改善的存在，这类患者具有依恋能力，表现出潜在的抑郁迹象，仍然得到家庭关系的支持(Cornet et al.，2003；Livesley，2000)。安齐厄(Anzieu，2003)强调，在治疗严重自我紊乱时，精神分析师的解释作用，对神经质的治愈是主要的、足够的，应该放到前面，利用包含作用，重建表面自我的连续性。这就是为什么，当病人待在一个封闭场所时，与在一个开放环境中进行流动咨询相比，他们更容易接受治疗。治疗还应该保证属于不同层面(动机、节奏、姿势、模仿、情感)的数据形成感觉间联系。从这一角度来说，这些探索身体状态和行为动机的治疗最好放到反社会型和精神病型人格治疗的初期。

精神病性问题(A 类人格障碍)

青少年的极端暴力通常与精神疾病有关，一般，一些具有精神障碍或严重人格障碍的人会进行最具暴力性的犯罪行为。青少年进行的集体大屠杀行为就是一个证明。这类人的行为通常是由于精神代偿失调导致。此外，这可以让我们想起，亨利·埃(Henry Ey)是将青少年时期的杀人行为看作进入精神分裂状态的方式的先驱之一。

因此,对实施这类行为的青少年,其犯罪危险性的评估是很重要的,因为,这类行为很严重,有时,关乎受害者的生命安全。

具有偏执型人格特点的青少年

根据它的表面意思"思想偏离",即"妄想",希波克拉底医学曾使用"谵妄"这一术语。在 19 世纪,卡尔博姆(Kahlbaum)再次使用这一表达方式,用来描述那些妄想状态,但直到 1895 年,克雷丕林才将偏执妄想的描述一般化,其结构具有系统性和层次性。1921 年,他将偏执型人格障碍描述为偏执狂的前期症状。与克雷丕林相反,布鲁勒(Bleuler)认为,偏执型人格障碍与偏执狂不同,前者不一定会出现妄想症状。

在我们开放式的临床诊断中,很少遇到具有偏执型人格障碍特点的青少年性侵者。此外,在这个年龄段,可能很难明确区分偏执型人格和反社会型人格的特点。实际上,这两种人格具有很多共同点:不信任,多疑,欺骗,人际关系紧张,冷酷,情感分裂,极其敏感,解释性推理,感觉有人谋划要迫害自己……利用维度方法,我们可以认为,偏执型人格和反社会型人格共同加重了患者的病情和犯罪的危险性。就像癔症一样,我们对这类人格在这方面不多做说明。在我们看来,依据我们的临床经验,不可能找出专门符合这类人格的犯罪特点。

具有类精神分裂和精神分裂型人格特点的青少年

20 世纪初,在对早期精神错乱和精神分裂症作了临床描述后,一些学者发现了此类疾病亚型的存在,尤其是在精神分裂病人的家属中。这些形式曾被称为"潜在精神分裂"(Bleuler, 1911)、"流动精神分裂"(Zilboorg, 1941)、"假神经症精神分裂"(Hoch et Potalin, 1949)。克雷奇默(Kretschmer, 1925)则将其称为"类精神分裂气质"。"精神分裂型"这一术语出现于 1950 年,桑德尔·雷达(Rado,1953)则将其描述为易患精神分裂症的现象型表达。对一些学者来说,这一障碍像是人格紊乱,对另一些学者来说,这已经是精神分裂障碍的雏形(Kety,1985)。

类精神分裂青少年的主要特点是人际关系的解离。社会联系很少,甚至可以说是没有。这类人极其孤独、被孤立,很少关心那些青少年通常会注意的问题。时尚、爱情和友谊,反抗、限制和危险行为不是他们真正关心的东西。他们避免团体活动,参与一些单独完成的活动,通常是一些机械或抽象任务。某些人被称作"极客",坐在屏幕前,将时间花在开发电脑程序上,这需要持续的注意力和个人的极其努力。在情感方面,他们极其抑制情感的表达。这类青少年无所畏惧,冷淡,疏远,甚至对和自己关系亲近的人也是如此。在感性方面,他们一般没有快感,没有感情,对他人非常冷漠。他们很难接受批评和鼓励。在感觉方面,他们避免亲密关系,害怕任何身体接触或感情关系。

精神分裂型青少年在人际关系、情感和交流方面具有类似的缺失,但不同的是,他们比较古怪、奇特。他们有一些怪癖行为和不正常的做作行为。他们的穿着通常很奇怪,不注重打扮或搭配很差。我们有时会观察到他们言语异常,用词古怪或句法奇特。话语内容不清晰、偏题,但与主线并没有真正脱离,或并没有明显的不一致。这类人格的主要特点是思考障碍。这类青少年思想神秘化,迷信,关心脱离正常文化信仰的特异现象。他们感觉自己有特异功能,能够预见事件的发生或解读人的思想。他们会出现一些空想和由此产生的想法,但自己并没有真正被说服。其观念的形成具有假妄想的特点,并不缺乏协调性,这与精神分裂妄想症不同。

犯罪精神病理学

从犯罪学上来讲,这类青少年的危险性在于空想式的侵犯和冲动失控。幻影主要借自动物图画和鬼神世界,一些刻画但丁式或令人恐惧的性场景的阿拉伯式图案。性欲是原始的。它包含大量的冲动元素和性压力的突然爆发。相反,有时,性关系又变得冷淡、机械、缺乏任何主观性。当发作时,思维的全能性带来这样的感觉:幻想和现实在一些精神模糊的时刻交织。受害者的特点是不同的,但我们经常注意到,13~15岁的青少年对一些小学生(7~12岁)实施性侵。性行为持续的时间很短。操作方式不固定,但伴随着暴力行为,他会将受害者牢牢固定或使用一些固定装置。性行为发生在公共场合(公园、街道、停车场),在白天,可以在目击者面前实现。他们一般会重复作案,直到被质询,但在我们遇到的青少年中,通过对其跟踪调查,很少有重复作案的。然而,必须进行一些纵向研究,从而更好地了解这类青少年在成年后的变化。当性侵针对幼儿(0~4岁)时,行为中通常包含杀人幻想,应该对这些幻想进行系统研究,从而准确评估危险情形。受害孩子通常是青少年不喜欢的弟弟或妹妹。

治疗策略

幻想伴随着控制能力的下降,这通常是一个与重复犯罪有关的因素。尽管存在这些风险因素,但这是一些顺从治疗的青少年,在追踪的过程中,我们可以看到,情况有很大好转。使青少年及其周围的人意识到这些行为的暴力方面可以充当外在的超我限制,尽管后者没有很好地融入,但对青少年冲动行为的控制还是有一定效果的,这可以使他们度过发作期。心理犯罪学方法是有用的,可以抑制年轻人及其家庭成员发作性的焦虑,他们通常被突然到来的暴力性行为吓呆。然而,有时,为了抑制发作,住院治疗也是有必要的。从长远看,专业化手段应该与精神病部门的跟踪结合,因为,一般来说,治疗需要不同精神部门的参与。我们发现,30%~50%患有抑郁障碍的成年人符合精神分裂型障碍的诊断标准。诊断的相近性要求对可能相关的情绪障碍进行评估与治疗,从而预防抑郁崩溃的可能。在药物治疗方面,小剂量的非典型神经安定药物有时看起来对精神症或焦虑表现起一定作用。没有任何数据证明抗抑郁药物、安定药或稳定情绪药物在治疗中起作用。也没有任何研究证明治疗手段的有效性，但团队和心理教育治疗方法看起来是最有效的。

结　　论

人格障碍的分类是按照成年人的诊断类型建立的。它在青少年身上的使用需要非常谨慎，而且，儿童、青少年和成年人的精神疾病不存在绝对的连续性。然而，我们的视野并没有只局限在疾病分类上，对青少年时期人格特点的评估可以对他心理动力的运行方式作出一些可操作性假设，并理解他生存的特定方式。类型学方法在某种程度上可以将疾病一般化，使年轻人了解，他或许不是唯一一个这样想、这样感觉或这样做的人。就像我们在这篇文章中尝试做的一样，对实施性侵的青少年，对其人格特点的评估可以结合临床和犯罪学方法，从而更好地掌握未成年人性侵这一问题。这个方法可以理解性侵行为，确定最适合每个病人的治疗手段。它应该帮助青少年继续成长，使其避免处于可能加重其性侵行为的紊乱状态中。

第 11 章

精神创伤的本质及其在边缘型人格构造过程中的作用

——从诊断确定到预防与治疗

迪迪耶·布尔茹瓦

　　定义我们的是我们所做的即我们的行为，以及我们所经历的即我们的历史。这两方面在边缘型人格主体身上紧密相连，在这类人身上，行为的偏离和心理上的痛苦源于一些创伤。将这些创伤融入患者对自己生活的讲述中，按照时间、情感、感情将它们重新排序，可以使患者辨认自己的创伤，而辨认有时是病态的。叙述性身份（"我说我是谁，我就是谁"）可以变成叙述性重建（"我克服了困难，我是幸存者"）。

　　针对边缘状态，贝热雷（J. Bergeret）提出了心理遗传概念：早期和后期创伤扰乱者[1]。在这里，我们谈论这些创伤在儿童和大人身上的本质及其作用，建立一个特殊的、可以找到的心理运行机制，将其作为诊断元素，并通过治疗改变它们的有害影响。这些创伤本质上与在精神症和神经症中发现的不同。

　　心理创伤是造成主体心理紊乱的基本因素，让主体寻找和辨认

---

　　[1]　创伤扰乱者的概念可以参照斯皮兹（R. Spitz）提出的两个组织者，8个月的焦虑和"不"：假设这些创伤可以扰乱主体的心理。此外，俄狄浦斯时期、潜伏期、青春期、更年期都可看作是一些心理形成期。

这些创伤具有临床意义，对治疗也有好处。

与我们对创伤后应激障碍（PTSD）的治疗描述的一样，这涉及使主体适应个人经历，使其能够从中看到自我，给自己将来的个人和社会生活赋予意义。在适应过程中，应该将人格表面看起来正常的部分和情感的一个或几个部分分离（Nijenhuis，Van de Hart，Steele，De Soir，Matthess，2006），因为，这部分情感已经被那个严重的、唯一导致创伤后应激状态的创伤经历分解，而应激状态在边缘状态中的形态更加多样化。我们在这其中可以发现雅内（Janet，1904）的观点。事实上，处于边缘状态中的主体表现出几个方面：在大部分时间里，他们表现非常正常，能够适应社会，直到一次发作使他们"与现实脱节"，表现出一系列严重的、重大的或危险的症状：自杀企图，在自己身上乱刺，暴力行为，无法抑制的焦虑。我们知道，所有人都可能在某一时刻"代偿失调"，因此，对这方面的诊断可以依据发病的持续时间以及心理因素的本质：无法忍受挫败感，无法忍受的自恋情节重现，长期感到自己被抛弃。

在 PTSD 中的创伤与在处于边缘状态主体身上找到的创伤相比，其本质有时会不同，但分裂、扰乱过程是一样的。谁没有经历过创伤呢？重要的是，通过个人对这个特定创伤的敏感性，主体能够从这个创伤中脱离出来，这取决于一些潜在的遗传和表观遗传的易感性因素[1]，即背景因素。主要是，创伤会在生活中不断得到回应，就像许多插销一样，阻碍心理的正常发展，妨碍韧性的建立。发展不协调是一个儿童心理学概念，它与这个观点一致：由于一些外在因素，一些主体无法有效发展自己的心理社会潜力。而成年人身上也存在这种不协调，但通常很难找到。我们就不去找它们了。

关键是，创伤产生过程易导致自恋症，是长期的、被主体内在化的，作为经历，它是不可阻挡的、无法分担的。它被主体看作本质，它

---

[1]　当下，边缘状态的遗传因素没有可令人信服的研究。一项研究试图引入 9 号染色体（Distel et al.，2008）。

将影响整个关系的运行。预防和治疗的关键在于尽早剖析它或之后对其进行辨认,它导致自恋情结,是破坏者。

周围人通常会规劝主体忘记创伤:"忘记这个问题,向前看……"这样,所感知的(情感经历)与被允许诉说的(规范化的社会经历)之间永远存在一个裂缝。行为创伤(失败行为,悲观请求)通常被隐藏起来、被否认,甚至主体也把它们看作是正常的。这些危机,不断重复,就会引发疾病。在另外一些情况下,一些情感碎屑的回涌是创伤后不可控制的回升,会经常影响主体的社会融入。引导主体承认自己的创伤是必要的,可以使其在自己的心理经济中找到恰当的位置。反之,在临床上,我们可以进行一些功能解离,根据背景,这可以激发主体性格中精神疾病或癔症的一面,或利用双相心境恶劣。

根据贝热雷观点(Bergeret et coll.,2012),构成边缘状态的心理遗传模型受早期、前俄狄浦斯时期的创伤影响,这类创伤会歪曲俄狄浦斯情结的形成过程及其最终形成。在这种情况下,俄狄浦斯情结就是虚假的,因为,内在心理,同时也是内在临床的调整,是自恋情结构建的载体,无法正常进行。紧随其后的关键期,是潜伏期(实际上是假潜伏期),在这一时期,原则上也不会发现任何症状。尽管父母、老师或治疗医师曾对可能导致创伤的事件或情形担心过,但他们安心于这种看似没有症状的状态,他们会认为,创伤已经愈合或它们并不太严重。实际上,主体在伪装自己的行为(Deutsch,1942)("好像人格",表面看起来适应,但内心并不快乐),虚假自体可以不引起注意,主体以此进行自我保护。而当虚假自体无法运转时,这不可避免地与生活中的偶然事件有关,自恋痛苦就会出现,大部分时候都是非常强烈的。这会以不同模态表现出来,或同时伴随几种模态,但它们之间并不具有共病性,因为,边缘结构的统一性使其在临床表现上具有一致性,不论它的调整形式是怎样的:成瘾症,错乱症,依恋性抑郁症,身伤认同障碍。

如果可以考虑的话,一个心理韧性恢复过程需要一个心理治疗装置作支撑。从这一点上来说,一些孩子表现出一些我们称之为发展不协调的症状,而这些症状发出信号,可以足够被发现,因为发现得早,可以及时进行心理治疗;而另一些孩子,其心理痛苦没能在行动上表现出来,所以很难被发现,改善情况明显比前一类孩子差。一个处于(伪)潜伏期的孩子,有心理创伤前科,但在所有人看来,他并没有此类经历,非常适应,非常"完美",这类孩子很可能会变成一个怀有巨大痛苦的青少年,其行为也会有很大的偏离,因为,在这个年龄段,付诸行动成为一种主要表达方式。我们认为,青春期的爆发是健康的或安全的,但它突然到来,没有前兆,青少年会很难忍受它。青少年的偏离,以多种形态表现出来,目的具有唯一性,涉及界限问题:社会(犯罪)、存在(不计后果的行为,自杀企图)、家庭和身体上的界限。界限问题是青少年问题的中心,从这一点来说,这个时期是一个生理边缘状态。

　　根据贝热雷的假设,心理情感的激活期,即青春期,是严重行为障碍出现的时期,甚至为一系列新创伤的出现提供了有利时机,而这些创伤构成了后期的创伤扰乱者。问题在于,青春期,这个发育成形的关键时期,有助于极端的产生,甚至对那些出了名的"正常"人来说都一样。如何知道它们呢? 这是心理教育治疗的关键,应该利用父母的作用,让父母意识到这类现象[1]。

---

　　[1]　有时,青春期危机对那些被抛弃、被领养的主体来说,是一个重要出路。即使危机到了最严重的时候,一个普通青少年也很确信自己父母的爱,至少,父母是真正的父母。边缘危机的中心问题在于:"我值得被爱吗?"在这类情况下,对青少年来说,就是:"我的父母爱我吗?"一般来说,青少年无论表现出怎样的障碍,父母的爱都会一直持续,几年之后,危机过去之时,年轻人会相对看待自己所经历的。但有时,一些被领养的孩子也会被自己的养父母抛弃,因为,孩子不断出现行为障碍,养父母已无能为力,感到很失望。这个遗弃扩大了之前被抛弃的经历,证实了孩子对自己产生的不好评价:"之所以我再次被抛弃,是因为我确实不好。"在青少年时期或在夫妻之间出现危机的情况下,边缘主体的一系列行为都无意识地测试自己的同伴或伴侣,从而了解他们会不会抛弃自己。反之,自恋的形成来自抛弃,因为,连续的抛弃给予一个受害者的位置。如果与同伴的关系破裂,那么,病人就会确信自己生活在被抛弃中。如果同伴坚持与其在一起,那么,其测试行为就会继续,直到关系破裂。这是他害怕的,也是他期望的。

此外，主体的自恋脆弱性及其边缘倾向建立在早期，即俄狄浦斯期前后的关系基础上，但临床表明，早期创伤扰乱者和后期创伤扰乱者（TPD‑TDT，Bergeret）在以后的生活时段发展方式类似：在潜伏期或青春期，后期创伤扰乱者的作用更大。它也会突然出现在成年时期，但直到现在，它通常都不会受到重视，因为，成年时的人格结构被认为是稳定的。它可以扰乱自恋情结，不止牵涉与父母的关系，更具有心理社会性（离婚、失业、工伤、伤口、慢性疾病）。它包含在整个生存过程中积累的社会文化成果，这对临床也产生影响。从社会适应和医学预后角度来看，某些灾难性的病症如悲观主义、创伤后综合征不应只从它们的临床特性（不真实印象症，多疑寻衅狂，病态性格，癔症特点）去理解，如果我们无法从自恋受挫和成年生命波动中找到答案的话，后两者通常被认为是这些病症的基础。

创 伤 的 本 质

创伤可以是短暂的或长期的，可以是单独的或与多个创伤有关。我们可以把它认为是造成边缘型人格的风险因素（Bourgeois，2010）。创伤扰乱者概念指所有使孩子客体化的东西，孩子被认为是"管不住的"，这源于以下因素导致的孩子的矛盾情感：乱伦性侵，身体上的暴力，实际或象征性的抛弃，或过早被收容。这些风险因素会在某些人身上同时存在。

性侵　在某个家庭环境或类似的环境下，发生乱伦性侵。在这种情况下，成年性侵者对孩子进行精神上、情感上或身体上等各种形式的压制，强制其保持沉默，否认孩子的主观性和内在脆弱性，把孩子当作一个物体。一般来说，这种成年人—儿童之间的关系会跨代重现，受害者在成年后变成攻击者。这个过程是可以避免的，但这种情况经常会在成年性侵者的治疗过程中再次上演；几乎所有人都有遭受性侵的经历,所以,可以作出这样的假设:他们实施的性侵病态式地重演过去的情景,通过一个角色转换机制,他们变成了攻击者、错乱者,与受害者获得情感上的等同,而受害者脱离了肉体,被客体化,是对他们自己被攻击时的呈现,这就可以解释,他们为什么不会对自己的行为怀有负罪感。这种记忆上和情感上的混乱有助于使场景失真,这就使攻击者很难质疑自己的行为。

　　如果性侵是由家庭成员之外的一个人实施的,这个人与受害者没有情感上的瓜葛的话,即使行为非常严重,不断重复,充满暴力,那么,这类经历就更容易说出来。如果家庭成员或老师能够注意倾听孩子,创伤就会更容易被吸收和克服。对创伤保持缄默,将是毁灭性的。

临 床 案 例

　　×先生,42岁,是我在监狱中遇到的,因性侵9岁的外甥被监禁。他很聪明,直到那时,社会适应性正常,没有精神病前科。面对法律,和自己所做的,他承认自己有罪。他承认自己之前有恋童癖,关于这次侵犯,像往常一样,他本能地提到了自己对孩子的引诱姿态。这是他第一次付诸行动。他回忆,自己在9岁的时候,也曾被性侵过。在他的陈词中,他思路清晰,被攻击的孩子一会儿是他,一会儿是他的受害者。最后,他说,他对自己被惩处感到欣慰,就像他自己的攻击者得到惩罚一样,或许,作为受害儿童,他认为自己也是有罪的。他实施性侵,就像他在无意识地重演自己遭受性侵的场景,为了能够让自己被性侵的经历得到重视。

　　身体暴力　孩子无论是目击者、关注者,还是受害者,都通过自己的方式参与到家庭暴力中,他会在记忆中留下这样一个概念:暴力和武力可以使受害者客体化[1]：母亲、妹妹或姐姐……父亲，可以越过情感，阻碍他们的正常表达。

在社会中很容易看到和被取缔的东西在家庭中却不一样，因为，家庭关系是亲密的、封闭的，即使家庭团体内部的整个关系构成的家庭微观文化有时非常奇怪和不稳定。

抛弃　不论什么样的原因或理由，被亲生或养父母抛弃都是一种扰乱经历，这对自恋情结是毁灭性的。抛弃是收养的必要条件，从被收养的主体身上发现这一问题是符合逻辑的，尽管养父母对这一点很小心。实际抛弃、想象中的抛弃、抛弃威胁，这些都可能会出现在个人经历中，都可能被回想起来，在以后的生活中出现，这也构成了一个心理治疗方法。重要的是，主体在面对他人和自己的时候，在生活中能够重新正视这些创伤，应该注意的，是主体对自己经历的看法。

安置　被收容在机构中源于被抛弃的经历，由于父母的原因，孩子重新处于集体或收容家庭中，归根结底，问题是一样的，收容只会使抛弃具体化，之后的领养也是一样的。

在某些情况中，收容与父母的抛弃无关，可能是由于一些医院或教育（住宿）的原因，强制进行的：20 世纪 50 年代，为了治疗结核的初次感染，将孩子收容在疗养院中，这突然地、持续地使孩子与自己原有的环境远离。此外，还要对孩子进行生命体征检测，这促使父母对孩子无意识的情感忽视。探视很少，有时也不被建议，即使治疗之后，孩子重新回到家庭中，他变了，他的家也变了。远离家庭，进行长期的住院治疗一直存在（在肿瘤科中），现在，为了维持联系，医院会

---

[1]　客体化是杀死心理的过程，在于将同伴变成客体，否认他的主体地位，使其无法思考或拥有自主欲望。侮辱他，剥夺他的名字，就像在集中营中给他一个号码，认为他是低等的（种族主义），这些都是将其非主体化的必要阶段，之后，就会肆无忌惮地对其施加身体上、经济上或性上的暴力。

尽全力组织父母探望,但从物质和心理上说,这不总是可行的。传统上,这个现象被称为"住院症状"(在被收容于机构中的儿童身上表现出的所有身体上和心理-行动上的障碍,这主要是由母爱被突然剥夺,情感缺失导致的),斯皮兹(Spitz,1968)对这类现象作了大量描述,而后,鲍尔比(Bowlby,1978)对其作了补充,提出了依恋和分离焦虑障碍。从这个角度来说,边缘主体的焦虑是非常特别的,这来自客体的丧失、自己被抛弃导致的焦虑。他与客体的关系也是特别的,这是一种依恋关系。

这些障碍也表现在成年人的身上,在临床上,表现为精神受虐症、失败行为。通常,这其中还渗透了主体的夫妻生活问题,男女在这方面的症状是不一样的:女性表现为长期焦虑,生活在被抛弃的创伤中;男性会寻求过度补偿,产生暴力行为,患成瘾症。但一切症状都是可能的。

此外,在收容过程中,孩子会不可避免地学习其他规则或准则,后者并不总是正确的,孩子会将它们与之前在自己家中学到的作对比,有时这两类规则是完全矛盾的,孩子会将其中一类理想化。通过挨个比对,孩子会学着选出最能符合社会的(这也是学校住宿体制的目标之一),但这也会给孩子带来不真实感和自恋式的不安全感。

乱伦、身体暴力、抛弃、收容……在某些情况下,不稳定因素叠加在一起,在同一个人或代与代之间相互碰撞。失败行为不断重复构成一个问题,心理治疗的目的之一就在于阻碍这个致命的重复,总之,使主体能够自由地重演、重复或不重复环境留给他的记忆,与自己的个人经历在时间或空间上保持一定距离,重新引导它。这样,边缘主体特有的空虚感就会缓解。

与针对个人的心理治疗方法一样,团体治疗方法也会起作用。通常,边缘主体会觉得自己是唯一一个处于这种状态中的人,因此,他感觉自己应该忍受这样的痛苦。但当他意识到,其他人也有类似经历,也有类似的行为障碍时,他就开始辩证地看待自己内心的不公正感、愤怒感和负罪感,并超越它们。这个过程要通过建立集体或团体自恋情结来实现，这会涉及整个团体，在一定时期代替个人自恋情结中的某些有害方面。这个团体自恋情结是一个自恋假体，在将来的某一天，主体会（应该）抛弃这个假体。从这方面来讲，创伤因素的辨认及其治疗密不可分。相应地，一个针对个人的治疗方法需要建立。但是，这里应该区分自恋形成动力（个人的和团体的）和俄狄浦斯情结动力，后者的目的在于重新上演、重新处理在俄狄浦斯情结形成时刻的组织过程。

除了这些能够通过治疗回想发现的创伤之外，从长远来看，其余创伤因素也会出现，这些因素更加不可分享、更具有破坏性，比如儿时强烈的负罪感和羞耻感。

对孩子来说，"做坏事—惩罚"是连续的、固定的，条件是，惩罚与错误成比例，两者在时间和言语上准确相连。惩罚是社会多方面学习的基础。

临 床 案 例

一个孩子从学校回到家里：

——妈妈，20分的数学题，我得了19.5分。

——为什么没有得20分？母亲吼道！

过了会儿，这个孩子又说：

——妈妈，我在踢球的时候，把客厅的橱窗玻璃打碎了。

——没关系，母亲说。

有时，父母的惩罚和教育如此模糊、多变、不可预见，以至于它们既不结构化，也不让人安心。这给孩子带来一种自恋式的不安全感。长大成人后，这些主体不会，比如说，感受到一个亲近之人善意的评论：情感易变，感情和人际关系不稳定，冲动性，性格障碍，不断低估自己，这些症状是边缘型主体症状的一部分。如果孩子不能预见他当前所说、所做或所想的是否讨父母（或父母一方）或成年人喜欢的话，他就无法心平气和地与他人建立关系，因为，一旦成人，他害怕重复这种关系。

当一件严重的坏事没有得到惩罚时，孩子要如何接受它呢？孩子幻想父母一方、自己的哥哥或弟弟（姐姐或妹妹）死去，这是很平常的，这可以通过一些言语或行动表现出来。但当这种设想的、暗暗期待的消失意外地成为现实时，如何跨越满心的负罪感？处在幻想的年龄段，孩子会长时间想象自己的存在是为了某件事情。而他的存在真正是为了完成某件事情！悄悄地闷死小妹妹，让她有死亡的危险……这比较特殊，但是有可能的，当这类事件发生时，父母会很难想象它的可能性，除非这类行为很明显。很自然地，他们会加倍保护这个幸存的孩子，宠爱他，因为，他们把消失的孩子理想化，这给幸存孩子未来的心理结构带来不可逾越的鸿沟。秘密不得不被封锁，这将会毒害孩子的童年和成年生活，为今后的自恋缺失埋下了伏笔。

父母对严重或轻微的错误惩罚方式不对，立场模糊，不公正，与公正有关的概念不一致，都会造成孩子的不稳定、不安全感，扰乱孩子。一切都是有可能的。这与某些自恋错乱主体的状况是类似的。

在职业和感情方面，自恋错乱者会出现重复行为，现在，这些行为被认为会导致病态纠结症，它在工作（Hirigoyen，2003）或家庭中都会出现。在感情和夫妻生活方面，患者会对伴侣进行致命的控制。而这些过程有助于建立新的创伤扰乱者，这次已经非常晚了，因为这些扰乱者是在主体成年时期出现的，这导致服从者的心理向边缘方向倾斜。

不应该由此得出，所有边缘主体都有一些自恋错乱亲属，但是，通过重复问题概念，在假设边缘结构统一的情况下，我们可以推断出，自恋错乱者的行为方式是对天生的边缘型心理经济的一个重大调整，生活在一个自恋错乱者横行的家庭或职业环境中，心理会严重变脆弱，包括自尊、自恋情结、情感定位等方面。

准确地说，父母的长期不一致并不是帕洛·阿尔托（Palo Alto）（Bateson，1977）所描述的造成精神分裂症的双重联系，但如果这种不一致存在，它将会严重瓦解服从者的自恋根基，扭曲俄狄浦斯情结的形成过程。假设：从模糊的不一致到情感矛盾，并将潜在的内在易感因素考虑在内，我们可以设想，精神病和边缘状态具有连续性，在临床上，也会隐约观察到这一点。

孩子被囚禁于这种混乱的教育氛围中，从来都不能提前知道这种氛围制定的规则和限制。直到他长大成人，他都会觉得，规则不是唯一的，而规则本应该能使他预见别人的态度。因此，规则无法保护他，它只会保护那个制定它的人，而它永远都是不一致的，这就为孩子长大成人后的错乱（玩弄限制）或精神疾病（否认规则）机制奠定了基础。一个病人曾说："规则对于我来说，就是没有规则。"但在这类人中，有极少的人能够说出这个规则，并保持一定距离，同时能够轻而易举地从这种矛盾中解脱出来。没有可靠规则的生活引导着他们，这使得他们无法控制自己的情感和冲动，在临床上，他们就是边缘主体。我们看到，心理的形成与广义上的教育紧密相连。

生活在错误的教育方法中，如何自我成长？同时认为，受到的爱是不值当的？如何对父母说，即使有可能会失去他们的爱，我们仍然爱着他们；如何不说出来，父母就能理解？如何弥补一个未知的、扩散的、阴险的或偶然的错误？这里，生存的一致性正接受考验。

成年后的许多失败行为，青少年和成年时期的犯罪行为被认为是重现的挑衅或受虐行为。我们分析认为，通过这些行为，他们在不停地寻求一个基本惩罚，而后者之前没有按照一些固定的、"正常的"模式，在恰当的时机发生[1]。在现实中，在这里，当前即将接受的

---

[1] 预防方面，为了重现家庭悲剧，对幸存儿童进行系统的精神治疗，仔细倾听，了解其所有症状，让孩子对存在于其内心的一个悲剧产生怀疑，知道有错误没有被惩罚或惩罚不当。当然，不要陷入一味的怀疑状态。

惩罚,也不具有结构性,只会毫无意义地重复,被认为是不公正的。因为,比如,因一次小的偷盗就被惩处,而一次我们所知道(或我们所认为)的更严重的行为却没有受到惩处,这样,惩处不具有结构性。反之,另外一些病人会不停地重演遭错误惩处的行为,希望最终能够得到正确惩处。在临床上,惩罚和惩处这两个意义通常是混在一起的,因为,人格是复杂的:反社会行为、不计后果的行为、成瘾症、重复进行的暴力通常是在盲目寻求一个严格意义上的惩罚,而并不一定是惩处。我们应该承认所发生的。大部分情况下,错误在儿时是微小的,但之后,其影响就有可能是破坏性的。重要的是,主体在其人格形成过程中所犯的错误,它们如何渗透进主体的社会以及个人生活中。

这些寻求惩罚的案例数不胜数,但是,当这样一个叙述突然出现在治疗过程中时,无论是对过去情景的重建还是对现实片段的陈述,都为心理重建打开了思路。当自己期待的界限在现实中或无形中不被重视时,生活就不会有意义,它会变得漫长,要不就毫无意义地存在,要不就充满不公正,或者两者兼具。在临床上,除了这些行为之外,主体还表现出依恋式抑郁症,此外,长期的情绪紊乱会形成双相症状。当前,双相障碍被认为主要是与生物因素有关,而边缘症状属于心理教育方面。调节情绪的药物有一定的临床效果,但永远无法替代心理治疗手段。

临 床 案 例

S 先生,32 岁,吉普赛人,被一个年轻精神女病人的父亲指控,后者认为,S 先生在住院期间,"睡"了自己的女儿。年轻女人作出这样的断言已经不是第一次了,此外,这表现出她与自己父亲的乱伦关系,以及个人问题。女病人的父亲迅速抓住能够展现自己是个能够保护女儿的好父亲的机会,向警署提起上诉。

这个年轻的吉普赛人，因为很多小偷小摸，很不被警署看好，立刻被传唤，并被关押在拘留所中。由于无法忍受这个指控，他在监狱中第一次尝试上吊，而后他被强制关到精神病医院里，在自己的病房中第二次尝试上吊，这次是致命的。在上吊的前几个小时，他痛斥自己遭受到的不公，因为这样的一个行为被指控："我是小偷，不是强奸犯。"对他来说，因偷窃入狱没有任何问题，他可以很容易地在监狱待上好几年，这是他日常生活的一部分，但因为一个在他看来不光彩的行为而被不公正地惩罚，这对他来说是极其痛苦的。

在另一些家庭中，自恋的缺乏建立在早期严重的认知不协调的基础上，导致了不自在和焦虑。根据费斯汀格（Festinger，1957）观点，当主体迫于一些压力，无法按照自己的意愿或想法行动，又无法逃脱或反抗时，就会产生认知不协调。我们离系统学家所描述的精神病家庭特有的双重联系并不远。在这些混乱的家庭中，主体忍受痛苦，这些痛苦无法想象。

一个感到苦恼的青少年试图与母亲分享自己内心的不适，而母亲为了维护自尊，因为，孩子身体不适会威胁到母亲的自尊，就会否认这种不适，而实际上，母亲也不确定自己是否是一个好母亲，在这种情况下，孩子就会出现交流障碍，这是边缘主体的典型。如果交流的最初想法是能够向自己的亲人完全吐露（从词源意义上来讲）的话，那么，他会慢慢知道要向亲人掩饰自己的情感，一方面，为了不让他们担心（神经症：保护自己爱的人），另一方面，为了不引来责备，后者会影响自恋情结。在临床上，除了病态行为之外，边缘主体通常会非常仔细地倾听他人，并对他们的问题非常敏感，因此，在治疗的过程中，可以借助于人际关系，但患者从来不会真正地谈论自己。他无法与他人分享自己的生活，因为，他曾有过这方面的挫败经历。

　　早期关系阴险的地方在于，认知不协调永久地保存下来，但表面上却渐趋消失，"通过调整自己的想法，使其能够与实施的行为相吻合。这样，最初违背自己意愿实施的行为最终能够依据主体自己调整的想法进行"（Beauchesne et Gibello，1991）。

　　这种现象在操纵社会心理学中很常见，一旦进入一个几乎不费力的行为中，我们就会倾向于走得更远，最终按照一个我们不赞成的模式生活（Joule et Beauvois，2002）。

　　在家庭中、在夫妻之间或在职业中不断重复这类混乱的行为，慢慢地就会建立一种常规关系，而且不可能有勇气摆脱它。几年过后，在治疗过程中或受现实的启发，主体意识到，他一直都过着一种不真实的、不协调的生活，在这种生活中，他的情绪、情感、想法和行动都是不和谐的。这样，主体会感到非常不适，就会表现出抑郁、无法克制的巨大焦虑、躯体化（心身领域）、愤怒、内在极端压力释放导致的冲动性、补偿式的成瘾症，所有这些都是边缘主体的常见症状。

　　成年人的内在动力和儿童的是一样的，一个隐蔽的或突然到来的创伤，单独地或与其他创伤一起，触犯到最本质的东西，或斯皮兹所说的"组织部分"。不同的是，在成年时期，社会文化内涵更具有决定性。此外，我们可以在成年时期找到一些组织因素：第一次性关系，结婚及其有关规定，工作，退休……但还有一些可能的创伤扰乱者：工伤，辞退，解职，工作纠缠，严重的慢性疾病，离婚，监禁，强奸或身体侵犯。

　　这些生活事件是很平常的，并不总被看作创伤因子。如果这些事件与个人或家庭跨代问题相呼应，或它们同时存在的话，这些事件就会变得很棘手。然而，这些事件通常被认为导致了一些病人的自恋崩溃。更重要的是，它们在主体生命轨迹中具有重要意义。它们会激发一个早期的创伤，而后者曾一直被掩盖，引发羞愧感、被抛弃感、无能感、不可医治的想法、衰退感以及不公正感，与自己的过去相呼应。这些术语说明了主体的抑郁症，或更确切地说，依恋式的长期抑郁或社会心理崩溃，伴随着躯体症状、多疑症，或如果存在伤害或迫害经历的话，还会伴随着精神病症状。

创伤后怨恨障碍[1]（post-traumatic embitterment disordre）与这类情形接近，在这些情形中，主体感到曾受不公正对待。就像个人和社会生活中大部分的偶然一样，职业上的偶然事件（参照：与工作纠缠有关的症状）在这其中起作用。主体会从中感到一种怨恨，这种感觉会一直持续，并阻碍主体克服这个经历。

临 床 案 例

G女士，54岁，离异，独居，在一个地方行政机构工作。收入低，工作乏味，但她对自己的工作还算感兴趣，尤其是因为可以与同事交流：她在一个小学食堂做清洁工作。因为团队领导当着同事的面训斥她，她就哭着辞了工作，尔后，她感到难过，沉沦于痛苦的状态中，她的医生称之为抑郁症。她变得行动迟缓，精神萎靡，经常失眠，焦虑，不愿回去工作，慢慢地不能走出家门。她接受抗抑郁症药物的治疗。她与以前的同事断绝了联系，她无法出去购物，不敢正视他人的目光。有人建议她进行社交恐惧症诊断。蔓延的、无处不在的痛苦让她在日常生活中变得瘫痪，有人就提到了纤维肌痛症。她感到乏力，害怕患癌症。她变得多疑，非常注意自己的健康，而她的健康却每况愈下。在心理痛苦上，又加上了行动不便，总之，即使她精神恢复了，身体上的不便也无法让她重新回到工作岗位。慢慢地，那些事情永远地留在她的脑海中，她被迫长时间休假，变得越来越无能。

---

[1] Linden，Baumann，Rotter，Schippan，2008。定义的几个元素：只有一个生活消极事件引发了这个问题。消极状态存在于问题事件的背景下。在情感上的表现是辛酸、苦涩、不公正感。事件中的某些记忆重新出现在主体脑海中，使其无法想其他事情。主体成功掩盖了他的感情。没有其他有关的精神障碍。

　　类似的情况医学部门经常能碰到。将包含社会心理内容的症状精神病化使得某些人声称,创伤后怨恨障碍将被列入精神疾病类型中,这是在用心理医学(药物学的)回答一个社会心理问题,省略了对企业中社会关系的思考。总之,在这里,自恋问题也是主要的。

　　有关职业困扰的大量文章突然出现。大部分的悲剧情形,最终变得一般化,事实上,它们构成了一些创伤扰乱者。根据主体的个人经历,这些创伤可以被认为是"早期的"或"晚期的"。在后一种情形中,表现为依恋式抑郁崩溃,它很难受抗抑郁药物治疗的影响;癔症式躯体功能症状,以前被称为悲观式或现在被认为是具有肌瘤部分的;性格上的对抗或伤害和迫害经历。这些症状统称为"抑郁状态"(这使它们被看作精神疾病),但最好叫自恋崩溃。这样,TDP－TDT序列形成,表现为自恋衰退,如果主体正进行澄清心理治疗,而自恋衰退并没有受到足够重视的话,症状会更加严重。如果病人不能将自己的生活同其经历联系在一起的话,药物(安定药和抗抑郁症药物,抗精神病和调节情绪的药物)只能治标,效果甚微。这就要看治疗的作用了。

临 床 案 例

　　A 先生,59 岁,阿尔及利亚人。他 18 岁到法国,当时是在 20 世纪 70 年代,他在农场工作,后来转到砌筑行业。很快,他出现了一系列工伤,但由于没有申报,没有受到重视,他无法工作。他单身,没有家人,说法语很困难,孤身一人,没有及时找到一些需要较少体力的工作。之后,他就开始领取 AAH[1],他一个人住在一间小公寓中。作为年老的移民,由于没有什么成就,对自

---

　　[1]　AAH 即成年残疾人补助(allocation aux adultes handicapés)。——编者注

己国家也没有什么留恋，他拒绝回国，开始饮酒。他的监护人曾让他去精神病医院，因为，他时常会攻击邻居，变得漫不经心，不管健康问题，因为喝酒，大脑开始出现疾病。患者拒绝治疗，因为自己所经历的伤害，到处寻求赔偿：别人偷了他的健康，他的青春……他没有权利。他把自己的衰退状况只归结为外界原因，而不将其置于自己的个人经历中。慢慢地，他出现晚期偏执妄想症，造成精神病式的过度蔑视，而最初的问题来源于社会和自恋症结。

同样地，监禁会颠覆生活，是一个晚期创伤扰乱者。除了由这类生活事件带来的不公正、暴力和羞愧之外，监狱环境也给人一种不安全感，在监狱中，主体服从于看守者和狱友的独裁。此外，在监狱中工作的精神病人也经常诉说职业上的不安全感，工作环境不协调，屈从于各种压力，存在矛盾的逻辑。在这种情况下，治疗医师应该迅速转变方向。在这些条件下，我们很自然地会认为，长时间的、持续屈服于这个特定的氛围，犯人会形成特殊的自恋情结，因此，会表现出独特的行为方式，不应该将其统归到精神疾病中。

刚塞综合征是一种心理-人际关系社会依赖症状，是对上述现象的回应。最初，这个综合征适用于犯人，渐渐地，进入一般精神学领域。这类疾病一方面表明监狱和精神科的渗透程度：越来越多的犯人表现出精神疾病；另一方面，表明精神病人的收监率：这与近年来，对精神病人的安全重视有关。成年人的人格结构通常被认为是固定的，但一些成年人表现出不真实、伪操纵、意识不清晰。这没有涉及精神病问题，也不是简单的操纵狂。监禁导致的自恋痛苦表现为无法建立一个真实的对话机制或无法分享信息，即使这不会带来任何后果。因此，预防在于通过建立规则，增强监狱环境的安全性。这是一个多么大的计划！

结　　论

日常、家庭、夫妻、职业环境、异常经历（疾病、监禁）等造成的精神创伤都可能导致人类的生活进入边缘状态，这类创伤数量庞大，形式一般化，我们可以举出几个例子，但无法全部列出。在成年或儿童时期，它们会产生不同影响。对这类现象的重视带来了预防（教育或机构）和治疗方法。儿童与成年人是一样的，一旦发现这类症状，应该对心理行为障碍的自恋方面进行治疗，不同的自恋重建方法，以个人或团体为单位，构成今后一切治疗工作的一部分，并增强了其他方法的作用，如药物治疗或法医鉴定。从这一点来说，边缘状态或许是最严重的精神障碍，借助于神经科学的发展，我们不停地追踪和发现导致抑郁症和精神分裂的生物因素。因此，边缘状态是精神学面临的主要挑战之一，它们将这个学科置于生物、心理和社会的十字路口。

第 12 章

创伤解离、早期缺失和人格障碍：理论方法

若阿娜·史密斯

心理本质上具有连接性：它所有的活动都在于连接或分开呈现、情感、记忆、身体感觉……这种连接（有时分离）活动开始于早期。临床实践使我们认为，它或许在人格障碍的产生和治疗中扮演重要角色。我们下面介绍一下它是如何起作用的。

自我调节能力的构建和
解离倾向的产生

在生命最初的几个月和几年中，一切都很顺利，借助母爱或父爱的辅助作用，婴儿学会调节早期情感经历，通过一个连接过程，慢慢将其融入心理运行中。通过不断融入，婴儿渐渐成熟，调节情感的自主性增强，这多亏一个安全的依恋关系。此外，现在很多研究都致力于确定，这种安全的依恋关系能够在何种程度上成为婴儿生命中潜在的韧性来源（重点参考：Cyrulnik，2002 和 Guedeney，2010）。

然而，有时，母爱或父爱的稳定功能会短暂或重复缺失：成年人自己心理中的情感成分过多，创伤情形，丧失或长期分离造成父母爱的暂时性或长时间缺乏等。在这种情况下，婴儿处于发展中的心理

就可能无法融入情感经历，并借助于分离过程，防止溢出。比方说，这就像关上一个房间的门一样，火灾爆发，由于无法控制，只能选择保护建筑的剩余部分不被破坏。

这类策略导致部分情感的分离（vander Hart et al. , 2006），这些情感封冻在时间中，只要外界的一个元素触动了它们的某个方面，它们就会随时被激发，并表现出最初的强度。之后，这变成了一个脆弱地带，其他创伤情景都有可能会激发它们，这一过程发生在潜意识中，因为，这些最初被分离的情感经历储存于潜在记忆中（身体上、情感上、会说话之前）。

解离和人格障碍

人格障碍在 DSM - IV 中是这样定义的：

一种持续的生活和行为模式，它明显偏离个人修养，表现在以下四个方面：

——认知领域（对自己、他人以及事件的感知和看法）；

——情感性（对情感回应的多样性、强度、不稳定性和一致性）；

——人际关系；

——冲动控制。

以上提到的、可能受人格障碍影响的四个方面也同样会受到分离情感激发的影响。实际上，一个被分离的情感部分，其激发会产生：

■ 对自己、他人和事件的感知和看法扭曲（"我是有罪的""我不知道如何自我防御""我不值得被爱""在生活中，我们最终总会被别人剥削"等），这类扭曲在主体心理经济中的地位以及主体表达这些观点的肯定程度在临床上与人格障碍的严重程度有关；

■ 出现与现实脱节的情感经历，高强度的，通常表现在情感的本质中（恐慌，因狂怒或愤怒付诸行动等）；

■ 人际关系紊乱，因为无法预见被分离的情感部分的出现以及相关认知的不合理性（"我最终总会被背叛""像我这样，不会被爱的"等），如果可能（比如儿时不断遭受虐待，家庭暴力），被分离的情感部分尤其对成年时期的依恋关系产生强烈的影响；

■ 在被分离的情感部分被激发的时候，患者感到自己受到威胁，变得非常警觉，无法控制自己的冲动，这种被威胁的感觉经常导致患者求助于一些极端行为和反抗，从而结束自己的无能感和死亡的威胁：自杀企图、酒精或毒品中毒、危险举动等——事实上，神经生物学告诉我们，在这些时刻，大脑的反应就像原始创伤情形正在发生一样。

解离的神经学基础

近来，神经生物学研究阐明了分离过程（van der Kolk，1987；Kedia et al.，2012）：由于海马体处于溢出状态，无法"消化"进来的情感，它就会将情感与心理运转的剩余部分分离。而海马体的工作就在于融入时间概念，时间不停地流逝，没有被海马体"消化"的记忆会让主体感到它一直都是"真实的"，一直正在发生，而不会放到过去。在被激化的情况下，这类记忆在大脑中会产生与这类记忆发生时相同的情感警惕反应（应激激素）。就像佩斯（Pace，2013）说的："创伤后应激状态是一种病态，它来自这样的事实：身体'认为'，创伤危险一直在逼近。"这些情感警惕反应通常被认为是不合常理的，但对患者来说，它们是真实的，患者有时会在事后批判它们。这说明，与影响言语、推理和分析的左脑相比，创伤记忆主要影响控制非语言机制、感觉和情感的右脑，在发作的时候，大脑两半球都会起作用：患者知道，他感觉到的不符合现实，但他总感觉是真的。

在被害者研究学中，这类现象很常见，出现在严重应激状态和创伤后再现状态(ESPT)中,但在我们看来,它也会出现在其他临床结构中,可能不总是以这样的形态出现。这些临床结构包括人格障碍,尤其是边缘型,以及众多焦虑障碍,如恐慌或恐怖症,尤其是广场恐怖症,或一些缓解情绪的行为策略,如付诸行动或成瘾行为,包括进食障碍。此外,萨尔莫纳把这些不同的行为统称为"解离行为"(Salmona, 2012)。

人格障碍的双重情感病因

在这些不同的临床结构中,我们认为,需要知道人格障碍由两个情感部分构成:

- 一方面,患者表现出的症状与被分离的情感部分的激活有关,情感部分的分离是由一个或几个创伤事件导致的,这类创伤事件通常是在幼儿时期造成的。布尔茹瓦在这本书中对创伤扰乱体这个概念作了说明(参看:Bourgeois, 2010)。
- 另一方面,之所以这类分离是必要的,很可能是因为早期母爱或父爱稳定功能的缺失,这与一个或几个溢出的早期情感经历或其重复有关:在生命的最初几年,父母不负责任、忽视、创伤,依恋关系丧失或父母与孩子分离。我们知道,这些不幸的早期经历是以何种程度在患有人格障碍的病人的脑海中频繁出现的。

解离与潜在记忆

因此,分离倾向主要出现在言语形成的前期,在此期间,不幸的情感经历会储存到内隐记忆里,而婴儿的依恋关系和依赖性是他情感调节能力形成的基础,这种状态大约持续到孩子 3 岁时。

内隐记忆的力量表现在身体和情感上,在被激活的情况下,记忆就会变成"真实的"。在发育的第二阶段,这种内隐记忆有时会自动转变为消极思想，在人格障碍中，这种思想很常见（关于这个主题，重点参照尤格提出的紊乱图式概念或 EMDR 的消极认知概念）。事后，这些思想仿佛想给没有意义的创伤赋予意义："我是有罪的/坏的/无能的，我不值得被爱/被尊敬，我处在危险中，我最终总会被背叛，其他人不值得信任，没有利益的爱情是不存在的……就是因为这个，悲剧才发生在我身上。"

治 疗 策 略

补充两个治疗人格障碍的策略：

■ 由于一些创伤经历，部分情感被分离，造成了患者的脆弱，应该帮助患者重新融入这些被分离的情感部分。这个融入创伤经历的工作有时可以通过传统治疗方法进行，但也可借助于一些专业技术：EMDR，生命周期整合，TCC，催眠术，或以团体为单位设置谈话机制。

■ 帮助患者形成更好的情感自我调节能力，从而增加自我的一致性，在面对困难的情感情况时，减少自我解离。这意味着能够修复早期缺失，建立依恋能力。

生命周期整合是一种主要围绕这两方面进行的治疗。治疗效果非常显著，尤其是对那些解离严重、很难接受其他治疗方法的患者来说。因此，在这本书中谈论治疗的部分，我们详细阐释了这种方法是如何运行的，通过对一个患有严重边缘型人格障碍的女病人进行治疗来加以说明。

结 论

针对边缘状态，我们的研究应该转到回忆治疗上，并从两方面寻找其原因：

■ 由于情感自我调节困难,造成解离倾向,并与紊乱的依恋关系建立联系,最终导致早期缺乏。这表明,首先,要对病人的解离行为进行评估。

■ 在童年和/或更晚的时期突然出现的创伤扰乱者,由于解离作用,患者很难一下子想到之前的创伤经历或患者很可能将它们最小化。

在我们看来,这两个基本影响因素,会彻底改变治疗的两个主要方面:

■ 诊断方法：识别解离部分以及 ESPT 症状的存在,后者刚开始可能被认为是一些"简单的"焦虑抑郁障碍或人格障碍的构成部分,但如果它们没有被识别出来,其顽固性和破坏性将在很大程度上使治疗变得复杂化；

■ 治疗方法：尽可能地进行专业化治疗,围绕早期缺失进行治疗,在识别解离的过程中,考虑风险因素,对它们提高警惕。

生命周期整合这个治疗方法非常符合这些要求,这就是为什么我们将要在这本书有关治疗的部分对它进行更加详细的阐释。

第三部分　演　变

第 13 章

精神病学、心理学和犯罪心理学鉴定

罗兰·库唐索

　　阅读所作出的判断可以发现，精神病学或心理学的结果鉴定非常不一致。多数情况下，它们针对那些具有障碍的人格，即每个心理学专家描述这些人格障碍的方式都不同，但有时也具有吻合处。

　　尽管如此，我们仍然试图提出一个探索方法。

多 方 位 视 角

　　对一个犯人的评估应该回答三个问题：在不考虑他所犯的错误的情况下，这个人是谁？他的行为是不是让我们了解到，纯粹的结构分析无法揭示全部？最后，为什么他会在这个特定领域内（触犯习俗规定、危害人身安全、危害财产安全）实施违法行为？

　　第一轴：人格方面是最基本的。它涉及三方面：精神病学、心理学、精神疾病学。

　　第二轴：收集主体围绕其行为进行的陈词，包括行为前、中、后。有关行为前的陈词往往是让人失望的；而有关行为中的陈词则包含几个相关点；有关行为后的陈词是最有意义的。

　　第三轴：寻找特定主题，行为类型的根据：如果触犯习俗规定，可能涉及情感性生活，比如，夫妻家庭暴力可能是因为嫉妒或客体的丧失。

鉴定及其演变

这三根轴表现出鉴定（精神病学或心理学）向犯罪领域演变。这种演变根据专家的不同，具有异质性。

我们对 20 世纪 80 年代至今的精神病学和心理学鉴定内容进行了观察，发现，这些精神病学鉴定具有概括性，围绕特定精神疾病存在与否进行。

同样，心理学鉴定围绕与精神疾病无法分割的人格分析进行。精神病学家关系精神疾病，心理学家则关心人格问题。

临床医师（精神病医师或心理医师）主要从事自己的工作，但也在学院从事教学工作。许多专家希望集中在这条清晰的轴线上；使任何精神病学或心理学家能够胜任这些鉴定的专家式的做法，就是我们所说的传统定位。在鉴定中，慢慢地出现一种更接近于犯罪学的方法，探索围绕行为及其目的（猜测式的）进行。

从此，为了更倾向于心理犯罪学，鉴定围绕三根轴进行：第一是人格方面，与行为无法，第二是分析行为，收集行为前、中、后的心理情感元素，第三是寻找特定主题（即一些特定的生存问题，它们可以解释，是在一个特定领域内，某些人实施了违法行为：危害财产安全，危害人身安全，触犯习俗法规，在每一个方面，又衍生出一些特定的违法行为）。

一根传统轴线

为了让陈述更加清楚，我们将选取一个患有人格障碍、曾实施过性侵的人作为描述对象。

精神病学方面

首先，取消在事件发生时能够导致意识域障碍的精神障碍。

为了取消判定（第 122 - 1 款，第 1 段），精神病学检查试图寻找：

■　严重的精神病性障碍（妄想症，纯粹非典型抑郁状态，伴随着解离和不协调）；

■　成人心境障碍（伴随妄想元素的重性抑郁状态或躁狂状态）；

■　神志不清，破坏意识域；

■　妄想并发症，嗜酒或吸毒；

■　认知中度或严重缺乏；

■　精神衰退或衰老。

同样地，为了修改判定（第 122 - 1 款，第 2 段），精神病学检查寻找以下症状：

1. 精神病性障碍（在严重发作之外）；

2. 一些传统的焦虑抑郁发作；

3. 严重虚弱；

4. 在精神衰退的初期，出现衰老表现。

通常，检查排除精神错乱和任何列于精神疾病分类中的类型。

然而，我们将强调与一些精神障碍有关的人格障碍特点。在历史上，隐匿性精神分裂症（精神疾病的一个方面与精神分裂症的结合）就已经被描述过。然而，问题出现在精神分裂症与人格障碍（偏执性格的调整，错乱特点，精神病基调）的结合上，这类患者是否应该承担刑事责任（取消或改变有关这方面的规定），有时专家对此产生不同看法。

如果所有精神疾病都被取消，我们就只剩下人格障碍了。

最经常出现的诊断类型有：临界或边缘状态、精神病态、偏执性格、错乱症。然而，这些不同人格组织的发病原或多或少各具特点，这些人格结构也可能会共存（参照这本书中对每个人格结构的系统研究）。

心理方面

我们将研究个人经历（父母形象，最初形成的人际关系，学业，青少年时期以及青春期导致的身体变化，最初的性冲动，为国家服务，职业生活，情感及性生活，犯罪前科）。

心理评估也为了探究病因（焦虑；神经症特点；心理顽固、偏执；身体冲动，破坏物体或言语冲动；易激惹；心境恶劣）。我们重点研究神经症特点、心理刻板和心境恶劣；这些元素通常也是犯罪型人格的表现。

从生存角度讲，心理评估为了探究一些重要感情经历（挫败、内在压力、抑郁经历、人际关系冲突）。我们还将探索一些憎恶情感（狂怒、仇恨、报复）；以及所有围绕性亢奋产生的心理情感元素。

最后，进行一些投射测试（其中有 TAT，罗夏墨迹），对这一评估作补充。

精神疾病方面

针对偏执问题，需研究患者过度解释他人行为和经历的倾向；参照每个人的情况，对投射或认知扭曲加以说明。

同样，针对错乱问题（我们更喜欢将其称为狂妄自大症），我们对三个方面的自我中心主义进行研究：主体试图支配-否认他人，分析患者建立的一些人际关系。

为了更接近犯罪领域，还应指出某些折磨他人的操作方式（暴力、威胁、纠缠、操纵）。

最后，对儿时的虐待经历进行系统研究；但不应将这个因素看作首要的。

心理犯罪学方法

我们将涉及两个主要方面：收集有关犯罪行为的数据，分析主体事后的陈词。

探究犯罪行为

针对犯罪行为，我们提出一个探究方法。

首先，我们要求主体概括出在他看来，其问题所在。然后，我们对空间和时间进行探索：这是什么时候发生的？在哪里发生的？而后，寻找一个可能的外在原因作为补充：酒精、毒品。

同时，主体是否会出现与这个外在原因有关的记忆模糊？

检查是为了寻求事发时特定的临床状态：很可能是严重的妄想状态或可能的抑郁状态。

这些元素确定之后，我们要求主体对自己的行为进行陈述，为了精确他的描述，对其提出一些辅助问题，并鼓励他阐述自己的心理和情感。

要求主体陈述他对原告陈词的理解，同时主体也是在对自己的行为事实进行陈述。

如果主体的主观心理情感元素与事实有关系，就收集这些元素。

有没有理由对照主体与档案？

一些专家只收集主体自发的陈词。其他专家会参照原告的陈词，关注主体与他人的关系。另外一些则会将主体与档案对照，档案中的元素似乎与主体的陈词矛盾。不同的做法，表明了很难由简单的话语收集转到将其与主体行为对质。

不考虑证词的可信度，当临床医师参照原告的陈词时，这些不同的陈述可以挑明思路、提出问题，并且能够带出主体的其他问题。

同样地,陈述的演变或不同可以帮助理解隐藏的心理情感事实。通常是那些最残酷的现实,最暴力、混乱的场景最难说明。

事后陈词

与行为前的事实和对行为实施过程的回忆相比,在我们看来,事后陈词是最能揭露事实真相的。

可以模糊地提出五个问题:是否承认事实,承认其行为是被迫的或承担某个责任;行为背后的情感;是否能够理解原告的心理回应;与法律的关系。

我们之所以选择这些问题,是因为,一方面,这是一些最简单的问题,我们可以向那个被别人质疑的人提出;另一方面,这组问题是为了探究人际关系中的心理疾病问题。

最基本问题:您承认事实吗? 您有责任吗? 您对自己的行为有什么感想? 对他人会造成心理后果吗? 您处在对您进行质询的法律的什么位置?

我们认为,事实可以证明其作用。

我们将依次说明这五个方面。

与事实的关系

我们可以分出六个立场:

- 完全承认:主体与原告的陈词一样;
- 部分承认:主体承认某些事实,但否认另外一些;
- 间接承认:主体说自己记不起来了,但肯定原告的证词("我记不起来了,但既然他说了,那就是对的");
- 一般否认:主体只是否认,不做论证;
- 坚决否认,声称别人图谋陷害自己:主体否认,说指控他的人迫害他,有时,认为他人有目的地迫害他,从而表现出,他将以诽谤罪对原告提出诉讼;

■ 挑衅式的否认：主体否认，并对原告提出挑衅，有时带有游戏性质。

只有前三种立场能立即接受心理医疗跟踪，另外三种需要接受纵向评估，有时会改变主体的立场。

然而，针对那些作出否认的主体（有意识地、有策略地或果断否认），可以在心理医疗和心理犯罪学的框架之下，建立以团体为单位的谈话机制。

与自己责任的关系

同样地，我们可以将所有立场放在从完全承认到否认这个梯度上：

■ 完全承认：主体承认全部责任；

■ 部分承认：主体承认一部分责任，但说自己是被另一个人唆使或说自己由于一个临床或生理症状无法控制冲动；

■ 否认责任：主体描述自己是受害者，受别人的支配或影响，他自己没有实施任何举动。

行为的超我经历

当主体承认自己的行为时，他们会有不同的表现：

■ 表情冷漠：主体面无表情。他像丢了魂一样。但面对他的家庭成员时，他会低下头去（表现出羞耻感，但没有承认或没有向自己承认）。

■ 一种无形中的不适：面对一些针对其行为提出的问题，主体无法带着感情回答。他只会说"这不好"或"这很严重"，不会表现出羞耻感或负罪感。一些主体情感缺失，很难表达感情。

■ 羞耻感：通常，我们认为，患有人格障碍的犯人不会感到焦虑或有罪，但与之相反，大部分人会表现出羞耻感，但羞耻感意味着要有别人的目光，无论是真实的或是想象的，别人的目光或质询后社会的目光揭露出羞耻感，因此，我们区分出社会羞耻感，面对亲人的目光产生的羞耻感以及面对自己产生的羞耻感，但羞耻感可在治疗中起作用，它不等同于负罪感。

■ 负罪感：少数患有人格障碍的主体会表现出负罪感，他们的症状结构近似不成熟神经症。主体的负罪感有时会表现在其行为被揭露之后，而此前，他们的负罪感一般都不表现出来。对应地，这表明，神经症很少会导致行为的发生，它被置于这一框架之下。

是否理解受害者（原告）的心理反应

立场从完全承认（能够描述创伤后病症元素）到否认（主体拒绝看受害者），其间包括将受害者遭受的痛苦最小化或一般化。

与法律的关系

面对法律的质询，我们可以描述四种立场：

■ 感情上承认法律：主体很明确法律的地位，会带有感情地发出颤音，表达自己违反了法律这个事实；

■ 对法律部分承认：主体会提到法律，但将其看作一项顺其自然的规则，面无表情，会说"当我们违反了规则，我们就要付出代价"或"法官在履行自己的职责"等类似的话语；

■ 将法律一般化：主体将自己违法行为的严重性相对化，有时，会谴责其他在他看来更严重的违法行为；

■ 带着挑衅姿态，否认法律：主体表现出自己对法律的蔑视，有时，为了强调自己的话语，他会挥舞手臂，表现自己的荣耀。

总结主体面对这五个方面的立场，我们发现，主体在面对这些违法事实时，表现出各自的特点，包括"不成熟神经症""不成熟自我中心主义"或"不成熟错乱症"。

这三类特点引起了不同反应，建议分别采取不同的治疗方法。具体来说，不成熟神经症可以采用传统的治疗方法（对主体提出要求）；不成熟自我中心主义可以采取团体治疗方案；针对不成熟错乱症，首先要进行纵向评估，试图对主体的立场做一些轻微的改变，最终，使主体能够接受治疗。

特 定 主 题

　　本章已经对人格做了描述；对主体的陈词也作了分析。剩下的就是触犯法律的类型了。主体在生存的哪一个领域脆弱、敏感？就是在这个领域中，主体作出了违法行为。

　　针对性侵者，要全面研究其情感性生活：从社会心理层面来说，主体是否经历过同居生活，他是否建立过持续时间较长的性关系，他是否在引诱过程中受抑制。在性心理层面，我们将研究主体的性幻想。

　　为了让主体畅所欲言，主要在于无禁忌、无偏见地谈论其性生活，要感同身受。对临床医师来说，技巧就在于创造这样的氛围。现实地、充满人性地谈论性，既不要脱离平淡，也不要苛责主体。

　　评估对未成年人实施的性侵，关键在于分析主体的对象选择问题，即主体对未成年人的性依恋是主要还是次要原因。

　　同样地，对夫妻间暴力的评估要将注意力集中到一些情感生活问题上：嫉妒和占有欲，害怕失去，意见不一致，对夫妻生活的设想（其中有合并、占有、支配与被支配、绝对自由主义、平均主义）。

　　对施虐父母的评估，我们主要关心以下几点：认为自己是一个坏父亲或坏母亲；感觉孩子不爱自己了；曾被抛弃；儿时，曾被同伴欺负过（暴力行为）。

　　每个触犯类型都涉及施暴主体的个人想象。我们应该将注意力集中到一些特定主题上，从而找出主体存在的缺陷。

　　在这个围绕鉴定进行的讨论中，我们可以作出以下总结：

1. 传统的精神病学鉴定寻找一个可以在分类中找到的精神疾病，在特殊情况下，它可以鉴定主体是否应负刑事责任。
2. 传统的心理学鉴定描述人格，有时会包含投射测试。
3. 最后，心理犯罪学鉴定，由精神或心理学家进行这类鉴定，它主要分析主体行为及其与主体人格的关系，对行为的分析通常会带来一些有助于理解的补充元素，但其方法不一。为了说明我们对这类鉴定的重视，我们提出了一个鉴定方法，包括三个方面：描述人格，分析行为，寻找特定主题。

第 14 章

人格障碍、精神病刑法鉴定和辨别力异常

西里尔·芒扎内拉,马加利·泰拉尔-迪拉,塞农·让-路易

1994 年《法国刑法典》第 122-1 条第一段对精神病人的刑事责任进行了更改。数年来,人们对它的宣判及其结果产生了一些质疑。之所以作出变更,最初是为了细化刑法对这两个方面的规定:精神疾病患者,不负法律责任,需要治疗;罪犯,负法律责任,需要惩罚。这次变更主张将精神病学和刑法结合起来,从而更好地解决这个棘手问题:精神疾病犯人的刑事处理问题,同时,在一定程度上,抑制精神病患者的收监率。

责任条款的变更调整了精神病学专家对责任问题的回答,同时,它超越了传统的精神疾病领域,将人格障碍和那些不确定的、存在争议的精神缺陷也包括在内。

近十年,法国刑法的变更以经济意识为基础,本着社会防控和零容忍的原则。这导致了模糊的情况:一方面,精神疾病趋司法化;另一方面,犯人易被精神病化。

在这一思潮的影响下,第 122-1 条款第二段出现了新的模糊点:是否对那些最危险犯人,即患有精神障碍的惯犯,加重惩罚。

就是这个框架涉及患有人格障碍的犯人。

责 任 评 估

人格障碍和刑法中的责任概念

责任在于,犯人对自己的违法行为负责,并在定罪后接受法庭作出的宣判。所以,责任不是一个违法元素,它只是司法结果。

责任概念与可归罪性和有罪这两个概念相互依赖。根据法国法律,可归罪性基于两个方面:精神上和物质上。物质上的可归罪性在于主体与其行为的客观联系,而精神上的可归罪性依据每个主体的特点:他们是否想触犯法律[1]以及他们对自己行为的理解。

历史上,法国刑法上的无责任概念出现在 1810 年《拿破仑法典》第 64 条中。这表明,它与旧制度彻底决裂,摆脱责任由神意判定的谬论,将刑事责任问题归到科学领域。

最终,刑事责任问题依托于科学的进步,这也是非常必要的。这个问题的复杂性使法官将评估权交给有能力的专家,然而,法官并未丧失自己的最终宣判权。

1905 年,肖米耶(Chaumié)公告说明了科学评估和法律责任检验之间的紧密关系,并在有责任和无责任之间,引入了一个中间状态,它是现在缓刑的源头。

1994 年,新《法国刑法典》第 122 - 1 条,继承了法律评估与科学结合的精神,用两段文字对刑事责任作了双重规定。[2]

---

[1]《法国刑法典》(CP)第 121 - 3 条,"任何犯罪都具有目的性",此外,此条款对例外情况也作了说明。

[2] CP 第 122 - 1 条规定:在实施行为的过程中,患有某个精神或神经心理障碍的主体,失去了辨别或控制自己行为的能力,他们不负有刑事责任。

在实施行为的过程中,患有某个精神或神经心理障碍的主体,其辨别能力异常或其控制行为的能力受阻碍,他们是可以惩罚的;但法院在对其定罪时,会考虑这类因素。

在这一条款中,对精神病人刑事责任的评估需要依据两个条件:障碍必须存在于"行为实施的过程中",而且是"精神或神经心理"方面的,即病情具有一定的严重性,得到医学承认。第三个条件,障碍的不可预见性,一些判决会考虑这一点,但这个假设尚处于讨论中。

专家必须严格参照障碍存在于"行为实施的过程中"这一条件,此条件隐含两个方面:

- 从时间上来讲,疾病必须在行为发生的时候存在,主体才不负有刑事责任;
- 从原因上来讲,疾病是某个与违法行为(已发生的或设想的)直接有关的精神障碍;反之,主体应负刑事责任。

因此,这些障碍必须足够"严重",这就意味着,患有精神障碍的人,还是有可能要承担刑事责任的。这个细微的差别为精神病学专家的鉴定提出了新的困难,在"行为实施的过程中",犯人精神障碍的严重程度是否足够符合第 122-1 条的规定。

这个问题在那些之前被称为半疯或精神不正常主体的身上尤其突出,他们"由于持续存在的心理障碍或精神缺陷,控制官能紊乱,而无法判断其行为是否具备犯罪性质或无法依据这一判断做出决定[1]"。

DSM-Ⅳ在其修订版本中,对人格障碍定义如下:"行为和经历的一种持续模式,明显偏离个人的正常文化修养。"

世界卫生组织对疾病的国际分类作了第 10 次修订(CIM-10),并对人格障碍作出以下定义:"深深扎根于主体、并在其身上持续存在的行为模式,表现在对不同的个人和社会形势的固定反应上,他们在感知、思想、感觉,尤其是人际关系上表现出与正常人的明显不同。"

这两个定义,除了阐明人格障碍的特点之外,还向我们展示了它

---

[1] 这一界定是在 1954 年 6 月里尔社会防御日期间提出的。

们在定义人格障碍时所用到的术语。事实上，无论是行为偏离还是感知、思想、感觉或人际关系偏离，偏离看起来是人格障碍固有的特点。

《拉鲁斯词典》对偏离的定义是"偏离正常的特性"，具体指"个人或团体反对、违反并偏离规则和准则的立场"。因此，偏离涉及集体的准则和规则。一般来说，有两种偏离行为：犯罪，当准则依托的是法律时；边缘性，当准则是社会或宗教方面的，不会造成法律的惩罚，但会受到他人的谴责。

因此，偏离就使我们想到社会学上的"混乱"概念（Aillet，2000），犯罪学用其表示违反法律准则的行为。这样说来，人格障碍指对一些态度和行为消极对待，而这些态度和行为在某个特定时期被某个特定社会中的"集体意识[1]"所接受。在对人格的定义中，米利翁（Million，1981）将其定义为一个人与其周围环境以及自己相互作用的习惯方式。这种行为方式是认知、冲动和情感成分相互融合的结果（Féline，2002）。这些不同成分的配置是稳定的、独一无二的，构成人格特点，包括主体的人际关系，以及在周围环境中，他对世界和自己的感知。

因此，人格及其人格障碍可以理解为主体存在于世界的一种方式，与其他人和自己的关系。人格障碍的特点为，一种僵硬的人际关系和社会心理方式，面对改变缺乏适应策略。然而，不是任何偏离行为都来自人格障碍，事实上，DSM-Ⅳ-TR 和 CIM-10 强调人格障碍在时间上的持续性。

美国精神病学会即将出版的 DSM-Ⅴ 肯定了人格障碍主体的适应困难及其在时间上的稳定性，此外，还提出了每个人格障碍的严重性不同。

---

[1] 根据涂尔干的观点，集体意识指被某个社会的大多数成员接受的信仰和感情，它是社会准则和一致性的来源。

人格障碍和犯罪行为：对人格的测量

近年来，数项研究在统计上确定了某些人格障碍与暴力行为之间的关系。反过来说，这句话强调，患有人格障碍的主体更有可能产生暴力行为、与法庭对质，这要求专家在对主体行为进行鉴定的同时，更应注意控制主体的行为。

心理动力解读

如果暴力行为能够揭示某个人格障碍，那么，它是否可以成为人格障碍的指标？

犯罪行为不是均质的，它不对应某个特定的人格障碍。同样地，用一个特定的精神疾病问题去定义犯罪行为是不够的。实际上，犯罪行为揭露了一个独特的心理动力以及一种特定的心理运行方式，这使此类行为具有主观性。因此，罪犯具有不同的人格特点，他们的行为与其说是一个结果，不如说是一个过程。

米约（Millaud，2009）作出这样一个假设：一般来说，犯罪行为是"为了减少焦虑压力"，主体面临着生与死的考验。这样，犯罪行为可以缩短心智化过程，节约对主体来说十分耗费心力的心理构造过程。沙瑟盖-斯米尔格尔（Chasseguet-Smirgel，1987）和塔尔蒂夫（Tardif，1998）用"心境失读"解释犯罪行为，主体无法用言语表达自我，无法区分情感和身体感觉。因此，罪犯的人格障碍表现在心理构造的缺乏上。

那些涉及思想偏离的人格障碍有反社会型、自恋型、边缘型、偏执型……

这些人格障碍的共同症状是自恋痛苦和自我身份紊乱。主体与自我及他人的关系涉及主体对自我的理解、对自我及他人的感知。

主体越是依赖他人,越有可能产生对他人的控制行为。情感依赖影响主体对人际关系的认知感知及他在其周围环境中的自我呈现。从人际关系方面来说,主体总是需要一个可依托的客体,这可使其或多或少地适应环境。

因此,犯罪行为中涉及的人格障碍的主轴线在于主体与他人及自己的关系,主体始终受到自恋情结的影响。自恋情结和主体与他人及自己的关系都说明了心理构造的缺乏,这可以让我们很好地思考比昂(Bion)的观点。

DSM - IV - TR 和 CIM - 10 特别提到,偏离不止涉及主体的行为,还包括主体的认知,比如思想、对自己和他人的感知。认知参照主体的思考能力(Roussillon, 2008),在于主体思考自己思想的能力,换句话说,就是主体自我反省、心理构造和辨别的能力。因此,人格障碍导致主体辨别能力异常。这一点应该考虑到,但人格障碍的复杂性在于它们的异质性。主体的辨别能力并没有完全改变,他可以区分红色和绿色,但很难辨别爱和性的界限。

最后,人格障碍主体缺乏心理构造,冲动行为可以缩短主体的辨别过程,如果说诉诸行为是人格障碍主体最好的表达方式的话,那么,根据主体的心理结构,诉诸行为可以具有不同的方面和意义。因此,巴利耶(Balier, 1996)所说的求助于行为与诉诸行为不同,前者是一种防御丧失和崩溃焦虑的方式。

因此,人格障碍导致的辨别力异常不具有统一性,《法国刑法典》第122 - 1条第二段提到,在实施行为过程中出现的辨别力异常,在具体的行为过程中具有细微的差别。

神经科学视角下的解读

不论在法国还是其他地方,有关神经科学在患有严重精神障碍,尤其是患有行为控制障碍的罪犯的法律责任鉴定中的贡献及其地位的争论相当激烈(Stoléru，2012)。

在加拿大，一些法官质疑道："一个人能够区分一个行为的好与坏，但无法控制行为，这从经验上说是真的吗？法律有关责任方面的规定能否处理有关问题？"(Penney，2012)。

在对有关神经科学文献进行部分回顾后，这些问题获得了肯定回答，尤其是对第二个问题，应根据形势判断主体对其行为的不可控性。

在某些人格障碍和法律责任之间的关系方面，神经科学能够带给我们什么？

患有人格障碍的主体，其神经递质紊乱，这一点不是最近才发现的，克隆尼格(Cloninger，1987)早已提出了这个针对人格及其变种的方法。他透过多巴胺系统、5-羟色胺系统和去甲肾上腺素系统发现了行为激活和抑制系统。

利贝的研究成果也发表于20世纪80年代，它引发了对自由裁判的新思考。这些研究发现，从一个意图的出现，到意识到主体和行为，意图到行为意识只相差200毫秒(Libet，1985)。利贝得出结论：个人在这200毫秒中作出的决定只会顺应或减缓大脑的运转过程。最终，主体只能控制和阻止被诱发的神经元的运转(Piétrini，2009)。第一个问题是：如果暴力行为的抑制结构出现异常，尤其是当涉及一些被证实的人格障碍时，那么，这会对可归罪性和法律责任造成怎样的后果？第二个问题：通过何种方式能够客观地、准确地对这一运行进行评估，使其能够得到司法机构的认可？

接下来，神经科学不同领域的研究基于一定数量的样本，证实：那些患有人格障碍，尤其是B类人格障碍的主体在不同领域存在特定的异常：

■ **神经心理：**冲动性及其不同方面(Baïs，2012)：共情、情感控制、决策⋯⋯

- **神经生物**：某些神经递质能够调节冲动性和攻击性，如5-羟色胺（Asberg，1976）、儿茶酚胺（De Almeira，2005）或一氧化氮（Mouchabac，2009）；

- **神经解剖**：具有反社会行为的人，其前额皮质出现功能和解剖方面的变化（Yang，2009）；

- **基因、遗传**：罪犯脱离基因的影响后，向着遗传和"有利"环境之间的相互作用模式发展（Garcia，2010）。

整个研究说明，一个或几个前面所说的构成部分与环境共同起作用（2002年，世界卫生组织发表的生态模型）。

北美的研究建议将神经科学应用于司法目的。受这一影响，2011年7月7日，法国法律在关于生物伦理的第45条中，允许使用神经科学，尤其是脑电图，包括脑解剖和脑功能成像，进行司法鉴定。

然而，很多英国学者对盲目使用神经影像的做法提出了警告，并提醒，必须考虑到主体的社会环境、历史和当前背景（Husted，2008）。

最近，策略分析中心（Oullier，2012）发表了一项报告，其中强调，尝试使用脑功能图来评估刑事责任问题，以暂缓或补充精神病学分析，因为，后者"通常受到争议，甚至被质疑"。考虑到这个方法在当前存在的局限，这项报告的作者们在结论中建议道："当前，考虑到脑功能图在司法鉴定中的可靠性缺少科学依据，这项技术无法提供可参照的证据。"

人格障碍和第122-1条第二段的规定

当前，在法国，无法获得辨别异常和行为控制判定一致的、客观的数据，也没有有关犯人精神病特征和刑事判定的数据。

　　然而,从研究中,可以看到第一个趋势,精神障碍在监狱中很常见。第二个方面涉及精神病学专家的研究成果,他们的鉴定结论可以证实辨别异常和行为控制方面的问题。

　　接近这些人群的方式之一是研究监狱中精神障碍发病率。另一种并不太常见的方式是通过精神病学鉴定报告,证实第 122 - 1 条第二段中所说的辨别异常。

从监狱中精神障碍发病率研究中得出流行病学方面的数据

　　每年,司法统计年鉴中的数据都无法指出那些受益于第 122 - 1 条规定的减轻刑事责任的犯人。事实上,司法将他们列入一切负有责任的犯人,因此,针对他们,没有制定任何特定机制或措施。针对这类人群的研究只是那些关于精神障碍尤其是人格障碍监狱发病率研究的推论。

　　国际和法国国内的数项研究都试图解答犯人的精神疾病问题。在犯人身上发现的人格障碍中,符合 DSM - Ⅳ - TR 所说的 B 类人格障碍的占绝大多数,尤其是具有精神病性和反社会特征的边缘型人格。最近,马丁·德巴罗斯(Martins de Barros, 2008)做的一项研究证实了反社会型人格、边缘型人格与犯罪和暴力的关系,并强调犯罪类型的不同。依据研究,患有这类人格障碍的犯人占犯人总数的 15％～60％。

　　2002 年,法策尔(Fazel)和达内(Danesh)对 1980 至 1990 年之间发表的数据进行了分析,发现监狱中存在两个主要人格障碍:反社会型和边缘型人格障碍,占所有研究的 47％。

　　2004 年,法国对地区心理医疗部门追踪的病人进行了研究(Prieto, 2004),人格障碍的比例为 34％。

　　2010 年,一项法国研究显示(Nioche, 2010),患有精神病性人格的犯人占犯人总数的 23.6％。

很大一部分犯人患有人格障碍，与此同时，伴随一定数量的有关行动方面的难题。之前的一项研究显示，在患有人格障碍的犯人中，80％的人曾有自杀企图或自残行为，超过60％的人曾因严重犯罪遭到拘留。

专家眼中的人格障碍和第122-1条第二段

一项针对100个有关辨别异常和行为控制问题鉴定的研究正在进行，这些鉴定是10年间由千位专家作出的。

前期结果显示，60％的犯人患有人格障碍。

在这些人格障碍中，主要有边缘型人格或情感不稳定型人格，而反社会型或扰乱社会型人格很少见（低于8％）。与后者相同比例的人格还有：偏执型、精神分裂型、自恋型，这与监狱中人格障碍发病率方面的研究结果几乎无差别。

人格障碍与另一项诊断相关的情况占95％，与酗酒相关的情况占50％。

对所有专家来说，对辨别异常和行为控制问题的证明在于指出人格障碍与犯罪行为的一致性。

然而，尽管存在辨别力缺失方面的问题，"缺乏严重精神障碍"这个标准也会使其失效。最后，成瘾行为很少被作为造成辨别力异常或缺失的因素（大约占6％）。

结　　论

通过推论，有关减轻刑事责任的猜测会使受益于第122-1条第二段规定的犯人具有双重危险：危险的病人和危险的个人。

行为与相关人格障碍的结合，使得对主体在行为实施过程中辨别力的评估变得复杂。然而，对犯罪行为在心理动力和心理犯罪学方面的解读以及神经科学方面的有关成果及其吸引力,为今后有关对犯人辨别力和行为控制力的评估的讨论提供了有利元素。但神经科学在司法领域的具体应用目前尚处于讨论、不确定阶段,应该谨慎对待。

第15章

目前的心理学和精神病学鉴定能否坚持到最后？

阿兰·佩南

　　精神病学和心理学专家的鉴定成果对法庭和刑法审判是必需的。媒体在诉讼前、诉讼期间和诉讼后也大量使用这些成果。然而，这些鉴定成果通常被贬低，甚至遭到诋毁，在最好的情况下，也只有部分被使用，就像最近一些影响很大的诉讼案件中的那样。

　　专家是拥有技术的人，他从事评估、分析工作，必须有很高的职业水平，语言精准，知道普及化和粗俗之间的界限，但在任何情况下，都能够自我信服，注意自己的理论和临床导向，以免给法庭审理造成错误或偏差。

　　当涉及预言犯罪的危险性时，心理学和精神病学专家就无法足够胜任了，因为这超出了他们原有的能力，他们无法进行多角度的分析与评估，他们也不具备精准的分析方法，无法将犯人的生平经历和人格等所有元素考虑在内。

　　在心理鉴定和《法国刑事诉讼法》中有关司法心理学的贡献的新专栏正式出现之前，历史说明，心理专家在过去地位模糊，工作不舒适，甚至，他们暗地从事或是非法从事此类工作。

　　实际上，在20世纪60年代，《法国刑事诉讼法》不允许心理学家单独见犯人，不允许他在重罪法庭上作证明。精神病学家被准许，他们努力使自己的鉴定成果有效，并得到承认。

直到 1993 年 1 月 4 日，第 93－2 号法才对第 81 条第八段作了修改："预审法官可以允许医检、心理检查或任何有用的措施。"法典强调：

> "心理检查委托给一个心理学专家。这类检查在于提取被检查人的人格特点（情感、感情等），确定他的智力水平、手的灵活性、注意力，从而为预审和案件审判提供一些有用的数据。"

法典的规定与实践和习惯是矛盾的，"只有在可能存在精神障碍的情况下，法官才会准许医检或心理检查或社会调查。检查委托给一些精神病学专业医师，它的目的在于确定，人格上的紊乱是否属于所认同的精神疾病。此外，检查还可以对犯人行为今后的变化作出预测，并提出治疗建议"。

在实际操作中，精神病学鉴定被一下子用到诉讼程序的所有阶段：

- ■　自拘留调查起，它就存在了，作一些通常存在争论的评估；
- ■　它继续在预审时出现；
- ■　它在审判的时候被使用，尤其是当辩论期间专家出庭时；
- ■　最后，在审判之后，应审判长的要求，使用精神病学鉴定。

心理学鉴定，可以在以上的每个阶段被要求，在最好的情况下，即当它成为矛盾或争论的焦点时，会被两次使用，在这种情况下，精神病学和心理学专家的分析部分或完全不同，这实际上使他们鉴定的有效性完全丧失。

法官对精神病学和心理学专家提出的问题表面上看起来不同，但经验表明，这其中存在部分重叠、双重使用或更糟糕的，在庭审、刑事诉讼时，出现相互矛盾的情况，根据专家的出庭顺序，这些矛盾点非常明显。从这一点来说，澄清或修改对每个专家提出的问题迫在眉睫。

精神病学鉴定提出的问题通常涉及"精神障碍在主体身上的存

在以及它们与犯罪行为的关系"：

- ■ 由于诊断出的精神障碍，主体的辨别力缺失或异常；
- ■ 危险状态，可接受治疗和某个刑罚，重新适应社会的能力；
- ■ 关于性侵方面，进行强制治疗的必要性；
- ■ 主体可能需进行精神治疗。

心理学鉴定提出的问题通常涉及对主体复杂人格的全面描述，包括"智力水平、情感与社交，并鉴定它们可能的病态方面"，和这种人格的形成条件，包括环境、教育理念和主体的个人履历，一般来说，第二个问题的目的在于"找出可能影响人格发展的个人、家庭和社会因素"。

这样，专家就会根据可能存在的病态元素和犯罪事实对主体的状况进行评估。

专家对主体的人格特点和特性、人格形成条件以及"主体实施行为的智力和情感动机"进行分析。

透过这两组问题，我们可以看到，必须弄清楚或明确精神障碍与"病态构成部分"或"人格中可能的病态方面"之间的区别。

实际上，如果在行为实施过程中，主体存在由精神障碍导致的辨别力缺乏或异常，即主体受益于《法国刑法典》第 122－1 条的规定，精神病学家的任务就结束了，除非他需要在预审时阐述自己的结论，但这种做法出现的时间很短。

如果不符合以上规定，精神病学家应该在刑事诉讼时描述当事人的人格，提出可能的障碍，并邀请心理学家陈词，如果后者出现的话。

事实上，精神病学家提出的有关"精神障碍"的问题与心理学家提出的有关人格中"可能的病态构成部分"的问题非常接近，与"犯罪过程中的精神异常"问题完全重叠，而后一个问题是心理学家任务中必不可少的一部分。

此外，精神病学家对"危险状态"的评估很明显与心理学家有关当事人"重新适应社会或为达成这一目标采取的相关手段"的问题相互重叠。

人格的病态结构

无论用什么样的理论模型定义人格，我们能够在其定义上达成一致："与环境相互作用的主体，其智力、情感、行为、生理以及形态等各方面构成的动态组织。"

每个人都知道，人格是慢慢形成的，直到青春期，遗传因素首先与家庭、学校以及之后的社会环境相互作用。人格不断成熟，由一个个成长阶段或形成体构成，它可以最终固着或退行。

因此，我们可以将人格看作行为和适应世界的首要方式。这种方式构成了我们所说的人格特点或性格特点。这些有组织的特点是稳定的、可预见的。因此，我们所说的"正常"人格应该包含一些稳定的特点，但它不是完全固定的，某些方面在成年时期也会发生改变。

所以，病态人格可以定义为：不断重复的、与心理结构一致但不适应世界的行为，尽管这类行为给主体及其周围的人都造成痛苦。

痛苦的概念看起来是首要的，病态主体与世界和环境之间保持着冲突关系，他们无法适应世界和环境，生活在僵化和顽固中。自我防御机制不足或无法适应，因此，主体与他人之间的关系就会变得复杂，无法改变，主体无法考虑经历。

以上提到的固着使得主体无法建立依托关系，导致人际关系不断冲突，使主体在面对生存问题时变得脆弱。

因此，很明显，人格障碍或病态人格结构并不是精神疾病，因为，精神障碍是变化的，并通过一些症状客观表现出来。

人格障碍妨碍主体的日常生活，虽毫无理论经验，我们可以借助于 DSM - Ⅳ 轴 Ⅱ 或 CIM - 10 来观察人格障碍。

当主体行为发生时，如果我们试图收集一些相对稳定的行为特点，我们可以借助于 CIM‐10，而不会被"边缘状态"这个无所不包的概念搞晕，这个概念在法庭上经常被提到，而诉讼受益者并不懂专家的有关陈词。

患有边缘型人格的主体，总是对自己的人际关系不满足，通常与他人处于决裂状态，主体会有空虚感、被抛弃感。他无法忍受分离，充满暴力，情感矛盾，在恨与爱之间徘徊。无法建立稳定的情感和社会关系。

这样，我们处在两个专业的十字路口，两类专家的最后报告肯定会存在重叠。

很明显，应该建立一个将两个专业结合的鉴定。当然，前提是临床和法院能够在鉴定方法上达成一致。

一个可能的改变：心理犯罪学鉴定

它的必要性是显而易见的。一旦排除了可变化的精神障碍，每类专家都可对正常或病态人格进行描述。

因此，通过主体的人格以及相关环境因素，来解决主体的行为问题，并试图理解其动机，这看来是主要的。

首先，应该仔细观察诉讼程序的每个环节，研究主体对自己行为的陈词，以及自调查起，主体面对不同人的反应，注意利用亲人对主体生活习惯的描述，注意亲人观察到主体以前或最近的变化。心理犯罪学角度可以回答这个问题："为什么在事发时，主体会实施这类行为？"

之后，我们开始研究诉讼争执、庭审延期、主体的攻击性、其反对或不理解，以及由此导致问题无法得到解决。

根据主体的生存背景，我们将仔细研究主体在犯罪之前的状况，而后，抓住陈述中的暗示点或没有解决的问题。

根据主体的生活习惯、感情恶习、与毒品的关系以及应对挫败的能力，我们将观察和探索危险状况。

我们将认真观察诱发事件，寻找一些导致主体愤怒的情况，找到主体的问题所在，我们将研究那些带有太多含义的手势，主体无法容忍的、但可以解释其行为的话语。

当然，首先要对其人格进行描述。这个人是谁？在其发展变化和生活经历中，他的人格是怎样形成的？哪些习惯行为导致了他的行径？

稳定的、可预见的行为因素有哪些？不适应行为的不断重复是否可以解释或触及主体在事发之前的心理机制？

这个无法忍受限制或挫败的人、这个对任何权威或命令都不服从的人、这个将独立置于第一位的人是谁？

他的环境是怎样的？他的家庭或职业中的应激因素有哪些？他吸毒到了何种程度？……

专家人数不足，工作条件持续下降，导致年轻人对此类职业没有太大的信心或兴趣，除这些问题之外，心理犯罪学鉴定可以将精神病学和心理学鉴定结合，使此类评估更具客观性。

专家应该让自己不断增值，多思考，接受培训，达成临床上的一致。很显然，专家的培训应该包括《法国刑法典》和刑事诉讼知识，还要涉及犯罪学和受害者研究学，同时，还应该包括司法体系方面的知识。

结　　论

由于无法很快得到改善，心理学和精神病学鉴定出于以上提及的原因很难找到自己的界限。鉴定很重要，是社会及其成员、当事人与受害者之间的连接点。

专家必须不断接受严格的培训，更新自己的知识结构，并学习法律和犯罪学等相关知识。

一旦不负责问题得到解决,无论《法国刑法典》第 122 - 1 条有没有发挥作用,有关人格病态结构的思考看起来可以协助鉴定的进行,鉴定可以是基于心理犯罪学的,它的任务倾向于以下几点:

- 分析人格构成,鉴别人格中可能存在的异常或病态结构;
- 找出那些可以对人格形成产生重大影响的个人经历;
- 评估智力的潜力和效力,以及认知运行;
- 确定是否因人格的某些结构或某些特定的心理社会状况导致了违法行为;
- 提供所有造成违法行为的心理学、犯罪心理学和犯罪学因素;
- 指出一些有利于主体心理和社会发展的措施。

尽管对专家的水平要求很高,尽管这个职业缺乏吸引力,但它的发展是不可抵挡的,这必定会提高与职业要求成比例的薪酬以及相关津贴补助。

第16章

人格障碍与测验

塞迪勒·热纳维耶芙

与精神病学家不同,心理学家的重要职能之一在于对其病人进行临床或疾病测验。临床上的谈话当然可以评估人格,但为了进行更深入的研究,我们可以对病人进行人格测验,从而对其进行更好、更全面的评估。

心理学家使用两种测验:心理测验和人格测验。

心理测验用来评估主体的认知和记忆能力,在此,我们不对其进行研究。人格测验在于让病人参照正常状态对自己有一个更好的了解。它还可以精确精神障碍的医疗诊断。比如,对一个精神病诊断来说,测验可以帮助心理学家和精神病学家在对主体危险性作出评估后,制定更好的治疗方案。最近的一个例子:被病人勒住的一个女心理学家刚刚证实,在危机时刻,某些精神病人对治疗师来说具有危险性。

诚然,相比心理测验来说,人格测验更需谨慎对待,被认为可信度更低一些,因为,这方面的研究标准化程度低,在对结果的解释过程中,主观性更大。

任何形式的测验,其实施和解释都要求施测者具有不断更新的知识、特殊经验和能力,这可以最大限度地避免主观性。

在一项人格测验中,心理学家不仅要研究测验结果,还要研究主体在测验期间的行为、反应、抵抗、评论、回答问题所需的时间等所有可能揭示其人格的因素。

在普通民众中,人格测验很少被用来评估身体上的损害,相反,它经常用于遗产处理事务。在鉴定时,可以对一个家庭中的不同成员进行研究,在家庭冲突、离婚时,研究父母的人格,发现可能存在的病症,以及面对父母离婚时孩子的感觉。

测验以何种方式、在何种程度上能够使人格障碍客观化?

测验用来揭示人格的主要特点、结构,研究临床表现是正常的还是病态的,还可以探测主体是否在装病或其操纵企图。透过测验,我们还可以检验谈话方式是否合适,比如,如果一个人在谈话过程中不停地哭泣,我们应该会从抑郁症和焦虑症测验中找到一个结果;如果情况并不是这样的,我们就会想到,被鉴定人会用一种吵闹的甚至是戏剧化的方式表达抑郁情感。这或许是感情深刻的表现。

测验可以精确对抑郁症的研究:测量它的强度和形式。不应该忘记的是,抑郁症也会对主体的智力水平产生很大影响。智力减退是最主要的影响之一,此外,主体还可能缺乏信心、安定感,由于自我贬低而丧失自尊,缺乏动力。所有这些都会导致明显的智力丧失,这一点可以利用认知和记忆测验结果进行评估。

有一种抑郁形式很难评估,我们称之为掩饰抑郁症,精神疾病学对其作了很好的研究,它属于心身学范畴。我们在精神构造方面的能力越强,我们将情感躯体化的可能性就越小,当一个人无法用语言形容自己的痛苦时,躯体化就成为对压力的一个回应,痛苦通过躯体的扰乱表现出来,这种症状被称为"当前抑郁症"或"情感失读症":情感缺失,这是掩饰抑郁症的征兆,在大多数情况下,这是僵化人格的表现。在主题统觉测验(TAT)中,对图画反应的研究可以发现这类人格的一个特点:依附于外在现实,外在代替衰退的内在世界。

面对那些经历过创伤事件的人,心理学家试图研究当事人的创伤后应激状态,为了做到这一点,心理学家会使用一些特殊的调查表:《创伤后应激障碍自评量表》(PCL－S)和《创伤事件影响量表(修订版)》(IES)。

测验可以帮助医生决定一个人是否需要接受监管或托管。

使用的主要测验

人格调查表

- MMPI(明尼苏达多相人格测验)
- 皮肖特(Pichot)的 PNP 问卷
- 罗森兹韦格(Rosenzweig)的挫折测验
- 画树测验
- 抑郁量表
- 焦虑量表
- 贝克抑郁自评量表
- PCL－S:创伤后应激障碍自评量表
- IES:创伤事件影响量表修正版
- 儿童画
- 家庭画
- 古迪纳夫(Goodennough)的小人画

投射测验

- 罗夏墨迹测验
- 主题统觉测验(TAT)或针对儿童主题统觉测验(CAT)
- PN:黑脚
- 手测验
- 家庭测验
- 精算表

儿 童 测 验

儿童,尤其是幼儿,很难口头表达自己的情感,而更多地通过行为来表达。对他们的沉默或多动的研究构成心理学家的信息来源。测验为这类研究作了很好的补充。

罗夏墨迹测验

这项测验在儿童临床心理学中特别被提到,用来研究儿童的人格,依据儿童的回答和年龄进行分类。儿童被分为:正常的,具有神经症特点,神经症,个性的,不成熟的,有缺陷的,精神病前期或精神病。

儿童主题统觉测验(CAT)

在这项测验中,儿童面对 10 幅图画,指导语是一样的:根据所给的图画,讲一个故事。测验就像一个游戏,建立在言语交流的基础上。TAT 中,图画上显示的是人,而 CAT 中,图画表现的是动物,因为,这可以方便儿童投射。这可以评估他们的心理运行。心理学家会研究故事构造的方式、与环境的关系、尤其是与亲人的关系、焦虑性质、抵制冲突的防御机制、表达出的恐惧感,尤其是恐怖症,抑制或控制、所涉及主题中出现的问题(口头的、肛门的、阴茎的)、焦虑的本质、超我的严厉性(禁止力量)、身份和自我等同,以及思考和适应过程(合适或不合适)。

PN:黑脚的冒险经历

这项测验是为了探索儿童内心的冲突,原则与 CAT 一样,即儿童很容易地将自己等同为某个动物,在这里,是一头有着一只黑脚的小猪:猪是儿童心理剧偏爱的动物。还有一个测验版本,动物是一头绵羊,主要针对穆斯林儿童。儿童被邀请选择他想保留的图画,并围绕这个图画讲一个故事。透过不同的图画,儿童讲述有关一头小猪及其周围环境的故事,这可以显示儿童联系不同表征和情感的能力。心理学家研究儿童的偏好及其等同图像,以及儿童的个性、区分能力和空间搜索能力。

家庭主题统觉测验(FAT)

通过反映日常家庭情况和活动,这个测验可以研究儿童与家庭的关系。画面可以激发大量的联想和投射,可以使心理学家了解儿童的家庭结构,与家庭成员之间相互作用有关的情感反应。研究主要涉及家庭冲突及其解决方式、界限的定义:父母的参与是否符合通常的教育原则? 关系的质量:谁是盟友,谁是压力制造者? 界限的定义:家庭中的等级问题,亲密型或疏远型:家庭是开放的还是封闭的? 是否存在虐待、性侵或抛弃?

在这些儿童投射测验中,研究还涉及俄狄浦斯情结问题。

以上介绍的测验主要依托儿童的口头表达。其他测验是一些游戏测验,比如舞台测验,它需要一个构思非常到位的游戏物体,这项测验经常在婴儿临床中使用。这项测验将儿童的家人搬上银幕,通过游戏的形式,儿童可以重现自己的情感冲突。

儿 童 画

在图画测验中,古迪纳夫(Goodennough)的小人画测验在于让孩子画一个小人,测验涉及两个方面:孩子的智力和情感,通过一个成熟度量表,对孩子的图画作标记。

画小人

孩子只需遵循一项指导语:"请给我画一个小人。"图画的分析包括小人的位置,面积,其身体各部分的比例;形态,姿势和动作;颜色,拟人化程度,表达和环境。图画可以透露孩子的性格特点、情感发展,并表现出某些病态特征。

对孩子的图画,不能乱说一气,但在某些情况下,一些图画在那些真正的性侵受害者身上尤其说明问题,并指出,儿童的整个幻想生活是如何沉浸在性欲中。性侵占了他们整个意识和潜意识领域,他们的思想只围绕性这个概念运转。

画家庭

这个测验在于要求孩子画两个家庭:自己的家和设想的家。这项测验能够使临床医师了解儿童的人格、他的家庭关系以及儿童抵抗的方式。这项测验可以使我们了解孩子在自己家中的位置。是否存在代际差异?父母是否被他区别对待?父亲或母亲是否被他重视?

画房子

它具有双重意义:家庭内部和个人生活,对其他人的开放度;这项测验可以看到孩子的自我保护概念、对外界的开放度、其透明度或不透明度,以及孩子的包含与被包含理念。

D10

这项测验,是为那些学校心理学家设计的,它要求孩子用 10 个元素绘制一幅风景画:一个男人、一条道路、一个女人、一些山、一个男孩、一座房子、一个女孩、一条小河、一个动物和一辆车。这幅画可以从多个层面去分析：图解运动机能研究，孩子在测验中的态度，孩子对家的牵挂程度，智力和情感因素。

成 人 测 验

罗森兹韦格的挫折测验

将主体置于 24 幅图画之前，这些图画表现了一个挫折场景，以此研究主体的反应，这些反应可以显示主体的部分性格。对结果的解释需要考虑对两项准则的回答：攻击方向（外界承担惩罚，攻击对准挫败情况的制造者，比如这是您的错；自我承担惩罚，攻击朝向挫败主体，比如这是我的错）或不具有惩罚性（攻击不存在，比如，没关系）。在对那些边缘型、自恋型或精神病性患者的研究中，无法容忍挫败这一点尤其重要。

可以通过投射测验对临床表现进行分析：这些测验目的在于研究主体的非智力构成部分。在临床心理学中，很多投射测验的研究既针对儿童，也针对成年人。

画树测验

在这项测验中，树是内在世界的投射载体。树之所以被选为人格载体，是因为它的象征价值。此外，它的外形很像人。

根据不同的因素去解释图画，可以发现主体的被动性、动力、原始冲动以及退行。

首先研究图画在纸张上的位置、树木的大小、树干、树叶、树冠和树干的比例、树木的形状、有无树根（正常的成年人通常会省略树根）、树干和树叶的比例。树木的特点也是非常重要的，树枝的均匀或不均匀会透露一些有关生命力、自信和焦虑程度等方面的信息。根据不同的因素解释图画，可以发现主体的自我形象、对自我的关注程度、被动性、动力、原始冲动和退行。

手测验

这项测验包含 10 幅绘有手的图画,要求主体想象每只手正在做什么。标记分为两类:有关环境和人际关系方面,不适合或逆反回答和优质回答。根据回答的类型作出解释,这可以研究主体与他人的关系、他对待世界的态度,还有可能发现一些病态结构。这项测验的作用之一在于研究当前行为与未来行为之间的关系,并准确掌握此类风险。这根据方向与攻击的回答数量进行评估,因为,主体很有可能表现出一种宣泄式的反社会行为。

罗夏墨迹测验和主题统觉测验(TAT)

这些测验需谨慎使用,必须完全了解它们,从而避免在阐释中表现出主观性,为了彻底研究这两项测验,必须有一个专门的 DU。[1]

罗夏墨迹测验

它是投射测验中最为人所知的一项。

罗夏(Rorschach)是瑞士的一位精神病学家,他建立了病人的精神障碍与解释工作之间的关系。1920 年,为了揭示人格的主要特点,他设计了这个测验。

主体面对 10 张黑白或彩色图画,并向心理学家说明他在其中看到的东西。图画是标准的,测验条件、标记和对回答的处理都是固定的,这可以很大程度上揭示儿童或成年人的性格。

解释依照不同准则进行:位置、决定因素(形状、线条和颜色)和

---

[1] 即 Diplôme universitaire,校颁文凭。——编者注

内容,但也依据不同轴线:研究与现实的关系、身份的表达、焦虑和防御机制、自我呈现和父母形象。明确的研究可以揭示主体的临床特点。

TAT

1935 年,这项测验由穆雷(Murray)在美国创立,由 30 幅画面构成,我们只会展示 15 幅,因为,图画按照主体性别分类。故事内容的研究根据主体对主角的辨别、其动机、倾向和情感,并对环境、每幅图画所选的主题进行研究。最后一幅画是空白的,为了留给主体想象的空间。而后,根据主体使用的方法,对其回答进行筛选、分类:顽固、不稳定、回避冲突和原始机制的再现。我们对主体的防御机制及其问题进行评估。

投射测验可以指出:

- 主体的人格;
- 抵抗焦虑的防御机制;
- 减少其内心压力或冲动的方式。面对一个应激状况,他是将其精神化、躯体化还是付诸行动;
- 禁止的介入;
- 处理欲望和防御之间的冲突;
- 自我形象;
- 等同过程和身份结构;
- 社交水平;
- 自我的力量。

我们还可以发现一些虚假自我的表现:表面看起来正常、适应性很好,但通常,内心压抑着强烈的感情,冻结冲动,"操作型"思维方式或将重点放在外界、事实、日常生活,让这些东西代替一个衰退的内在世界。在某些情况下,抑制占主导,因此,主体会回避冲突。另一些患者表现为不稳定、异常兴奋、更具戏剧性，无法抑制兴奋。每种人格，都有自己的防御机制！我们经常会发现，患者很难找到界限，因为，界限没有被设定好，存在很多漏洞。包裹层很脆弱，由于缺乏保护机制，很容易遭到侵犯。另外一些情况下病情更严重，原始机制再现：感知力下降，固着于外在世界；幻想造成的严重紊乱，与人际关系和思维扰乱有关的障碍。我们发现，错乱者试图对物体进行形式上的支配，从而避免被认为是危险的投射，并采取一种固定方式，对感知的物体过分投入，物体与情感脱离。

我们还可以使用人格问卷，比如明尼苏达多相人格测验（MMPI）。

这项测验可以显示成年人或青少年身上的正常或病态表现：神经症或精神病。它被用来评估人格障碍，具有很强的预见性。这项测验由 567 项构成，测验过程很长。

量　表

有很多针对成年人的量表，但也有一些量表，其中设有专门针对儿童的部分。

比如：

■　费雷里（Ferreri）的抑郁量表。它可以让我们看到抑郁的形式：焦虑躯体化的、无力的、焦虑冲动式的或焦虑动作缓慢式的，同时，对发现的症状进行研究：缓慢、懒散，甚至自杀风险。

■　卡特尔（Cattel）的焦虑量表。它可以区分两种形式的焦虑：掩盖的焦虑和表现出的焦虑。研究主体防御机制的强度、不安全状态和负罪感。

■　贝克（Beck）的抑郁自评量表。基于 DSM - Ⅳ 对抑郁障碍的诊断标准。它可以测量抑郁症的严重程度，并确定障碍的性质。

■　创伤后应激障碍自评量表（PCL - S）：该表以问题组的形式出

现,使用者参照表中的数据统计,进行自我评估,该表可以评估创伤的严重程度。

- 创伤事件影响量表修订版(IES):该表已生效,以自测的形式出现,研究某个创伤事件带来的中后期和后期结果。它从两个方面研究创伤后应激状态:不断重复的回忆和持续回避。

- 创伤后精神病苦调查表(PDI):由阿兰·布吕内及其合作者(Brunet et al.,2001)制定,为了测量 DSM-IV 分类中的 ESPT 的 A2 标准,路易·热埃尔(Louis Jehel)将其翻译为法语,并使其生效。每项的要求都是按照"在重要事件发生时和紧随事件发生后您的感受"勾选。它可以进行心理测验,预测一些创伤后障碍,我们建议使用它。

结　　论

心理学是一门人文科学,因此,它不是一门准确的科学。人格测验也是一样的,这些测验不具有像 ADN 那样的科学价值,但它们是很好的、获取知识的工具,如果不使用它们,会很遗憾的。

第 17 章

人格的潜在结构

——依托维度方法的经验之谈

M. 邦布里什, N. 隆普雷, O. 范德斯蒂康, J. -P. 盖

一般来说, 潜在结构概念参照某个概念的理论结构, 其框架是显而易见的。在心理学(精神病理学)中, 更广泛一些, 在精神健康学中, 毫无疑问, 潜在结构最好的研究成果是人格问题。实际上, 从心理结构角度来讲, 类型和维度之间的区分是一个关键点。DSM[1]分类系统的变化就强调了这个问题的重要性。然而, 除理论观点之外, 还应该将人格和人格障碍看作科学的研究对象, 从经验中寻找争论点的答案, 而这些经验符合所有的理论框架。从这一点出发, 我们写下了这个章节。

首先, 让我们简单回忆几个有关类型方法和维度方法的争论点。之后, 借助于分类单元测试, 对人格的潜在结构进行分析。然后, 介绍有利于维度方法的经验论证。最后, 对隐含点进行讨论。

人格障碍: 类型方法还是维度方法?

使用类型方法还是维度方法是一个经常在精神病学和心理学中遇

---

[1] 为了对人格障碍和 DSM - V 有更多了解, 参阅本书盖尔菲教授的文章(第 1 章)。

到的问题（Haslam，Holland et Kuppens，2012；Markon，Chmielewski et Miller，2011；Ruscio et Ruscio，2004，2008）。关于类型和维度的选择问题，最受争议的，涉及分类方面。其问题在于，应该将人分为几类，还是将其放到一个或几个连续体中（Ruscio et Ruscio，2008）。在第一种情况中，分类标准是区别点，我们称为分类单元（或类型方法）。在第二种情况中，区别存在于专断制定的诊断标准，我们称为维度或强度差异（Ruscio et Ruscio，2002，2004）。

　　毫无疑问，精神障碍尤其是人格障碍的分类是这个问题的争论焦点。今天，精神障碍的两大主要分类标准：国际疾病分类（CIM）和《精神障碍诊断与统计手册》（DSM），采用的是类型方法（Eaton，Krueger，South，Simms，Clark，2011）。人格障碍被看作是一些离散实体（分类单元），每个人格障碍都有一个典型的结构和组织，"因此，从这个角度来说，这些人格障碍是一些完全不同的临床症状"（De Fruyt，De Clercq，Miller，Rollan et Lynam，2008，p. 412）。这样，每个人格障碍的诊断依托于它们自己的标准，这些标准是依据理论方法制定的，而不具有经验意义[1]。然而，尽管这个方法为临床医师所熟知，有利于诊断问题的交流，但它存在几个缺陷，限制了这个方法的可靠性和有效性（De Fruyt et al.，2008；Eaton et al.，2012；Krueger et Tackett，2006；Lenzenweger et Clarkin，2005；Skodol et al.，2005；Trull et Durrett，2005；Widiger et Frances，2002）：诊断之间的一致性问题；人格障碍具有很大的共病性；专断制定的诊断标准无法包含那些比较轻微的人格障碍，或无法区分正常和病态人格。几年来，数名研究者和临床医生对用类型方法描述人格障碍的贴切性产生了质疑，他们更倾向于使用维度方法（Eaton

---

　　[1]　比如：根据 DSM，反社会型人格至少要符合三个标准，而边缘型人格则是五个。德弗吕特及其合作者（De Fruyt et al.，2008）回忆道，这些数量是专家之间达成一致的结果，而不具有经验意义。

et al.，2012；Edens，Marcus，Lilienfeld et Poythress Jr.，2006；Heumann et Morey，1990；Tackett，Silberschmidt，Krueger et Spoheim，2008；Trull et Durrett，2005；Widiger et Costa，1994；Widiger et Trull，2007）。根据维度方法，人格障碍是人格特点的不恰当变体，分布在一个从正常状态到病态的连续体中（Mullins-Sweatt et Widiger，2006；Trull et Durrett，2005）。

很长时间以来，有关类型和维度方法的争论首先在理论层面上，这两种方法依托每个学科的研究传统[1]，取决于研究者和临床医师的偏好（Lenzenweger et Clarkin，2005；Ruscio et Ruscio，2008）。因此，为了进行经验式评估，方法工具是可以自由使用的，无论依托维度还是类型方法（Haslam et al.，2012；Ruscio et Ruscio，2002，2004，2008）。当今，分类单元测量是罕见分析方法的一种，其对象是某个心理构成的潜在结构。

人格的潜在结构研究：分类单元测量和隐含点的贡献

潜在结构和分类单元测量

除分类问题，依照类型或维度方法确定一个构成体的性质需要根据经验对这个构成体的潜在结构进行研究（Haslam et al.，2012；Ruscio et Ruscio，2008）。潜在结构概念对于理解类型或维度方法的隐含点是很重要的。通过对潜在结构的研究，分类单元测量建议研究人格构成的基本性质（天然的和实际的），而并不对人格进行测试或概念化（Ruscio et Ruscio，2002，2004）。尽管人们通常认为，潜

---

［1］ 心理学通常使用维度方法，而精神病学，按照医学模式，经常会使用类型方法。

在结构与测试性质一致,都为了说明某个构成体,但几位学者坚持认为,构成体的潜在结构绝对不能与构成体可观察到的部分(或可见结构)混为一谈。比如,可借助自测问题对人格障碍进行评估,并测试某些特点的强度或症状的严重性(维度方法);或借助类型方法,依据符合标准的最小数量,确定人格障碍存在或不存在(Ruscio et Ruscio,2008)。在这里,人格构成体是可操作的,从而能抓住它的可见部分。然而,潜在结构无法从可见结构中推理出来,人格障碍的实际性质需要被评估(Lenzenweger et Clarkin,2005)[1]。

　　分类单元测量这一概念最初由保尔·米尔(Paul E. Meehl)在他的精神分裂病因学理论框架下提出来的,目的在于找出,构成体是否潜在地依赖分类单元或维度。换句话说,问题在于,正常人格与病态人格之间是连续的(维度方法)还是分离的(类型方法)(Lenzenweger et Clarkin,2005)。因此,分类单元测量为人格障碍的维度和类型方法之间的争论依据经验找出一个答案,这些争论通常是理论性的。

有利于维度方法的经验论证

　　DSM 分类系统的变化对人格潜在结构的研究进行了更新,应该摆脱理论的局限,注意使用实证(Markon et al.,2011)。2012 年,哈斯拉姆(Haslam)、奥朗德(Holland)和 库庞斯(Kuppens)借助分类单元测量,对人格障碍(以及一些精神病障碍)的潜在结构进行分析、评估。哈斯拉姆及其合作者(Haslam et al.,2012)发现,在 177 项研究结果中,38.9%的结果支持精神障碍(包括人格障碍和精神障碍)中分类单元的存在。然而,正当研究如火如荼地进行时,支持精神障碍中分类单元存在的结果只占 14%。针对那些正常人格以及

---

[1]　实际上,对于一个给定的构成体,潜在结构和可见结构并不一定对应(Ruscio et Ruscio,2002,2008)。

一些人格障碍,哈斯拉姆及其合作者(2012)认为,除那些精神分裂型障碍之外,研究结果只支持维度方法。人格障碍被认为是"正常人格的紊乱(极端变体和异常结合体)"(De Fruyt et al., 2008)。换句话说,人格障碍表面可见的分类单元并不是与正常人格相互区分的结果,而是后者的极端结合体(Depue et Lenzenweger, 2005; Guay, Ruscio, Knight et Hare, 2007; Krueger et Tackett, 2006; Lenzenweger et Clarkin, 2005)。

总之,近年来,数项研究一致证实,分类单元很少存在,因此,我们可以得出这样的结论:在精神病学和心理学领域内,维度方法无论是在描述正常人格还是病态人格中,均占主导地位,当然,除几种障碍之外[1]。

隐含点

近来,以分类单元测量为例,统计方法的发展为维度方法带来了有利论证。尽管 DSM 对改变人格障碍分类体系持有保留态度,但理论和经验数据都表明,改变是不可避免的,其中包含大量的隐含点(Depue et Lenzenweger, 2005; Guay et al., 2007; Haslam et al., 2012; Markon et al., 2011; Ruscio et Ruscio, 2004, 2008)。从概念上来说,维度方法坚决反对对正常人格和病态人格做本质区分:"正常和病态之间的不同被认为是一个连续体的不同变种,而不代表两者的本质区别"(De Fruyt et al., 2008, p. 414)。

从评估层面来说,维度方法要求测量某些人格特点的强度或某些症状的严重程度,从而将人放到一个或几个连续体中,而不是将人放到一些彼此相互排斥的类别中(Ruscio et Ruscio, 2008)。分类问

---

[1] 精神分裂型障碍(通常包括精神分裂、精神分裂型和类精神分裂人格障碍)具有很明显的分类单元结构,除此之外,自闭症和与物质滥用有关的障碍存在一定的分类单元元素(Haslam et al., 2012)。

题是一个巨大的挑战(Markon et, 2011)。类型方法认为,人格障碍不是某个专制决定的结果,而是被诊断个体的不同表现,这从现有的经验数据来说是错误的。相反,维度方法根据理论和经验认为,预先不存在任何区别。尽管正常人格和病态人格的分类不再依托某个自然的从属标准,独立于社会习惯,但它仍然是一个重要问题(Haslam et al., 2012)。实际上,即使使用维度方法,针对治疗导向、药物剂量或是否住院医治等一些实际问题,我们也需要在决定时设立界限(Ruscio et Ruscio, 2002; Widiger et Frances, 2002)。在正常人格和病态人格缺乏分离的情况下,界限既要符合临床利益,还要考虑到寻找各自特性的方法(Ruscio et Ruscio, 2008)。在缺少专断分类标准的情况下,维度方法的优势是相对的、灵活的,决定界限必须符合临床问题的需要(Widiger et Frances, 2002)。为此,需要进行更多研究,从而找到最理想的界限,改善预测机制的有效性,界限能够被整个临床使用(Ruscio et Ruscio, 2002)[1]。

从研究角度上来讲,人格的维度结构也具有一些隐含点。类型方法依托自然的界限将人格障碍分成组,而维度方法摆脱这种依托组别对比建立的横向目录,从而建立起相互联系的序列,其优势在于可以识别一个连续体中不同人格障碍间的非线性联系(Ruscio et Ruscio, 2008)。因此,在这里,研究不仅局限于那些处于连续体极端点的个体(比如:类别方法),还在于将个体联系起来,从而抓住人格中更微小的特征以及它们之间的相互作用(Guay et al., 2007)。

从样本角度来看,维度方法对人格特点的研究不仅仅局限于一些临床样本,还依托一些被称为下临床(或亚临床)的样本,即不表现出人格异常的样本(Guay et al., 2007; Ruscio et Ruscio, 2008)。

---

[1]　例如,今天,假设精神病具有维度结构(Guay et al., 2007),今后所做的研究就应该为不同的决定找到一个警戒性的界限,这些决定涉及治疗导向、释放或由于判决的缘故,将主体置于专门机构中。

就像霍尔和本宁(Hall et Benning，2006)在他们对精神病的研究中所说的那样，维度方法可以阐明人格某些方面极端表现的病因。

从病原学角度来讲，维度结构认为，没有足够的因素去解释一个行为，即存在唯一一个因素线性地、准确地解释某个特定的人格表现(比如：某个特定的遗传因素)(Haslam et al.，2012；Ruscio et Ruscio，2008)。因此，潜在的理论模型接近于这样一个模型：一个病因包含不同的人格表现，这必定使研究目录复杂化。实际上，识别人格结构中的分类单元一方面可以肯定人格障碍的存在，另一方面，设置了一些"路标"，这使我们认为，人格障碍的病因是相互区别的(Guay et al.，2007)[1]。在缺乏这类"路标"的情况下，为了探究人格的变化，我们应该进行一些纵向研究。更确切地说，这类方法可以研究造成正常人格紊乱的极端变体以及异常结合体的发展过程。

结　　论

很长时间来，人格障碍的性质问题都是争论的焦点。人格结构中，分类单元很稀少，这使我们可以得出，在精神病学和心理学中，维度方法在描述正常(或通常被认为是适应的)和病态(被认为是有问题的或不适应的)人格中占主导地位。然而，理论和实践中存在的隐含点要求我们进行不断的研究，希望能够改变习惯，尽管这种改变受到阻碍，但它是不可避免的，每个研究者和临床医师都应涉及这个科学问题，提出以实验数据为基础的理论建议。

---

[1]　此外，米勒(Meehl，1973)称"特定病因""区别疾病"，与分类单元的概念相吻合。

第 18 章

罗夏墨迹测验的人格组织层面

若阿娜·史密斯

在罗夏墨迹测验中，如何使定性分析结构化？

无论使用怎样的定量方法（如融合体系，Exner，2002，2003；或法式标记），以诊断为目的的罗夏墨迹测验是很有用的，而且，它以一个严格的定性分析作补充，可以将某些无法标记的元素考虑在内。美国心理分析学家勒纳（Lerner，1991）将凯恩伯格（Kernberg，1984）的结构分析应用到罗夏墨迹测验中。在这里，我们将介绍有关原理，但这些研究并没有法文版本。为了阐释这个应用，我们将摘录两位病人的罗夏墨迹测验记录片段：米歇尔（23 岁），住在精神病医院，第二次患厌食暴食症，可能是性侵受害者；法布里斯（35 岁），因暴力持械抢劫被关押，曾遭受过虐待和早期分离。记录的完整版本附于本章最后。

人格结构分析介绍

凯恩伯格（1984）提出的人格结构分析将人格组织分为不同的性格结构（类精神分裂的、癔症的、强迫冲动的、受虐狂的等）。这种观察精神疾病的方式可以将虚假疾病考虑在内，比如：伪神经症，它并不是神经症（如：癔症看似边缘状态）。

组织层面的分析基于人格运行的 6 个方面：本能发展、自我的力量/虚弱、防御组织、客体内在化关系、超我的发展和自我的一致性。在这里，我们尤其强调其中的 5 个方面，因为除超我的发展这个方面之外，它们可以区分神经症、边缘状态或精神病，并顺利地应用于罗夏墨迹测验。

本能发展

概况

对本能发展的分析在于，识别冲动发展已经达到的阶段以及固着点，而且还可以区分性器期和前性器期。

- **神经症**：已经达到性器期；俄狄浦斯冲突很明显占主导；
- **边缘状态**：根据勒纳（Lerner，1991）的观点，前性器期的固着和退行占主导，尤其是停留在口腔期。但病人的状况在其他一些时刻，会显示已达到性器期，即使俄狄浦斯冲突并没有被克服。然而，相比精神病，在边缘状态下，前性器期的攻击性更微弱一些；
- **精神病**：前性器期的和性器期的本能压力相结合，伴随着原始的攻击性（尤其以虐待狂的形式出现）。

应用于罗夏墨迹测验

内容研究可以指出前性器期的固着，并对固着在患者中的倾向或谨慎点以及频率和多样性进行评估。我们将通过米歇尔和法布里斯两位患者的记录片段对固着加以说明，并简单地以病历的形式进行介绍。

临床表现

米歇尔的简短病历

米歇尔，23 岁，因患有厌食暴食症接受住院治疗，病症已持

续大约6个月。其身高1.70米，重42千克。她第一次患厌食症是在18岁中学会考时，但几个月后，症状自动消失。即使她承认自己曾有过一次"有点过分的"节食经历，但她并不完全承认自己当前存在的问题。米歇尔的母亲也患有典型的厌食症：异常活跃、过度运动、非常瘦弱，母亲的价值观念影响到了女儿。围绕食物，她们之间存在众多的相互影响和作用。父母在米歇尔11岁的时候分开了，自那以后，她一个月见父亲大约一到两次。自此，父亲似乎过着一种乱伦式的混乱性生活。目前，米歇尔的同居生活已有一年，她是美术专业的学生。男朋友经常夜里工作，在他不在时，她会感到孤独，在这时，暴食会尤其严重。此外，她与男友不时会发生冲突，好几次，米歇尔都出现暴力行为。为了帮助米歇尔更好地了解自己，其心理报告被提议作为诊断案例，希望鼓励她接受心理治疗，但目前，她对治疗还犹豫不定。

在本能发展方面，我们从米歇尔的记录中注意到，口腔期固着和攻击大量存在，时而少（图画1：蝙蝠、金龟子带有"獠牙"；图画2：提到德古拉，而后是吸血鬼），时而多（图画2：一只被碾死的蚊子，她说："野兽和它所向往的血"；图画4：她说："某个鲜红的东西，应该是吃掉的头"），尤其是当原始的母亲形象被激发时（图画4），这类固着和攻击性大量出现。在其他更正常一点的时候，米歇尔似乎产生性象征画面（图画7："一个合页"；图画6："一个乐器"）。这些不同元素表明，其本能发展具有边缘性，她在正常状态和语言攻击之间摇摆不定。

法布里斯的简短病历

法布里斯，35岁，因暴力持械抢劫被监禁。18岁时，他第一次被监禁，此后，他在监狱中和在外面的时间差不多。从他的病历可以看出，他从小就缺少爱，备受虐待，5岁就被安置到收容所中。学习成绩差，13岁开始干违法的事，程度越来越严重，从小偷小摸到偷汽车,现在,进行暴力偷窃。他的感情生活不稳定,他从来没有和异性同居过,恋爱关系从来没有保持到 6 个月以上。他的心理状况得益于他在监狱中参与的一项研究,在研究中,他属于目击者组。

如同米歇尔的记录,法布里斯的记录中也充斥着大量的前性器期攻击,尤其是口腔期的,还包括男性性器期自恋式攻击(图画 2:"撒旦""像炮口一样的嘴")。在这里,患者尤其难抑制攻击冲动,其中,有关性方面的内容,无论具有象征性与否,很少出现在记录中。

自我力量

概况

对自我力量的评估基于防御机制的有效性,能够与现实保持良好的接触,控制冲动,能够容忍焦虑。

应用于罗夏墨迹测验

罗夏墨迹测验很适合对自我力量进行测验,就像很多学者在不同理论说明中指出的那样,因为,测验任务在于要求病人在考虑到画面现实的同时,对墨点作出个人解释。答案的质量可以很好地说明病人与现实的接触程度。

■ **神经症:** 由于有效的防御机制,病人与现实有很好的接触,但有时可能会过度控制自我。

■ **边缘状态:** 与现实接触不稳定,会时不时进入原始阶段,病人会在回答或在下一幅画面中很快恢复。

■ **精神病:** 冲动控制力和对焦虑的忍耐力很弱,原始阶段会经常涌入现实考验中;或相反,记录非常少,夏伯特(Chabert,1998)称之为"精神病沙漠"。在这种情况下,患者的联想思路很难把握,对不同画面的回答看起来都是一样的,因为,病人与画面潜在的内容很难发生联系。

临床表现

米 歇 尔

我们在米歇尔的记录中注意到,原始过程出现,有时非常直接(图画2:"一个处于痛苦中的女性性器";图画9:"某个鲜红的东西,应该是吃掉的头"),但这种过程是有限度的,因此,她会很快恢复。与现实的接触很好,她也可以很好地忍受焦虑。

法 布 里 斯

法布里斯也会时不时出现原始过程,这是边缘型人格的表现。此外,我们注意到,他有时会寻求帮助,面对画面的刺激,他有时会感到迷惑,他称之为"奇怪的",而不会去评判这些表征。

防御组织

概况

在这里,我们不再像前面那样,针对防御机制的有效性,而将注意力转到出现的不同防御机制上:

- 神经症:以抑制为主,并与其他被认为是"高水平"的防御机制相关:理智化、某些退行形式(癔症)、回击、孤立、否定、不回忆……凯恩伯格注意到,解释可以改善主体的运行状况,因为,防御的目的在于抵制病人内心的冲突;

- 边缘状态:解释也可以改善这一状况,但患者在抑制与分裂及其相关机制间摇摆不定:否定、原始理想化和贬低;我们还发现,在这种状态中存在全能感和投射等同;

- 精神病:围绕原始防御机制进行包括分裂、否定、原始理想化和贬低、投射等同和全能感,解释会让主体退行,这使其与分化和原始合并对质,而防御机制会保护他。

应用于罗夏墨迹测验

在这里,我们不在罗夏墨迹测验中列出不同的防御机制,因为,其他人已经对这方面作了详细描述,大家也都很了解(重点参考Castro,2011)。然而,为了区分神经症和边缘状态的退行现象,我们将引用夏伯特(Chabert,1998,p. 166)有关彩色画面导致的退行方面的说法:在神经症中,"退行具有防御价值,为抑制服务,更确切地说,为抑制性方面的表征服务,而在边缘状态中,退行表明,这些刺激材料,与红颜色的画面一样,对患者产生巨大的影响,它们侵入其内心,并破坏它。实际上,退行更多地表现为性方面……"

临床表现

米 歇 尔

在米歇尔的记录中,防御机制非常不同。某些是高水平的:退行、移置、理智化、回避、厌恶、疏远、戏剧化。另一些水平不高,尤其是带有自恋色彩,比如贬低,这表明,她经常会关注自己的体型,具有厌食症状(图画1:"肥大的黑蝴蝶,不太漂亮";图画4:"肥胖的孩子……有点畸形";图画5:"一只长着肥大翅膀的蝴蝶"等)。投射很多,冲击着现实,就像我们之前强调的那样。

法 布 里 斯

法布里斯的防御水平很低,最好的状态是退行(画面9:"连着脐带的两个婴儿"),但通常表现为自恋机制,在理想化和贬低之间摇摆不定(自我批判式评论,图画2:"撒旦";画面8:"一个符号……画这幅画的人没有很多才能"),甚至有大量的投射表现(画面7:"两个对视的小女孩……她们有着卷毛狗一样的身体"等)。

客体内在化关系

概况

这个表述参照主体将部分客体合成一个客体的能力,从而获得客体的稳定性。在神经症中,由于与一个完整客体建立联系,客体的稳定性会给主体带来负罪感和忧伤;在边缘状态中,与客体的关系更具冲突,是主体矛盾情感的来源;在精神病中,关系建立在部分客体的基础上,因为,主体无法将客体好和坏的方面融入整个客体中(当然,这与原始的防御机制有关)。

应用于罗夏墨迹测验

- **神经症**:人物呈现多于动物呈现,完整的、现实的人物呈现多于其他形式的人物呈现(类人的、部分人类的、部分类人的)。完整客体融入主体中,因为,在面对缺陷时,主体会感知并重新构造整个客体(比如:对图画 1 仔细观察之后,主体说:"这个女人,我看不到她的头,她应该是向后仰",而不会说"一个无头女")。

- **边缘状态**:完整的人物呈现很少,当出现完整呈现时,人物通常是中性的,没有特定的性别(小人物、人物、人、人影等)。当面对缺陷时,患者无法将其重构[画面 1:"一个无头女";画面 5:"一只毁坏的蝴蝶,您的画画的人确实不好"(将内在的缺陷投射到外部,这在自恋症或精神疾病问题中很常见)或画面 11:"一只猫,但它没有爪子,这或许是一个绘有猫图案的地毯"]。回答中,透露着否定防御机制,在第二时间重新修整缺陷,这是错乱者的典型表现,就像梅瑟龙等描述的那样(Merceron, Husain et Rossel, 1985;还可参考 Smith, 2009)。

- **精神病**:记录中,动物呈现、部分人类或类人占主导,而且,很少存在性别区分。代表客体好与坏的表征轮流出现。

最后,为了更好地说明客体内在化关系,可以使用一些代表男子性器、父亲(画面 4)或母亲形象的(画面 7 和 9)画面,并对主体的回答进行分析。

临床表现

米 歇 尔

大部分人物表征都有关性和女人,这说明,米歇尔的客体内在化关系相对固定。然而,投射于画面4的父亲形象被贬低、不稳定("肥胖……畸形……最后,他死了,身上全是小蛆虫"),而母亲的形象也是不稳定的:被贬低(画面7:"有点陈旧,有点老,因为……背有点驼"),甚至是混乱的,因为,这种原始形象太让人焦虑了(图画9:"某个鲜红的东西,应该是吃掉的头")。

法 布 里 斯

在图画3中,法布里斯没有看到人,反而看到了"一些奇怪的腿,像两种的猴子",这是典型的认同困难,是反社会型人格的表现。在记录中,部分人类、类人和动物形象占主导。唯一表现出现实人类的话语是"一些有着卷毛狗身体的女孩",这表明,患者存在性辨别的困难,因为,他言语中的主要性别与他自己的性别不一致。

自我一致性

概况

自我一致性代表主体的分离-个性化水平。根据马勒(Mahler,1980)的观点,儿童的分离-个性化过程如下:

- **孤立阶段**:以原始的自恋情结为特点,与外界几乎不存在任何瓜葛;

- **共生阶段**:婴儿觉察到共生体内在和外在差别,但还没有察觉到母亲扮演的辅助自我的角色,孤立和共生阶段是分离—个性化的前期;

- **自恋阶段：**进入分离过程，但与另一个人不作区分（反射关系）；
- **俄狄浦斯情结：**与另一个人作区分，尤其建立在不同年龄和代际基础上。

应用于罗夏墨迹测验

克瓦韦（Kwawer，1980）将分离-个性化的不同阶段应用于罗夏墨迹测验中；我们重点列举以下几点：

a 吞并阶段：主体反应模糊，被非常强大、不加区分的基础力量包裹（火山、暴风雨等）；

b 狡猾的内在过程：表现为身体上的回应，试图使用身体，身体是自我的原始容器，这是分裂的迹象；

c 共生：表现为合并或否定分离，会出现典型的"连体"反应；

d 强制共生：面对共生，实施强制分离（图画 2："连体兄弟通过撞击被分开"）；

e 出现出生和再生、变形或改变场景：一系列原始的自我形式：胎儿、胚胎、细胞；

f 界限紊乱：出现一些界限被破坏的形象（被碾压的动物、受伤的人、打碎的花瓶……）或界限不明（"幽灵""血迹""白云"……）；

g 反射关系：坚持对称，反射……

h 容器的象征化形象：将母亲的肚子看作自我的原始容器，并表征一些象征化形象（图画 7："岩洞"）。

在这些分离-个性化阶段中，与精神病对应的回答是 a 和 b，与边缘状态对应的是 c、d、e、f 和 g，与神经症对应的是 h。

临床表现

米　歇　尔

自我的一部分形成，但存在外在和内在的边界问题（图画 2和 9），并具有反射倾向（图画 3："两个女人……在镜子中对视"）。

面对图画 2,患者回答:"一个处于痛苦中的女性性器,就这样……就像我们在她身上插入了一个物体,某个具有攻击性的东西",这个回答与莱维特(Leavitt, 2000; Smith, 2011; Smith, Perrot, Chahraoui, 2012)收集到的曾遭受性暴力的病人的回答一致,在他们看来,这幅画展现的是一个性暴力场景。对图画 9 的回答也与莱维特收集到的另一类回答相符合:"身体上的残缺"。这两个元素让人想到女病人的创伤经历,尤其是有关性方面的创伤经历,此外,她的厌食症也证实了这一点。

总之,对米歇尔的记录的定性分析(与定量分析结合,在这里,我们没有涉及)表明,病人具有边缘型人格的特点,存在众多的防御机制,然后,这些机制受到原始过程的影响,表现为口头上的攻击性,这与患者的创伤经历,或许是性方面的创伤经历有关,这一切都小心地介入了自我重建中。在这个背景下,患者很难控制自己的攻击性,因为,患者并不承认自己的口头攻击性,她与母亲的形象很难分开,然而,母亲的形象被认为是毁灭性的。鉴于患者的智力水平和构思能力,如果患者同意的话,可对其进行分析治疗,并对其精神状态进行跟踪观察。强烈建议患者参与厌食症病人团体。

法 布 里 斯

很多回答都涉及共体合并方面,这表明,患者在分离-个性化方面存在严重问题,这与边缘化特征相符合(图画 2:"手粘连在一起的双胞胎兄弟";图面 7:"连体卷毛狗兄弟";图画 9:"两头玫瑰色的猪在吃一些树叶,它们粘在一起""在母猪的身体里,有两个脐带连起来的猪仔")。此外,他的回答中还透露着原始的吞并倾向(图画 4:"水和巨浪拍打在一块巨大的岩石上……一个巨浪,翻滚着扑向我们")。这表明,患者内心很脆弱。

总之,利用罗夏墨迹测验,通过对法布里斯的回答进行定性分析(与定量分析结合,在这里,我们并没有涉及),我们发现,患者具有边缘型人格特点,表现为很难进行分离-个性化,混淆外在和内在,具有自恋脆弱性和自我不成熟的特点。他所寻求的自恋机制无法一直压制他的冲动兴奋,尤其是具有攻击性的亢奋。这一点导致了患者的反社会倾向。由于患者很难区分自我和他人,存在辨别困难,患者无法适应现实,存在严重的紊乱倾向。如果要进行治疗的话,应该实行分组心理治疗,从而缓解患者的自恋脆弱性,增加认同感,通过发展患者的同情能力,减少其自我中心主义。

我们没有提到超我的发展,因为,在临床中,它的作用主要表现在结构性谈话中,很少应用于罗夏墨迹测验。如果读者想了解有关这方面更多的内容,可参考凯恩伯格的文章。

罗夏墨迹测验的组织层面:
在一些创伤患者中具有局限性

通过罗夏墨迹测验,我们对人格组织进行分析,在这一背景下,它也存在一定的局限性。心理犯罪学和受害者研究学框架下,我们将重点指出那些患有严重创伤后应激主体进行罗夏墨迹测验时遇到的困难。实际上,患者的回答充满了创伤后的忧虑,以及创伤被重新激活的表现(依照患者的心理),以至于这些表现占据首要地位,而患者很难解读出画面的潜在结构,因为,创伤扰乱了主体,破坏了他的心理防线,激化了因分裂导致的焦虑感。

为了说明这一点,我们引用几个马里亚姆的记录片段,当事人患有 ESPT,因为,别人否认她的怀孕,并将其孩子杀死;实际上,是马里亚姆的父亲杀死了孩子,当他发现女儿在家中偷偷产下孩子之后。

从 16 项回答中,我们重点列出以下几个。图画 2:"一些血迹""这是某个犯事的人,因为,他手上有血";图画 3:"一个捡起地上东西的女士……墙上有血";图画 5:"一只蝙蝠或一个小人,一个婴儿";图画 6:"地上某个东西死了……这让我重新想到我父亲所做的事情";图画 7:"一些刚刚降生的婴儿,这里,是胎盘";图画 8:"满地都是血"……马里亚姆的回答充满了创伤印记。

结　　论

凯恩伯格的结构化谈话能很好地应用于罗夏墨迹测验分析,并为决定患者的人格结构水平提供了一些关键点,依托对不同方面的分析:本能发展、自我力量、防御机制、客体内在化关系和自我一致性。然而,在定性分析之前,必须首先进行定量分析,因为,定性分析只是定量分析的补充。由于文本的限制,我们在这里并没有提到定量分析,但它也是非常重要的,因为,测验对临床医师来说也很有用。

附　　录

米歇尔的记录

I

1. 这好像是一只蝙蝠。(还有其他的吗?)

   证据:形状。两个小耳朵或一些獠牙。翅膀、爪子、球形。

2. 一个金龟子或是一个……

   证据:一样的,一只会飞的昆虫。球形,颜色,黑边和小獠牙。

3. 或是一只蝴蝶,但是一只不太漂亮的蝴蝶。

   证据:翅膀,这些肥大的不太漂亮的蝴蝶,夜晚的肥大蝴蝶。球形，一只会飞的昆虫。

Ⅱ　安静。噢！安静。这个，我不知道，看上去不舒服，但……
我不知道。

4. 一只被碾死的蚊子。否则，我想说，这是一团墨汁。

证据：野兽和他向往的血（血？）颜色及其扩散的方式。

5. 一个处于痛苦中的女性性器，完了。否则的话，这看起来不
太像，这不会引起特别的画面，或者是一个性感的女人。

证据：这个物体在流血。我不认为这像女人的月经，倒更
像是有人在她身上插了一个物体，一个具有攻击性的物体。

Ⅲ　笑声

6. 这让我想到了书法，这比另一幅画看着舒服一点，但，
嗯……

证据：一个中国名字或我不知道，我喜欢日本或亚洲文化。
它是对称的，很精致。

7. 两个对视的女人，就像她们在看镜子中的自己。是的，我看
到了两个女人，这两个女人要不就是双胞胎，要不就是面对
着自己的镜像。但那边的红点，我不知道，它对我来说没有
什么消极的意义，它在那儿像一个装饰，但它不具有攻
击性。

证据：胸脯、高跟鞋、屁股、弧度。就像她们在对视。然后，
她手里或许拿着东西，但我想不起什么东西来。尤其是
背影。

Ⅳ

8. 这让我想起了蒂姆·伯顿动画片中的一个人物。这个不怀
好意的人，色彩非常鲜艳，他叫什么名字来着，在《圣诞夜惊
魂》中，我忘记他的名字了。我忘记了，他很有趣的。《星球
大战》中的一个怪物，它并不存在，所以，不会特别恐怖。然
后，他的腿之间有个东西，我只能想到这些了。是的，在《圣

诞夜惊魂》中,他不是一个不怀好意的怪物。

证据:一个有着像这样肥大面庞的肥胖小人,他的手比腿短,有点畸形。最后,他死了,身体全是蚯蚓。有一些小的脚踏板。这个我看到了;他有着绿色磷光,但在夜晚时,他是黑色的,总之,是不同的。在这,他是黑色的。

V

9. 一只有着肥大翅膀的蝴蝶,但……蝙蝠蝴蝶。

证据:我不知道这只蝴蝶是否有脚。它正在用自己的大翅膀飞。

10. 这好像电影《德古拉》中的蝙蝠,它很好玩,因为,它把整个窗户都占了。

证据:一个木偶,一点也不让人觉得恐怖。两只小脚,两个大耳朵,它很庞大,很可笑,没有人害怕它,除非电影中的女演员。它试图抬起巨大的翅膀。

11. 或是一个穿着披风的吸血鬼,或是一只蝙蝠,都一样的。两只小脚,我们可以说是杂交的。您有没有看过《德古拉》?因为,跟它太像了。这个画得不是很好。

证据:两个脚,一半是人,一半是蝙蝠。对耳朵,我不会解释太多。

VI 啊!

12. 这看起来毛茸茸的,很柔软。一个地毯,野兽的皮毛。一看到它,我想到了美洲的印第安部落。

证据:这真让我想到了一个被剥了皮做成地毯的野兽。这有点野蛮,可怜的野兽!然后,我不知道是什么动物,他们把它破坏得太厉害了,它看起来什么也不像。虽然说不出来,但它确实很有纹理。这让我想到了一种材料,好像一种皮(摸图画)。

13. 一种乐器,但这不太符合逻辑,因为,我看不到应该有的东西。更像野兽的皮。是一件纺织品,刮平的毛,像是豹皮。

证据:一张放在木制结构上的皮,像西非鼓或普通鼓。或许是因为我父亲是音乐家。两方面都有(摸图画)。

Ⅶ　啊!我可以转动它吗?

14. 两张一样的脸相互窥探。两张女人的脸,戴着有点过时的帽子。她是个老女人,不是一个年轻女人。一个老贵族阶层,其他没什么了。

证据:一个戴着女式帽的形象。插着大羽毛的帽子,有点高雅,但同时,也有点过时。有点老,是因为她的头朝前,背有点驼。

15. 一个合页。这很正常,这是纸折页。

证据:感觉看上去会想到这一点,装置、合页,形状真的很像。

Ⅷ　啊,颜色!

16. 这让我想到了一个……我过后才看到一些东西,一个水生生物,像水母,但因为看得不是很清楚……

证据:颜色,总之,还是挺让人舒心的。有一些像这样的漂亮的颜色,这看起来像是无机的,我看到……它是透明的,可以看到水母里面是如何运转的,在这里,有一些小线条,这很像深海的情景。

17. 或是一条鳐鱼,但是一条热带鳐鱼,某种生活在水中的东西。要不就是一只漂亮的水母,要不就是一条彩色鱼。

证据:从颜色上来看,很像一条鳐鱼。

Ⅸ　安静,这好奇怪,这让我想不起什么东西来。这不太好看,但……呃……这是……

18. 哦,一个头,某个鲜红的东西本要吃掉的头,脑袋透明,我不知道,这好奇怪,我无法再往下解释了。哦,一个头。它像是在吃东西……我不知道,尽管颜色还可以,但这不太好看。

证据：这之所以奇怪，是因为，我看不清眼睛。牙齿，我不知道，我不太喜欢。像锋利的獠牙，正在吃肉，它的头，它连着的脑袋，是透明的。（透明的?）是的，它是扩散的，像是透明的，我们可以看到里面。（鲜红的?）某个东西挂在牙上，我感觉像是一块肉，但并一定是它从某个受害者身上撕扯下来的肉，但它在嘴里嚼的东西，是玫瑰。

X 噢！我不知道，这让我想到……

19. 海底世界，有很多东西，海藻、鱼，就像泰国红色的海底，我很容易会想到，我在里面潜泳。珊瑚，海马。我想留着最后的画面，而不是第一个。我不知道有没有顺序，但我喜欢最后。

证据：海藻的颜色是蓝色的，为什么不是呢。在我看来，珊瑚是玫瑰色的，它虽然不是玫瑰色的，但也有可能是。

法布里斯的记录

I

1. 一种蝴蝶。我一定要说出一个准确的东西来吗？我可以转动画吗？（随便您，只要向我说出它会是什么。）

证据：这不是一只最美丽的蝴蝶。头的下方、触须、翅膀，我不知道是不是蝴蝶。总体看来，像蝴蝶，我不了解，因此，我不知道。

2. 一种小虫，我不知道，我不太了解，一个金龟子，我不知道。

证据：是的，但我不知道是不是金龟子。总体看来，像，或许脚在下面。

II （不停地翻转图画）这是些奇怪的图画，很难说出什么东西来。

3. 像是有一些爪子，红斑点，眼睛，红色表明他怀有恶意，我不知道,这好像代表撒旦。

证据:一个苍蝇嘴,红爪子,总体看来。

4. 像两张不协调的奇怪的脸,因为,它们有红色的脚,它们握手。心理学家真古怪!

证据:就像在有关外星人的电影中看到的那样,一个大的、瘦弱的头,眼睛,一张像炮口的嘴。就像一对手粘在一起的双胞胎兄弟,但粘得不牢固,为什么在他们的头部有一些红脚?

Ⅲ

5. 一些奇怪的腿,像两种大猴子,但我不知道它们在干什么。

证据:大猴子,是因为很像!(笑)头、脚、姿势,图画中很模糊。我不知道它们在一起干什么。它们面对面的,或许在跳舞。

6. 两个小红猴,像卷尾猴。

证据:我不知道是否有红猴子。我认为,卷尾猴,是一些小猴子,与大的相比,很小。

7. 就像一只小蝴蝶,一只漂亮的小蝴蝶。

证据:有翅膀,漂亮是因为颜色的缘故。

Ⅳ

8. 水和巨浪拍打在一块巨大的岩石上。一个象征形象,可以吗?(随您的便,只要告诉我这可能是什么东西。)

证据:整个看上去,像是水。这些图案,像一个巨浪,翻滚着扑向我们。

9. 像杂志上的一个肥胖的小人,脚、尾巴、头、胳膊。这真是为了找到某个东西。测试,干什么用的?(我建议您先说完,然后,我再回答您的问题。)

证据:一个奇怪的头、黑眼睛、鼻子。像一个连环画。

Ⅴ (不停地翻转图画)

10. 像一只蝙蝠。

证据：总体看上去，是，我不太了解。一些触须……不是触须，像是耳朵。

Ⅵ

11. 一张动物的皮。您知道那种没有皮的动物吗？就像那样。

证据：我不知道是什么动物，一个动物被剥开，把皮剥了下来。一张大的、漂亮的动物皮。我非常想知道结果，每个人，都是不同的。

Ⅶ （转动着画面。）奇怪……

12. 像一张画像，两个对视的小女孩，但其余的，不对……她们有着卷毛狗一样的身体。

证据：扎起来的头发，但其余的，就不对了，像两个粘在一起的卷毛狗，连体卷毛狗兄弟，双胞胎姐妹。

Ⅷ 一些小的花色！（哼唱起来）

13. 像两只动物，像河狸，像一个商标，像是刻在徽章上。

证据：上面，或许是一片森林，或大自然，大自然中的东西。高处，是一座山。一些树木在矮一些的山上，第三个，我不知道。画这幅画的人没有太多才能！这里，是动物。

14. 反过来，这两只河狸，像一种幽灵，我不知道是什么。

证据：鼻子、眼睛、嘴巴。身体，像幽灵。

Ⅸ （很长时间的沉默，不停地翻转图画）

15. 我不知道，像两只在吃树叶的玫瑰色小猪。它们粘在一起。

证据：绿色指树叶。猪，是因为颜色是玫瑰色的，看起来胖胖的，圆圆的。眼睛、小手、粘在一起的屁股、身体、一些小腿。

16. 母猪身体的内部，两个脐带连在一起的小猪仔。

证据：我不知道它里面是不是有子宫。脐带出来了，你们会说，当我年轻的时候，我缺乏母爱！

Ⅹ（不停地翻转图画）

17. 两只小海马，一些对称的贝壳，在海里，对称不太正常。就像一小块很对称的海域，很漂亮，一些美丽的东西，颜色。
证据：一种嘴和鬃毛，小耳朵，长身子。我或许在一部电影中见过。漂亮的海底，许多漂亮的颜色，就像加勒比海，有阳光，不，我在点缀……我很想去那里，您呢？

第 19 章
评估重复犯罪风险和犯罪危险性

若阿娜·古兰

  有关重复犯罪和犯罪危险性的问题贯穿整个司法机构。然而，它们的定义很难界定，不断使司法机构与医疗机构对质。机构都在维护自己的利益，而这些利益，表面看起来是对立的：司法机构将重点放在对社会的保护上，主张用法律解决重复犯罪问题；医疗机构将注意力放在导致犯罪行为的心理疾病上，希望能够对这些罪犯进行治疗。这些概念有没有参照犯罪或精神病案例呢？这并没有得到解决，使得这些概念缺乏可行定义。

  重复犯罪在司法上的定义是"一项新的轻罪或重罪的重复审判"（Ciavaldini，1999），而在临床上的定义更模糊："重复犯罪对我们治疗的有效性和永久性提出质疑"（Bessoles，2009）。有关专著强调，无论在鉴定还是心理治疗领域，重复犯罪风险和犯罪危险性的评估都存在方法上的困难。

  在心理学和法律学方面的研究表明，科学界对重复犯罪风险和危险性的预测缺乏一致意见。定量和定性研究方法所作的预测缺少可靠性。重复犯罪风险和危险性概念与临床、社会、社会学等多种因素有关。

重复犯罪风险和犯罪危险性
在概念方面的区别

危险性和重复犯罪风险这两个概念并驾齐驱，但不能混淆。就像科科和莫尔蒙（Coco et Mormont，2006）强调的那样："危险性并不与重复犯罪风险完全重合，尽管后者通常表示一种危险，需要对其进行评估。"一个危险的个体或许从来都没有（或还没有）实施过有害行为，而轻罪惯犯具有不同程度的危险性。当轻罪被认为非常危险时（比如性侵），对重复犯罪风险和危险性的评估就会重合：

> "这两个概念的本质区别在于它们的历时性。重复犯罪的前提一定是危险性，但反过来就不一定了，暴力行为并不意味着就一定会重复犯罪。……之前的行为并不一定具有预见性，应该只局限于临床领域。"（Hirschelmann-Ambrosi，2011）

风险和危险性是一些很难揭示的复杂概念。危险可定义为"威胁或危害某个人或某个事物的生存及其形势安全"。而任何具有潜在危险的状况或形势具有危险性的特点。危险性不依托于诊断方法，而依赖于预测评估，它具有偶然性特点，属于统计领域："这是谨慎原理应用到人的身上，危险性具有不可预见性，必须建立一个风险绝对预防机制"（2012 年 11 月，有关精神病和犯罪危险性的评估会议在法国举行）。

2012 年 3 月 27 日，法律 IV n°2012 - 409 在附录中对惩罚处决作了规定，确定惩罚处决政策目标的报告将精神病危险性和犯罪危险性区分开来：

> "危险性这个概念包含两层含义：一个是精神病危险性，被定义为主要与某个精神障碍有关的付诸行为的风险，另一个是犯罪危险性，指一个人再次出现具有一定严重性的违法行为的极大可能性。"

因此,精神病的危险性建立在诊断的基础上,而对犯罪危险性的评估需要建立预测机制。

重复犯罪的发病率

2007 年,莫尔蒙总结了有关重复犯罪率的统计数据。1 年对应的比例是 4.1%,2 年是 13.8%,3 年是 21.8%,4 年是 27.2%,5 年则是 31.3%。这些惯犯中的 38.3%都是重复犯一个罪。有关犯罪的统计数据指出,轻罪和重罪的重复犯罪率不一致。重复犯罪风险主要涉及轻罪(毒品犯罪、暴力或无暴力盗窃),超过 50%,而在重罪方面,重复犯罪率更小一些。18 年内,重罪的重复犯罪率为 4.7%,强奸方面是 1.8%。

危险性和重复犯罪风险通常涉及犯罪行为,因为,它们更关系到公众舆论和司法权威。然而,从统计上来看,这方面首先涉及轻罪。关注轻罪的重复犯罪率,可以阻碍犯罪行径朝着重罪方向发展。

接下来我们将阐释,危险性的概念是如何随着时间的演变和理论的发展而确定的。

危险性的认识论方法

危险性的概念伴随着犯罪学的诞生出现于 1885 年。这个新学科要求考虑导致犯罪人格的异常表现以及促发违法行为的环境条件。因此,危险性涉及过程,其评估不能仅局限于个人。2008 年 2 月 25 日,危险性的概念进入法国刑法 n°2008 - 174 条,该条款涉及安全的保留问题,并规定,患有精神障碍的犯人不负有刑事责任。

我们的研究从 19 世纪开始。对犯罪性的研究最初使用统计方法。因此,在那个时候,犯罪学还属于一门正在构建的学科,意大利流派采用实证主义的方法,认为罪行具有决定性。精神病学家龙勃罗梭(C. Lombroso, 1836~1929)、刑法学家和政客费里(E. Ferri,

1836～1929），以及法官和刑法教授加罗法洛（R. Garofalo，1852～1934），共同创立了犯罪学的意大利流派。龙勃罗梭曾写过一篇题为《天生的罪犯》的博士论文，对人的颅骨和面相进行研究，试图将人的体貌特征与其犯罪倾向联系起来。他的理论受到强烈批判。1890年，加罗法洛试图更新意大利刑法的镇压方式，对危险状态的概念提出了质疑。他用 *periculosita* 描述主体可能进行违法行为的姿态。为了摆脱犯罪决定论，加罗法洛将犯罪能力（或危险性）和适应性作了区分，后者是指主体可以远离使其处于危险状态的条件。法国犯罪学家皮纳泰尔（J. Pinatel，1913～1999），继承加罗法洛提出的概念，通过研究主体的人格确定其危险性，并认为，环境对人的行为也具有一定影响。他认为，要通过观察处于相互作用中的主体研究其危险性。他设想，环境因素影响人格和情境的形成。他的理论观点是，危险性存在于人格中，但它的出现受环境的影响。

20 世纪初，法国社会学家塔尔德（G. Tarde，1843～1904）是利用社会学知识研究犯罪行为的先驱之一。从司法统计中，他发现犯罪行为具有规律性，因此，他试图找出导致犯罪行为的不同因素。他发现，随着社会的发展，相比生理（季节变换）和生物（性别）因素，社会因素占主导。在他看来，社会模仿可以增加或减少犯罪行为。他反对 19 世纪意大利学派的生物决定论。

根据学者们参照的范例，有利于评估的信息也不同。当今，新实证主义思潮崇尚个体决定论和客观因素，在它的影响下，临床心理学研究疾病特点和行动风险之间的关系。心理犯罪学主张对犯罪行为进行全面解读，在主体与环境的相互作用中，找到导致主体脆弱的因素，而主体会用行动回应这类因素。

当代文献表明，科学上目前还不存在可信的预测危险性的准则。

"危险性概念依赖于社会和文化标准、社会政治准则，由临床和法律行为等多种条件决定，可导致犯罪行为。……危险性具有即时的特点，可能会立即出现或很长时间才会出现"（Mormont et al.，

2003；引自 Bessoles，2009）。

因此，危险性是个人运行的一个不稳定特点（Coco et Mormont，2006）。行为的发生是由多种因素造成的。通常，一些外界因素形成危险性出现的条件：吸毒、缺乏社会交往等。应该重视不同情形和过渡心理状态（比如，躁狂表现），从而减少个体在某个时刻、某个背景下可能发生的危险行为。普里兹戈德兹基·利奥内（Przygodzki-Lionet）和迪皮伊·戈蒂耶（Dupuis-Gauthier）（引自 Coco et Mormont，2006)强调"不同构成因素（人格、文化属性、年龄、评估者的素质、评估者和被评估者的职业归属）和背景因素［评估者和被评估者的短暂心理状态（焦虑、情绪不好……）、评估地点、评估时间和目的、评估者和被评估者之间的关系（欲望关系……）］的重要性，因为，这些因素有可能会影响评估过程。只有在主体之间的相互作用下、在特定的时间和空间中，才能了解危险性"。这些学者强调"否定在先"的原则，并将其应用于评价一个人的危险性，并强调人类的思想倾向是"不倾向于合理地思考……人类确信自己的基本信仰，而不去进行严格证实"。

科科和莫尔蒙（2006）回忆道，轻罪和重复犯罪对罪犯本人也会带来一些消极影响（称为"向心"危险性）。相比这方面的危险性，人们更重视离心危险性，即对社会的危险性。人们主要对后者进行评估。那么，怎么进行评估？

危险性和重复犯罪风险评估：不同流派

20 世纪 60 年代，北美地区，尤其是加拿大的犯罪学，采取定量方法。它以实用主义和经验主义为特点。这表明，出发点是具体的，对行为进行实证呈现。这种精算式犯罪学与欧洲的评判式犯罪学不同。后者更多定性，在某些方面，与北美的量化研究相反。欧洲的人道主义方法强调给行为赋予意义，因此，行为被放到生命历程中研究。

欧洲采取的是心理动力学方法，重视导致行为的因素和重复犯罪过程。在这里，重复犯罪被理解为一种重复现象，表现为"表征过程缺失。重复的自动性导致冲动支配。支配通过空想行为，使重复行为成为一种临床行为"（Bessoles，2007，2011）。对于那些连环罪行，这位学者补充道，重复犯罪成为"一种持续上演的情景：罪犯无法回忆，心理动力因素受阻，重复犯罪表明，罪犯的心理构造过程无法进行"。维奥（J.-L. Viaux，2006）分析道，"之前的犯罪行为与当前的重复犯罪不存在因果关系，罪行的心理学构成不仅仅依靠内化的心理关系，主体的退行不仅包括暴力行为，而且表现在幻想缺失上。行为的实施不是为了使幻想成为具体的表征，而是象形符号的戏剧化过程。……犯罪行为的重复表明了这个具有操作性的思维方式。"

这两种流派都强调罪犯及其行为的象征化表征，罪犯是为了节约心理构造过程，我们可以将它们结合起来，从而更好地理解和治疗犯罪行为（Dréan-Rivette，2011）。

精准犯罪学在于建立一项诊断，后者是对可能性进行计算的结果。用这种方法评估出的危险性来自对统计数据的计算，20 世纪 50 年代，保险公司使用一些计算方法评估人类行为所带来的风险。这些对可能性进行统计的方法为某些将来的事件建立模型，从而评估与生活事故有关的金钱丧失风险。相关职业人士试图将离散的经验变量缩减为一定数量的客观变量，并对它们进行研究，并采用推理的方式。

这种方法，发展于 20 世纪 90 年代末，产生了一些精确量表。这些量表通过以团体为单位计算可能性，可以对重复犯罪进行预测：

> "结果或所得的风险水平……并不能预测某个特定人的特定行为的重复犯罪性。我们能够确定的，是其特点与惯犯样本的匹配度"（Coco et Mormont，2006）。

预测某个特定人的行为是不可能的,只能因为他属于某个携带风险因素或保护机制的团体,计算出他重复犯罪的可能性。

精算表

有三组精算表(见表 19.1):静态表,可以对重复犯罪风险进行预测评估;结构化临床评判量表;进行动态评估的量表。每个量表都有一些不同的条款和目标,因此,可以把那些具有关联性的量表结合起来(比如: VRAG 和 PCL - R)。

表 19.1　常用精算表摘要

静态表	评估重复暴力犯罪风险	VRAG—暴力风险评估指南,由哈里斯(Harris),赖斯(Rice)和昆西(Quinsey)于 1993 年制订
	评估重复暴力和性犯罪风险	SORAG—性犯罪风险评估指南,由哈里斯,赖斯和昆西于 1995 年制订
		静态表- 99,由汉森(Hanson)和桑顿(Thornton)于 1999 年制订,并于 2009 年修订
结构化临床评判量表	评估重复暴力犯罪风险	HCR - 20—历史临床风险,由韦伯斯特(Webster)和哈特(Hart)于 1998 年制订
	评估精神疾病程度	PCL - R—精神疾病检测表(修订版),由黑尔(Hare)于 2003 年制订
	评估性暴力风险	RSVP—性暴力风险协议
		SVR—性暴力风险协议- 20
动态表	评估重复性犯罪风险	慢性量表,针对慢性的动态预测
		急性量表,针对紧急的动态预测

最常用的静态精算表是静态表- 99,由加拿大心理学家卡尔·汉森(Karl Hanson)制定,用来评估重复性侵和暴力风险。它建立在 15 个变量的基础上,包括性侵前科、与受害者的亲属关系或犯罪类型。而后,将这些风险因素结合起来,建立一个等级,并参照风险量表,风险程度包括低、中低、中高、高。

我们经常会将临床方法,也称为主观方法,和精算或心理测量方法,也称为客观方法区分开来。而结构化临床评判量表将经验和实践结合起来,跨越了方法上的划分。它包含一个系统化的符号集,可以保证针对风险作出的决策的连贯性和有效性。

　　PLC - R 的因子分析表明,如果测试者的分数介于 30 至 40 之间,他可能患有精神疾病。精神疾病程度越高,重复犯罪风险越高,但精神疾病程度低,并不意味着重复犯罪的风险就低,尤其对那些性侵者来说。例如,违反习俗的未成年人罪犯,其精神疾病程度低,但重复犯罪风险很高。

　　动态评估建立在重复犯罪风险评估中慢性和急性动态因素相结合的基础上。慢性因素会考虑性偏离、嗜毒行为和认知扭曲等的长期演变。急性因素则包含那些快速转变,如愤怒、情感崩溃。这种类型的量表,建立在经验因素的基础上,可以结合一些治疗策略,但目前,像那些结构化临床评定量表一样,并没有获得科学界的认可。

讨论元素

　　在重复犯罪风险和危险性方面,性侵是让人最担忧的,因此,几个论证元素将涉及这个领域,但不局限于这个领域。

　　大量研究表明,精算表通常过高估计重复犯罪的可能性。莫尔蒙(Mormont)在比利时的一项研究指出:"一旦监禁结束,被认为具有危险性的人不再实施犯罪行为(假阳性),而那些不具有特定风险因素的人,一旦被释放,重新实施犯罪行为(假阴性)"。重复犯罪受多种因素影响,包括内部因素(人格)和外部因素(社会状况)。

　　目前,在危险性和重复犯罪风险的评估方面,没有任何令人满意的工具,科学界对此也无法达成一致意见。关于与重复犯罪风险有关的因素,研究结果迥然不同:大部分因素是静态的,我们很少关注。经验研究主要涉及动态因素的分析,围绕特定的生活历程进行,可以制定有效的心理治疗方法。

对精算工具的批判涉及它们的构造,分数是各项的总和,而各项之间非常不同(比如:我们可以增加年龄和犯罪前科):"一个人以前的行为绝对不可能预测他以后的行为。只有从他的表现中,我们才能预测他的危险性。"一些学者,尤其是法国的一些学者,否认静态和固定的危险性:"危险性的预兆不存在。每个人在基本的暴力行为(Bergeret,1984)中,都具有危险性"(Bessoles,2007)。局限于主体的过去,将注意力集中在主体的消极特点而不是相关资源上,将个人与团体结合,因为,对个体的预测来源于对参照团体统计数据的推理,以上所有这些,都是精算方法被批判的地方。有关伦理和方法的讨论也得到展开。个体不能沦为一些数字,统计数据只是了解人类运行状态的一种方式。

这些工具可以看作是对临床的补充。法姆等人(Pham,Ducro,Marghem et Réveillère,2005)认为,这些工具的大部分具有一定的预测性,这是临床评估的重大改变,而临床评估使用近乎偶然的可能性和大量的假阳性对重复犯罪风险进行预测。

风险因素和预测概念

莫尔蒙(Mormond,2007)对临床中出现的一个偏差感到惋惜:

"在情感和无理的压力下,一些道德准则被强制实施。否认、没有悔恨、对受害者缺乏同情,在评估严重性、危险性、治疗的可能性以及重复犯罪风险中变得非常重要。然而,这些指标并没有得到认证。"

"只有反社会型人格被明确认为是增加重复犯罪的一个风险因素,并伴随着不同性质的罪行"(Harris,Rice et Quinsey,1990)。

科学界对反社会型人格进行了大量的研究,或许是因为这类人格比其他类型的人格更明确，并且，为了对这类人格进行研究，一些测量工具也已经建立（比如 PCL‐R，黑尔的精神疾病量表）。"应该更加客观地研究重复犯罪和不同人格类型之间的关系"（Proulx et al. ，1994）。

　　有关预防重复犯罪的会议（2013 年 2 月）重新审视了国际专著中的风险、保护和撤销因素（表 19.2）。

表 19.2

重复犯罪的八个主要风险因素	● 犯罪史 ● 与一些有犯罪行径的人经常来往 ● 对某些犯罪活动保持积极态度 ● 反社会型人格（依据 DSM‐IV 的标准） ● 教育和工作 ● 夫妻和家庭关系 ● 娱乐和空闲时间 ● 酗酒、吸毒
保护因素	● 内在的（如：智力、共情或自控力） ● 动机的（如：工作、娱乐、财政管理、对权威的态度或生活目标） ● 外在的（如：社会关系网或亲密关系）
撤销因素	● 年龄，从成熟意义上来讲 ● 生活中的积极事件（如：艳遇、孩子的降生或获得了一份稳定工作） ● 人力资源的增强（如：交际或管控情感的能力） ● 社会资源的发展（如：融入非罪犯中，自我和社会能力的发展，职业安置）

　　风险因素被定义为导致犯罪行为增加的、已经存在的因素。这些因素可分为四类：

■　静态因素，指一些静态变量，与主体的过去有关；动态因素，涉及主体的一些变化（比如：职业状况或夫妻生活的改变）；

■　触发因素，行为紧随其后；

■　诱因，与行为发生的时间更远一些，它与前一种因素的因果关系很复杂：可能的触发事件会缓解或加重某个诱因（比如：某个孩童的吸引）的影响。

保护因素指那些可降低重复犯罪风险的因素。它们也可以缓解或增强风险因素的影响。

撤销因素是指改变主体，使其放弃犯罪事业的前提条件，包括主观和客观动态因素，可以使主体走出犯罪行径，使主体有这方面的意识和动机，重新考虑自己的选择。

表 19.3 和表 19.4 简要概括了学术界提到的性侵预测因素。

表 19.3　性犯罪的危险性因素

犯罪前科	<ul><li>性侵前科</li><li>受害者的特点（家庭之外的、外来的、男性）</li><li>性犯罪开始早</li><li>性侵行为的多样性</li><li>非接触的性侵</li></ul>
性偏离	<ul><li>喜欢与孩子发生性关系</li><li>性暴力</li><li>性倒错</li><li>性烦恼</li><li>赞同性侵</li></ul>
生活方式不稳定/犯罪	<ul><li>儿时的行为障碍（比如离家出走、学业失败）</li><li>青少年时期的犯罪行为</li><li>犯罪前科（所有类型的）</li><li>不稳定的生活方式（危险行为、工作不稳定）</li><li>人格障碍（反社会型、精神病性）</li><li>仇恨/敌对</li><li>问题解决中的认知困难</li><li>对司法跟踪不合作</li><li>违反假释的条件</li></ul>
亲密关系存在困难	<ul><li>单身（从未结婚）</li><li>夫妻关系冲突</li><li>对孩子感情上的认同</li><li>社会的消极影响</li></ul>
对跟踪治疗的态度	<ul><li>放弃治疗</li></ul>
年龄	<ul><li>年轻</li></ul>

表 19.4　与重复性犯罪没有或几乎没有关系的特点

1	对受害者几乎没有同情
2	否认性侵或将性侵的危害最小化
3	缺乏治疗动机
4	临床印象：病人因治疗而得到改善
5	心理问题（焦虑、抑郁、自尊心弱）
6	曾遭受性侵
7	性侵的侵占方面（比如：插入、弄伤受害者）

讨论北美和比利时一个系统的局限

讨论开始于有关美国性犯罪统计数据的使用。在假释方面，美国的某些州借助精算表格作出最终判决。法国有关这方面的法律也采取同样的方式，如果犯人被认为是"危险的"，就对其进行关押（2008 年 2 月 25 日，第 2008 - 174 号法）。

在加拿大，关押和假释的目的在于使罪犯能够重新进入社会，对其进行评估和预测，消除其重复犯罪的风险。为了实现这两个目标，自 20 世纪 80 年代以来，一些恢复和融入计划陆续被制订，希望使罪犯能够恢复社会地位，并长期保护集体利益。加拿大的这一模式在国际科学界享有盛誉，但瓦什雷和古斯诺（Vacheret et Cousineau，2005）对其进行了评判，认为这个模式存在预测错误（假阳性），因为，"其过程过度结构化、逻辑化，极端一致"。他们指出渗透在刑法系统中的危险性或风险概念是如何在加重惩罚方面让人左右为难的。他们注意到，针对一些被认为具有"高风险"的人，越来越压制的措施被建立。假释越来越成为一项考验手段，而不是帮助犯人恢复社会地位。假释的核心是预测，多年来，这都引发了一些伦理和方法问题。学者们致力于阐释"一种新的刑罚学"或"精算法院"，其目的在于保护社会，抵抗风险，保护集体利益。他们注意到，近年来，假释率明显下降。他们的分析结果表明："这种模式被机构化、官僚化，很少涉及临床鉴定,不断重复评估相同的因素,一点也不考虑个人的解释或决定。这确实达到了统一性,但它导致了个人评估的丧失。"在加拿大系统中,决定的作出依赖过多的静态因素(尤其是犯罪类型),而且,这个一致性导致不利于假释的决定增加。动态因素,作为变化和责任落实的指标,很少被考虑在内,使得社会重新安置的目标成为一纸空文,而这个目标曾被这个系统鼓吹过的。

在比利时,一个专门的社会心理学团队在每次惩罚或监禁放宽时对性罪犯进行评估。评估的目的有两个:诊断和预测。诊断包括心理元素、微观犯罪行为诱发因素(诱发行为的形势)和宏观犯罪行为诱发因素(精算和回忆元素),从而发现主体的运行特点。而预测涉及主体的演变能力和关押期间为其制定的目标。预测会考虑付诸行动的风险、方案、缺失和危险形势。这项评估也包含社会心理专业团队的前期治疗任务(Giovannangeli,Cornet,Mormont,2000,引自 Coco et Mormont,2006)。

可可和莫尔蒙(2006)指出,回答危险性问题的一个方式就是制订一个适应模式,在研究领域内对性罪犯的脆弱性和资源进行评估。他们借助相关理论和临床实践,设计了一个依托易感性-资源模型的表格。易感性指有利于性犯罪的特点,而资源表示那些帮助罪犯适应、自我控制和改变的优势和能力。这个理论来自维莱比(Villerbu,2003)的研究,基于生活原理的出现和建立,他主张融入式心理犯罪学,从而找出导致犯罪行为的有利因素。

表格细分为六大类,其中,静态和动态因素并存,这些因素是可以变化的,尤其是在治疗的作用下:与精神疾病的共病性,与性虐有关的元素,适应/控制能力,社会安置和生活方式,自我评价,认知和表征。这个表格是一个临床工具,与精算表格不同,这个表格对个体的整体运行进行动态的解读,并建立在实践的基础上。有关学者指出,这项工具目前还处于形成阶段,它需要被广泛地应用于性罪犯身上,从而证明它的恰当。

结　　论

重复犯罪和危险性的评估依托相互重叠的不同领域。而学科之间的界限很难界定。比尔热兰（Burgelin，«Pour une meilleure prévention de récidive»，2005 年 7 月）、古戎和戈蒂耶（Goujon et Gautier，« Les mesures de sûreté concernant les personnes dangeureuses»，2006 年 6 月）以及加罗（Garraud，«Réponses à la dangerosité»，2006 年 11 月）的报告强调犯罪学中跨学科培训的重要性，并指出，由于评估时只涉及单一学科，导致精神病学和法律研究成果方面的不足。

由于缺乏专门的大学部门，跨学科犯罪学很难问世。每个学科的成果，包括精神病理学、法律、社会学，都是分开的，捍卫着各自的专业知识结构，不作分享，这会造成片面看待危险性和重复犯罪风险。应该促进跨学科、整合式评估的发展，从而理解可能导致犯罪行为的所有因素，包括心理、环境和背景因素。跨学科评估还可以帮助我们跳出崇尚量化方法的英美模型和主张质量化、基本概念正处于构建时期的欧洲模型的辩证模式，从而对重复犯罪风险和危险性进行整合式的、动态的、补充式的解读。

第20章
法国国家评估中心介绍

玛丽·戴特斯

　　法国国家评估中心(CNE)是一个古老的机构,为了更好地理解它当前的作用,应该简单地介绍一下它的历史。

　　1950年,它是弗雷内监狱的筛选中心,而后,1951年,成为国家导向和筛选中心,这个机构的出现建立在整个监狱系统框架之下,受保尔·阿莫尔(Paul Amor)的管辖。

　　采取这项改革主要包括两大目的:赋予个人优先权;表明剥夺自由的惩罚具有再教育性(个体化和个人修正:改革的两大要点)。因此,CNO的目的在于聚集所有刑期超过一年的犯人,并将他们分配到最适合他们人格的监狱。为了实施分配,需要进行五项测试:社会教育谈话、精神检查、体检、心理技术测验、心理研究。

　　在20世纪60年代和70年代,CNO不再受到国家的重视。1985年,CNO进行了深刻的改革:它不再是一台指派机器,变成了国家观察中心。除分配之外,它还需要给每个犯人制定刑罚处置方案,指派机构可以使用这些方案。

　　随着时间的推移,其任务和接收的犯人发生了变化,于是,监狱行政部门分别在南部巴黎大区监狱中心(2011年10月,5处)和里尔塞克丹镇监狱中心(2012年10月,30处)设立了一个新的机构:CNE。中央行政机构负责分配犯人,并使用与前三个机构相同的工具和方法。

CNE 的人力资源

多学科队伍构成

法国国家评估中心在监狱服务主任的领导下，包括四个学科点：

- **拘留点：**
  - → 1 名监狱服务长官；
  - → 3 名监狱看守长；
  - → 21 名看守员。
- **社会融入与缓刑工作处点：**
  - → 1 名社会融入与缓刑工作处主任；
  - → 6 名社会融入与缓刑工作处职员。
- **心理学科点：** 5 名合同制心理学家。
- **心理技术点：**
  - → 1 名实践心理学家；
  - → 2 名指导监督员。

秘书处有 2 名行政代理。

组织机构的介绍

领导团队

1 名监狱服务主任、1 名社会融入与缓刑工作处主任以及副主任、1 名监狱服务长官构成了评估中心的领导层。

监狱服务主任

长官	DPIP
■ 管理看守人员	■ 可代理监狱服务主任的职责
■ 组织服务	

- 管理监狱
- 控制看守人员的总结报告
- 参加多学科会议
- 参与思考工作方法和制定
- 人事培训计划
- 起草总结报告

- 管理社会融入与缓刑工作团队
- 组织社会融入与缓刑工作团队的工作
- 参与制定人事培训计划
- 参加多学科会议
- 参与思考工作方法
- 起草总结报告

监督团队

当前,CNE 的职员来自弗雷内监狱中心的看守人员。除看守外,他们应该注意观察犯人,与其进行日常交流,找出那些具有行为和/或人格障碍的人。

每个周期结束后,他们需要书面总结自己的观察,透过这些元素,我们可以理解犯人和机构的脆弱点和危险点。

社会融入与缓刑工作团队

根据 2009 年 10 月 27 日 RH/DAP 的规定,自 2009 年年底起,社会融入与缓刑工作处部门的所有职员被指派到 SPIP 94,并可供 CNE 调配。

社会融入与缓期工作处职员按照岗位特点就职,受 CNE 中 CPIP 和 SPIP 94 的领导,并受 CNE 和 CNE 主任的支配。

服务方案规定他们的介入范围和任务。

心理学家

心理学家与巴黎大区间监狱服务领导机构签订合同,通过面试,征得 CNE 的同意,获得录用机会。

临床心理学家并不负责治疗,而是对犯人的心理状况进行诊断,研究其犯罪行为,评估其危险性。

实践心理学家领导并监督团队,对犯人的能力作总结,制定职业方案,从而构建刑罚处置路线。心理团队同样也对那些要求改判的犯人的危险性进行评估。

评估中心的任务及其运作

2008 年 2 月 25 日法律再次强调,CNE 的任务在于评估犯人的危险性,预防重复犯罪。当前,立法机构对有关规定作了修改,要求CNE 负责评估犯人,并且,CNE 的多学科团队的工作手段和方法应该适应机构要求。

当前,规范的 CNE 条款来自 1998 年 12 月 8 日和 2008 年 4 月16 日法令、2008 年 2 月 25 日法律、2010 年 3 月 10 日法律、2010 年 3月 19 日通知以及 2011 年 8 月 10 日法律。

参加会议的人数固定在 52 名。

会议的开展[1]

CNE 的观察任务包含以下几个阶段:

■　对犯人进行第一次评估:

➡ 必须严格按照 2008 年 2 月 25 日和 2010 年 3 月 10 日法律有关安全扣留的规定。它指出,CNE 召集那些已被判决的犯人,这些犯人因违反 CPP 第 706 - 53 - 13 条(717 - 1 - A 新条款)的规定或对未成年或成年人造成伤害,并且情节加重或重复犯罪,而被判处超过 15 年监禁。CNE 接收这些犯人的目的在于对其人格进行评估,在作出最终判决之后的一年内,建议合适的惩处机构,并提出医疗和社会适应手段。

➡ 来自拘留管理办公室的犯人,这些犯人刑期长,患有精神疾

---

[1]　参照条款 D. 81 - 1;D. 81 - 2;D. 82 - 3;D. 82 - 4;D. 147. 34;D.527 - 1/;D. 717 - 1A;CPP 条款 362 d. a;CPP 条款 723 - 73 - 1;条款 706 - 53 - 14;条款 729/729;CPP 条款 729 d. a;CPP 条款 730 - 2。

病或重复犯罪(犯人或监狱长要求改变被指派地点[CPP 第 D-
82 条])。

- 在刑罚执行过程中的评估,称为"第二通道",或加强监禁制度或
  刑罚执行的个体化,或提高 DPS 的地位。

- 根据 2008 年 2 月 25 日法律第 12 条之规定,对请求假释的终身
  监禁犯人的危险性进行多学科评估。

- 2010 年 3 月 10 日法律为了减少重复犯罪风险,扩大了 CNE 的
  评估任务,允许其对另一类犯人进行评估:刑期 7 年或以上,犯
  重罪或轻罪,社会司法对其进行追踪。CNE 应 JAP 或检察官的
  要求在刑满时对这类犯人的危险性进行评估。

- 2011 年 8 月 10 日有关刑事和未成年人审判的法律规定,CNE
  接收另外两类犯人:刑期 15 年或以上,并受社会司法的追踪。
  刑期 10 年或以上,触犯 CPP 第 706-53-13 条(违反安全拘留
  方面的规定),并申请假释的犯人。

会议细节

DAP 安全参谋部的下属部门宣布会议议程有效。

CNE 在其结构内部,可接收 52 名犯人:

- 最初将犯人引到惩处机构或对其进行"第二通道"评估。观察
  时间为 6 周。CNE 受法国中央行政机构控制(拘留管理办公
  室,EMS1)。结束后,犯人重新回到监狱,等待被转到指派的
  机构。

- 请求假释的犯人。时间为 6 周。第七周,犯人重新回到原来的
  监狱中。安全措施多学科委员会主席同意这些犯人安置到
  CNE 中。中央行政机构负责周期指派。

- JAP 或检察官要求对其危险性进行评估的犯人,之后,对其进行
  司法监督。

CNE 也可以接收一些女犯人或急救中心的犯人。不同工作人
员往来在接待机构(MAF,EPSNF 或 UPH)中,与犯人进行

会谈。

在此期间,CNE 内部的两个多学科会议和与 SMPR 举办的会议也同时进行。在每个周期开始时,会议日期根据记录部门确定。

等待转到惩处机构

从 CNE 出来后,犯人重新回到单人监室。根据不同机构,等待的时间不同。按照犯人的要求,根据他们的状况,犯人有在车间工作的机会,或继续待在监狱里,或进入一般服务部门。

总结

总结上交的时间也由记录部门确定。原则上讲,引导方面的总结最晚第六周的周五上交,其他方面的总结可在会议结束后的下个月上交。

多学科分析和结论由 CNE 工作人员拟定。

在会议期间,犯人会接触不同职业人士,接受不同的检查,涉及社会教育、心理技术和心理学。

CNE 接收犯人,这是为了将其指派到相应惩处机构,并决定医疗和社会治疗手段。对所有参与者之间的交流作出的总结应该在第六周结束时完成,然后,将总结交到拘留管理办公室。

这项总结是多学科委员会的讨论基础,会议由拘留管理办公室的 1 名领导主持,决定犯人分配到惩处机构的情况。当去惩处机构时,犯人随时携带这项总结,后者成为制订惩罚处决方案的载体。

对危险性评估的多学科总结提交给法院。

会议结束后,对犯人的治疗

犯人离开 CNE 后,在弗雷内的 CP 等待去惩处机构,有关部门为尽可能地缩短等待时间作出巨大努力。当前,等待时间约为 4 个月。

多学科团队为犯人回到单人监室做最好的准备：

■ 建议分到单人监室（单独的、孤立的、特殊指令……）；

■ 指定犯人进入工作领域，首先为穷人工作；

■ 可安排犯人在 CNE 工作。

此外，在最后一周，与 SMPR 开会，为即将离开 CNE 的犯人的精神疾病治疗做准备工作。

弗雷内的医院精神科建议，举行有关性犯罪者治疗的会议，讨论离开 CNE 的犯人，其融入社会的可能性。

即使犯人离开 CNE，CNE 的干部团队、社会融入与缓刑工作处工作人员也可对其进行治疗，直到犯人被转到相关惩处机构。

自由支配一项财政

CNE 拥有自己的财政预算，受地区间领导部门的资助，用来维持 CNE 中犯人的社会文化活动。

2012 年小结

2012 年接收的犯人数量

根据 CNE 的统计，结构团队负责的犯人被视作实习生。2012 年，共有 7 个周期（会议从第 225 到 232 次），总共接收 350 名犯人，其中，有 20 名女犯人。

CNE 对犯人进行评估，从而将他们分配到惩戒机构，CNE 被迫或自愿接收犯人（2012 年，共接收 165 名男犯人和 20 名女犯人），除此之外，2008 年 2 月 25 日法律第 12 条是有关安全拘留的，条款规定，CNE 接收被判终身监禁、请求假释的犯人，并对其危险性进行评估。2012 年，28 名男犯人被评估。

按 2010 年 3 月 10 日的法律，审判长或法兰西共和国的检察官为了对某个犯人的危险性进行多学科评估,可要求 CNE 接收该犯人,并将犯人交至 CPMS。这项规定涉及那些因重罪或轻罪被判 7 年或以上监禁的犯人,社会司法对其罪行进行追踪,但还没有进行宣判。依据这项规定,CNE 接收了 4 名犯人。

自 2012 年 1 月 1 日,CNE 接收被判 15 年或以上监禁、其违法行为受到社会司法追踪的犯人或被判 10 年或以上监禁、违反 CPP 第 706 - 53 - 13 条(安全拘留的应用领域)并要求假释的犯人。依据 2011 年 8 月 10 日法律,必须对这些犯人的危险性进行评估。2012 年,共接收 122 名男犯人和 11 名女犯人。

周期[1]

被接收犯人的特点

今年,CNE 对机构中的犯人特点进行描述,并区分不同的接收类型。

CNE 被迫或自愿接收的犯人中,122 人被分配到拘留中心,63 人被指派到中央看守所。

CNE 的活动和工作

社会文化活动

2012 年,此类活动的财政预算是 25 000 欧元。这些活动可以更好地对犯人进行评估:在团体中的行为、勤奋程度等,同时,可对犯人进行职业定位。活动参与自愿、免费。活动类型多样,分布在一周中。每项活动都由社会融入与缓刑工作处的 1 名监狱顾问监督,后者要在周期末作书面总结。

---

[1]　原书此处留白,可参见表 20.1。——编者注

人格障碍

表 20.1

会 议	周 期	强制 CNE	LC	RCP LC	司法监督员	总人数
	2009					
203 到 210	8 次会议	197		67		264
	2010					
211 到 217	7 次会议	250h 14f		36		300
	2011					
218	16/01/2011 至 6/03/2011	43h 2f		4h		49
219	6/03/2011 至 24/04/2011	34h 2f		10h	2h	48
220	24/04/2011 至 12/06/2011	36h 2f		6h	1h	45
221	12/06/2011 至 31/07/2011	41h 3f		6h 2f		52
222	31/07/2011 至 18/09/2011	39h 2f		8h		49
223	18/09/2011 至 1/11/2011	40h 2f		8h		50
224	6/11/2011 至 25/12/2011	37h 1f		8h	2h	48
	总计	270h 14f		50h 2f	5h	341
	2012					
225	08/01/2012 至 19/02/2012	44h 2f		5h		51
226	19/02/2012 至 01/04/2012	41h 4f		4h	2h	51
227	08/04/2012 至 20/05/2012	22h 2f	18h	8h		50
228	20/05/2012 至 01/07/2012	11h 1f	22h	2h	1h	37
229	08/07/2012 至 19/08/2012	7h	16h 4f	2h		29
230	19/08/2012 至 30/09/2012	23h 2f	19h 4f	1h		49
231	07/10/2012 至 18/11/2012	6h 4f	29h 1f	3h	1h	44
232	25/11/2012 至 06/01/2013	11h 5f	18h 2f	3h		39
	总计	165h 20f	122h 11f	28h	4h	350

表 20.2　犯人年龄段

	最初评估	%	LC	%	RCP	%	司法监督员	%
20～25 岁	11	6	1	1				
26～30 岁	24	13	11	9				
31～35 岁	21	11	19	15				
36～40 岁	18	10	14	11	2	8	1	25
41～45 岁	31	17	19	15	4	14		
46～50 岁	29	16	11	9	4	14		
51～55 岁	24	13	12	10	11	39	1	25
56～60 岁	12	6	11	9	3	11		
＞60 岁	15	8	27	21	4	14	2	50
总计	185	100	125	100	28	100	4	100

表 20.3　犯罪事实证明

		最初评估	%	LC	%	RCP	%	司法监督员	%
强奸	未成年受害者	53	29	46	34			1	25
	成年受害者	25	13	5	4	1	4	2	50
强奸加另一项重罪或轻罪	受害者	7	4	8	6	2	7		
谋杀、杀人犯、企图杀人	受害者	62	34	57	43	23	82		
暴力、虐待和粗野行为、持械盗窃、绑架、非法监禁	受害者	38	20	17	13	2	7	1	25
总计		185	100	133	100	28	100	4	100

表 20.4　刑期

	最初评估	比例
＜15 年	10	5.40
15～20 年	129	69.72

（续表）

	最 初 评 估	比 例
21～30 年	40	21. 63
RCP	6	3. 25
总计	185	100

表 20. 5　原有地区间领导部门

	地区间领导部门	比 例
巴黎	5	2. 70
马赛	4	2. 16
雷恩	29	15. 67
里尔	61	32. 46
斯特拉斯堡	3	1. 62
图卢兹	47	25. 40
波尔多	29	15. 67
里昂	3	1. 62
第戎	1	0. 54
海外	4	2. 16
总计	185	100

表 20. 6　安全措施多学科委员会

CPMS	RCP	%	司法监督员	%	LC	%
巴黎	4	14. 28	1	25. 00	27	20. 30
马赛	2	7. 14			14	10. 52
雷恩	5	17. 85			25	18. 79
里尔	6	21.			19	14. 28
南希	3	10. 63			12	9. 05
波尔多	5	17. 85			24	18. 04
里昂	2	7. 14			11	8. 27
图卢兹	1	3. 57				
第戎			2	50. 00		
法兰西堡			1	25. 00	1	0. 75
总数			4	100	133	100

太极拳

太极是中国的传统拳术,它可颐养性情,养精活血,增强体质。这项活动非暴力、无等级、非竞技,适用于所有人,不管年龄和健康状况。这项活动可以帮助犯人抵抗压力。

12 名犯人参与这项活动,每周五下午 2 小时,一个周期包括 5 次。

费尔登克拉斯的方法:肢体表达

费尔登克拉斯的方法是一种反体操形式。其目的在于不再机械地做动作,而要有意识地进行,付出努力,恰到好处,操作者了解自己的局限和需要。这种方法可以使犯人意识到自己的整个身体,增强活力和舒适感。

每次有 12 人参加。

学习造型艺术

每个周期举办 4 次,让犯人发现不同技术:粘贴、镶嵌、亚麻油毡版画……

每次有 8 人参加。

艺术史会议

每个周期举办一次,1 名发言人简单介绍艺术史。会议召集对此感兴趣的犯人。2012 年共举办了 7 次会议,每次有 12 人参加。

诗歌会

由 1 名志愿者主持,每周五 2 小时,每个周期 5 次,每次包含 10 人。在犯人等待被分配的时候,这项活动可继续进行。诗歌被收录到手册中。

学习杂技

杂技、手技演员等教犯人学习杂耍、晃板、踩高跷、独轮脚踏车、杂技等,犯人利用不同的器材和技术,锻炼肌肉、身体平衡力和协调力。

一天有两组参加杂技活动的犯人,上午 8 人,晚上 8 人。一个周期有 5 次。

运动

犯人可参加体育活动,由法国国家教育部的一位教师指导,每年 35 周。每周 4 次,每次一个半小时,包括周一、周三或周六早上。每次平均有 8 人参加。活动包括肌肉锻炼、踢足球和打篮球。2012 年底,一位体育教练使活动多样化,并改变了活动频率。

急救

红十字会每个周期来一次,教 10 名犯人学习急救方法。

工作

在周期内,CNE 的犯人无法工作。犯人必须在周期过后才能进入职业领域。根据犯人的生活经历、能力、贫困状况和严肃程度,机构的领导阶层对犯人进行筛选。犯人承担某项工作的能力决策书由 CNE 主任签署。

CNE 可提供 7 个工作岗位:

- 图书管理员 1 名;
- 工程助理 1 名;
- 食品分配员 1 名;
- 楼层管理助理 2 名;
- 图书中心助理 2 名。

演 变 和 展 望

CNE 对那些罪行最严重的犯人进行评估,从而在他们接受惩罚处置的不同阶段里,确定或再次确定处置他们的最佳方式。

这个机构使用的主要方法是单独会谈。利用社会心理方法,确定刑罚处置的过程,评估惩罚的调整方案对主体的贴切性。了解主体的主观想法,测试主体面对方案时的改变和举动。

通过主体的言辞和行为,临床方法可以找到主体态度的改变点。

如果科学评估没有问题,我们可以指出当事人的动力因素,以及在监狱中,当事人变化的稳定性。

近年来,法律的演变增加了犯人进入评估中心的人数。这个增加导致了第二个评估中心的创立,位于南部巴黎大区里奥监狱中心,并于 2011 年 10 月开放;2012 年 10 月,在里尔塞克丹镇监狱中心,又设立了一个 CNE。三个评估机构使得分配开始按照任务的性质、犯人的原有机构和犯人的特点进行。

监狱行政机构要求三个评估中心在手段、组织、运行方式等方面统一。CNE 总部的文献资料、成果、布置、经验要与其他两个新建评估中心交流、分享。这两个新生评估中心是非常有帮助的。

2012 年是关键的一年,弗雷内监狱中心的国家评估中心人员被强烈请求建立针对新成员的标签制,开辟新任务,改变操作方法,使机构的运行符合要求。

第四部分 治 疗

第 21 章
对跟踪治疗的几点建议

罗兰·库唐索

人格障碍的治疗对临床医师（或犯罪学家）来说属于治疗的"第三场"，它与传统的精神疾病的药物治疗方法不同，也没有神经症问题（恐怖症、TOC、焦虑抑郁或创伤后症状）的治疗划分得那么明显。

在我们看来，人格障碍的治疗包括：

■ 各方面的理论支持：心理动力学的、心理行为的（我们更喜欢称其为"学习与遗忘技术"）、系统的、性心理学的（包括所有情感和性方面的问题）；

■ 不同治疗方法相互补充（相互连接）：对个体的追踪治疗、以团体为单位进行谈话、与患者周围的人进行谈话、药物治疗；

■ 治疗初始，采取一定的强制措施，从而第二时间使患者能够真正接受、服从治疗；可以利用司法手段强制治疗；也可利用家庭和周围人的压力——此类方法尤其针对行为障碍，因为它并不具有违法性质；

■ 治疗者（教育者）的态度：与对待神经症的亲切态度不同。

采取助产术式的提问方式，找到模糊点、错综交错的地方——直面法律，应该指出、阐明、尊重（内在化）法律。

学会采用间接式倾听，利用特定主题，这些主题导致了违法行为、异常姿态和行为问题。

找出有利于理解人格障碍的不同的理论支持，与此同时，更新实践方法，以适应这些既不是精神病、神经症，也不是错乱者，更不是正常人的主体。

在面对困难人格时，治疗者、教育者经常会出现恐慌，为了避免这类状况，应该进行一些实验，治疗医师之间能够相互倾听。

以上对治疗提出了几点创造性的建议，下面，我们将列举几个具体的例子，提出几类思路。

第 22 章

在法国国家卫生管理局有关精神病的听证会后,精神病改称为具有精神病特征的边缘状态

让·路易·塞农

对精神病医师来说,精神病是一个悖论:在其日常工作中,包括一些紧急情况,对监狱犯人或收容人员的精神治疗。但很少有著作,尤其是法语著作,谈论精神病,而且,精神病这一术语被看作是具有讽刺性的,以至于精神病医师无法对患者进行正确的、缜密的、持久的治疗。这种看法受电视、电影中美国精神病人形象的影响,这类形象与日常诊断中的法国精神病人非常不同,后者缺少情感和教育,生活中曾遭受过创伤,经历痛苦、不幸,面对患者不断重复的行为障碍,精神病医师、教育者或法官互相推诿,从童年起,患者就经常被抛弃,早期行为表现为融合与分裂。

针对这个问题,法国国家卫生管理局(HAS)组织了一场有关精神病治疗的听证会。会议于 2005 年 12 月在巴黎召开,为期两天(15日和 16 日)。卫生管理局建议将精神病改称为"具有精神病特征的人格组织"(HAS,2006)。

处于临床、社会学和司法交界的问题

博雷尔在 1947 年发表的著作中(Borel,1947),提到精神病医院和社会工作人员的心理失衡问题:

> "心理失衡是精神病治疗中经常遇到的问题。它以不同的方式表现出来:它时而展现出来,是情绪和性格障碍的夸张表现,或致命的,或需法医鉴定,或两者结合,最终,心理失衡者住进医院;时而以精神病的形式表现出来。它被分到精神疾病中,病人有这方面的前科或受遗传的影响,或经常或总是表现在患者的反社会行为中。然而,这种无可争议的优势在今天并没有得到肯定。我们或许可以从 20 世纪末的理论信条中寻找原因,认为身心衰退是与失衡相关的状态,这转移了医生的注意力。自从失衡被归到这一分类后,很少有研究涉及这个领域。"

在 2005 年 12 月 15 和 16 日之后,为了证实健康管理局举办的有关精神病的听证会的说法,其他部门和学者也作了类似的说明。听证委员会通过以下方式阐释了自己研究成果的重要性:

> "对公众来说,精神病是个贬义词,令人担忧。它主要通过最明显的攻击行为表现出来。人们通常用精神病代指一切让人害怕、让人无法理解的暴力行为。借助于电影的作用,精神病人的形象通常是暴力的,具有犯罪特征。尽管精神病人有这样的表现,但到目前为止,相关部门并没有出台专门针对这类群体的公共策略。他们游离于街道、精神病医院、监狱、收容所和社会安置机构。相关职业人士一致认为,精神病人数量庞大,但他们的治疗并没有受到重视。这一点获得了强烈的赞同……尽管精神科专家承认精神病人,但精神病这个概念并没有被很好地定义。精神病这一术语被广泛使用,而它却不再属于国际上对精神障碍的分类。它与其他病态或非病态行为界限模糊。或许,

精神病不能只从精神学领域中去理解：它包含许多其他方面，尤其是社会和司法领域。而且，在不同的文化、经济、政治和社会环境下，人们对它的看法也是不同的……由于参与者和相关机构的多样化，情况更加复杂。事实上，精神病问题处于多学科的交汇处：精神病学、心理学、犯罪学、社会学，依据学科的不同，精神病的解读也不一样。"

　　实际上，精神病涉及临床或社会领域，每个领域都用不同的术语指称它，非常不确定。在临床领域，通常包括这些术语："精神病""精神病人格""精神失衡""性格神经症"或凯恩伯格（Kernberg）和贝热雷（Bergeret）近来提到的"具有精神病特征的边缘状态"；相反，在社会教育领域，包括"社会疾病""反社会人格""社会失衡患者"或"反社会错乱者"。这类病人穿梭于医院、收容所或监狱，人们对他们的看法是不同的，但有时人们会忘记，可操作的治疗方法涉及多门学科，教育者、法官、精神疾病专家都应参与其中。

一个不确定概念的往返史

　　历史上，临床无法确定精神病的分类，尤其在面对慢性精神病时。它与精神病学混淆，而后者是一门临床医学科目。当代临床的创立者——皮内尔（Pinel），在其 1801 年的论文中，首次将精神病描述为"理解力的损害"，并伴随着"躁狂症状，但无癔症表现"，属于"共振精神错乱"，"周期性发作……无名的冲动，伴随着暴力行为……不存在任何空想"。皮内尔的学生埃斯基罗尔（Esquirol），在其 1838 年发表的论文中提出了偏执狂的概念。在论文中，几种"推理得出的偏执狂"形式非常接近精神病的症状。乔吉特（Georget）也描述了精神失衡的主要临床特点，不到一个世纪，迪普雷（Dupré）重新引用了这些特点。在英国，普里查德（Pritchard）在 1835 年将其称为不健康的精神。他认为这种"精神错乱"表现为"本质情感、倾向、爱好、情绪、习惯和精神机制等的病态错乱"。之后，根据这一思路，莫斯里（Maudsley）在伦敦提出了普通犯人的先天缺陷的概念。精神障碍的先驱概念"精神痴愚"汲取了这一成果，20世纪初，精神痴愚被英国精神健康文件（English Mental Health Act）列于相关分类中。

在法国，莫雷尔（Morel）于1857年、马尼昂（Magnan）于1884年以及迪普雷（Dupré）于1912年，都认为精神失衡是身心衰退的表现之一，同时，他们认为，环境和遗传具有决定作用。莫雷尔将身心衰退和反社会表现联系起来。他将那些身心衰退者描述为"一些道德败坏和迟钝的人，他们的智力衰退，行为违反道德……这类人通常出现在大城市中"。马尼昂（Magnan）和 勒格兰（Legrain）在他们1895年的著作《堕落者》（Les Dégénérés）中，强调遗传因素的影响，但批判龙勃罗梭（Lombroso）的理论，后者建议按照犯罪类型对罪犯进行分类。身心衰退理论遭到宪法持有者的批评，其中包括施奈德（Schneider），他是克雷丕林（Kreapelin）的学生。当施奈德从宪法的角度谈论精神病时，他与提出身心衰退、强调解剖方面的法国流派决裂。在对精神病的研究中，施奈德提出的心理动力因素并不能预测和治疗精神病：精神病人的行为存在于他的经历中，其行为只是他性格不成熟的表现，因此，此类疾病具有不可修复性。1933年，克雷丕林强调不要混淆精神病人和紊乱者，但在其论文的第七版中，他不再将精神病看作"衰退的精神错乱"，而是将其列入四大精神病型人格之一，以缺乏道德和责任感为特点，并伴随着"谎言、欺骗和引诱"。他的主要成果是将精神病和精神分裂症区分开来，并确立了后者的现代临床医学。

精神病徘徊于失衡和社会疾病之间。伯恩鲍姆（Birnbaum）是首先使用"社会疾病"这一术语的人之一，并说明精神病人缺乏社会行为。西夫特（Siefert）强调行为的不稳定性，德尔马斯（Delmas）在其1932年的研究中，谈到了"错乱的失衡者"，强调精神病人行为的错乱方面。博雷尔（Borel）在其1947年的著作中，将心理失衡的研究与情绪和性格、精神病特征、偏执、循环精神病症和错乱症联系起来。
他强调失衡者的反社会行为以及在疾病后期出现的犯罪问题。

　　精神分析,借助于弗洛伊德的研究成果,将犯罪行为和神经症联
系起来,并特别强调负罪感的重要性。之后,雷克(Reik)或艾宏恩
(Aichhorn),而后格洛弗(Glover)、亚伯拉罕(Abraham)或亚历山
大(Alexandre)对性格中的神经症概念作了研究。这个概念为美国
的科胡特(Kohut)或凯恩伯格(Kernberg)以及法国的贝热雷
(Bergeret)提出的人格障碍和边缘人格的概念奠定了基础。

DSM 和 CIM:一个区分"边缘行为"和 "反社会行为"的临床描述

　　DSM-Ⅳ对人格障碍的定义如下:"经历和行为的一种持续方
式,它很明显偏离了个人正常的文化修养。"这种偏离涉及以下领域
里至少两个领域:认知、情感、人际关系或冲动控制力。

　　DSM-Ⅳ在人格障碍 B 组中,对反社会型人格和边缘型人格作
了描述。

反社会型和边缘型人格

DSM-Ⅳ中的反社会型人格(301.7)

A. 漠视和侵犯他人权利,个体 15 岁起这类表现突然出现,表现
　　为下列 3 项(或更多)症状:

　　1) 不能遵守与合法行为有关的社会准则,表现为多次做出可
　　　　遭拘捕的行为;

　　2) 欺诈,表现出为了个人利益或乐趣而多次说谎,使用假名
　　　　或其他诈骗手段;

　　3) 冲动性或事先不制订计划;

4）易激惹或具攻击性,表现为重复性地斗殴或攻击;

5）轻视且不顾他人或自身的安全;

6）一贯不负责任,表现为重复性地不坚持工作或不履行经济义务;

7）缺乏懊悔之心,表现为做出伤害、虐待或诈骗他人的行为后显得不在乎或合理化自身行为。

B.　个体至少 18 岁

C.　有证据表明品行障碍出现于 15 岁之前

D.　反社会行为不仅仅出现于精神分裂症或双相障碍的病程中

DSM-Ⅳ中的边缘型人格(301.83)

一种人际关系、自我形象和情感不稳定以及显著冲动的普遍模式,成年早期出现,存在于各种背景下,表现为下列 5 项(或更多)症状:

1）极力避免真正的或想象出来的被抛弃;

2）一种不稳定的、紧张的人际关系模式,以极端理想化和极端贬低之间的交替变动为特征;

3）身份认同紊乱:显著的持续而不稳定的自我形象或自我概念;

4）至少在两个方面有潜在的自我伤害的冲动性;

5）反复发生自杀行为、自杀姿态或威胁,或自残行为;

6）由于显著的心境反应所致的情感不稳定;

7）慢性的空虚感;

8）不恰当的强烈愤怒或难以控制发怒;

9）短暂的与应激有关的偏执观念或严重的解离症状。

来源:《精神障碍诊断与统计手册(第四版)》(DSM-Ⅳ),美国精神病学学会,1994,J.-D. Guelfi 译(法文版),Paris,Masson,1996。

DSM-IV将反社会型人格和边缘型人格区分开来，前者主要表现为无法遵守法律，缺乏悔恨感、责任感，人际关系不稳定等，更侧重于行为；后者则主要表现为过度努力避免自己被抛弃、空虚感、自我认同紊乱、迫害妄想等。

同样地，CIM-10区分了反社会性人格和情绪不稳定性人格（表22.1）。

CMI-10 中的反社会性人格

具有此类人格障碍的主体，其行为与社会准则存在很大的偏离。表现为：

1) 对他人的情感冷酷、漠然；

2) 明显的、持续的不负责态度，蔑视社会的准则、规则和规定；

3) 尽管患者建立人际关系并不困难，但他很难保持稳定的人际关系；

4) 忍受挫折的能力极低，具有攻击性和暴力行为；

5) 不存在负罪感，无法从经验，尤其是惩罚中吸取教训；

6) 责怪他人或为自己与社会发生冲突的行为辩解。

这类障碍还伴随着持续的易激惹特征。童年或青少年时期出现的行为障碍可以帮助我们对此类障碍进行诊断，但这类障碍并不总是能够被发现。

来源：精神障碍和行为障碍的国际分类，CIM-10，1992，C. B. Pull 译（法文版），Paris，Masson，1993。

就像法姆和科泰（Pham et Côté，2000）强调的那样，克里克（Cleckley）在其文章《理智的面具》（*The Mask of Sanity*，1941，1982）中，并不认同精神分析中的有罪概念，而这个概念是犯罪行为

表 22.1　从反社会型人格到边缘型人格，CIM‑10 与 DSM‑Ⅳ 的对比

	CIM‑10	DSM‑Ⅳ
反社会型人格	F60.2：扰乱社会： ——行为偏离社会准则 ——没有负罪感 ——无责任心 ——无法保持稳定的关系 ——忍耐挫折的能力极低 ——冷漠、冷酷	反社会的： ——无法遵守法律 ——无悔恨感 ——无责任心 ——人际关系不稳定 ——为了利益，需要欺骗 ——冲动、易激惹、攻击性
边缘型人格	F60.30：情绪不稳定，具有边缘性： ——被抛弃感 ——空虚感 ——人际关系复杂、不稳定 ——不稳定性 ——以自杀作为威胁 ——自残行为 ——迫害妄想	具有边缘性： ——过度努力，避免被抛弃 ——长期的空虚感 ——不稳定的关系 ——自我认同紊乱 ——冲动性 ——重复性
冲动型人格	F60.30：情绪不稳定，具有冲动性： ——情绪不稳定 ——无法控制冲动 ——暴力行为 ——具有威胁性的行为 ——无法容忍批评	

的基础。克里克列举了精神病的 16 种表现（从"引诱"到"无法遵循生活计划"），为当代精神病的特点奠定了基础。黑尔（Hare）注意到相关诊断工具的缺乏，于是，他于 1980 年制定了《精神病自测表》（*Psychpathy Checklist*）以及《黑尔精神病自测表》（*Hare Psychpathy Checklist*）（PCL 1991 年的和 PCL‑R）。精神病指数成为评估暴力风险的中心因素。

为了建立一些治疗方案，理解具有
精神病特征的边缘状态

将精神病看作具有精神病特征的边缘状态，我们可以在临床上找到治疗精神病的方案。青少年的临床表现为理解成年精神病人的心理动机因素奠定了基础。弗拉维尼（Flavigny，1977）于1977年对"青少年的精神病的新形式"进行了研究，奠定了精神病的心理动力学研究基础。在他的临床描述中，他建议隔出主要的症状，寻找次要症状以及产生这类疾病的基础部分。这些主要症状有付诸行为；行为的重复性；被动性和懒散；依赖他人，并对他人提出一些过分要求；寻求即时的满足感。在那些次要症状里，他强调不稳定性、缺乏兴趣、逃避的需要、关系不稳定、抱怨自己的身体。弗拉维尼提出了产生这类疾病的最初表现：持续的焦虑和情感挫败。

除了这些临床因素之外，在精神病人的经历中，他还发现患者曾经经常被抛弃，这种"间断性打破了早期的情感关系"，孩子从自己的亲生母亲那里被转到养母那里，而后，经常被安置到收容机构，只有"空洞的印记"。患者对自己父母形象的认同存在异常，父亲不在或在患者的印象里根本不存在，而母亲时而与孩子契合，时而与孩子断裂关系。患者到青少年期，而后在成年后，会不断再现这类情景，从而更好地进行自我保护，免遭再次被抛弃的危险。精神病人的经历中充满了创伤事件：亲人过世、被抛弃、身体和性暴力、攻击、事故、多病等。通过观察精神病人在青少年期或成年初期的行为以及他的一些高风险举动，我们可以发现，他经常会重现这些生活中的创伤经历。寻求刺激感、迷幻状态，嗜酒、吸毒，在道路上制造事故，这些事件充斥着精神病人的生活，仿佛是其创伤经历的再现。

美国的凯恩伯格或科胡特，还有法国的贝热雷，他们的研究将精神病与边缘状态相结合，并确定了治疗原则。

克洛德·巴利耶长期在监狱环境中工作，在其著作《暴力行为的心理分析》（*Psychanalyse des comportements violents*）（Balier，1988）中，他提出了利用精神分析方法研究这类疾病的可能性。他以对青少年的精神分析为基础：

　　"毫无疑问，我们中存在一部分人，患有严重的障碍，无法控制自己的冲动,自恋情结严重……应该转向对儿童以及青少年的精神分析,从而对精神病人的心理状况进行分析。"

对克洛德·巴利耶来说,精神病人无法进入抑郁状态,边缘状态与分裂或攻击性的爆发有关。在他看来,"精神病人的未来并没有无可救药地固定",针对这类疾病,有时可采用团队治疗的方法。

具有精神病特征的边缘状态的临床表现包括付诸行动;心理代偿突然失调,具有可逆性;进行高风险行为;具有成瘾症;空虚感导致的极度焦虑。由于其明显性,付诸行动最能吸引医师的注意(表22.2)。我们可以看到一些攻击他人的行为,还有一些自我攻击行为,包括自残和连续的自杀企图。具有可逆性的心理代偿突然失调也并不少见。我们可以看到一些严重的抑郁表现,包括强烈的抑郁情感,这通常是自我攻击的前兆,也包括突然的逆反、倒退。这些代偿失调也可表现为突然到来的幻想或多种形态的妄想,通常以迫害为主题。精神病人的情感和情绪不稳定,在某些情况下,会演变为循环精神病患者。找出这些循环的情绪障碍是很重要的,某些青年精神病患者几年之后,会演变为双相情感障碍患者。高风险行为和成瘾症通常被指出:嗜酒、吸毒、精神药物成瘾症通常被治疗机构考虑在内,尤其是在监狱环境中。焦虑障碍表现为无法容忍各种程度的焦虑,患者无法忍受严重的焦虑,也无法忍受完全没有焦虑,因为,后者会带来空虚感。

克洛德·巴利耶特别强调病人的空虚感,他认为,这种感觉与原始自恋情结的衰退有关。患者内心存在无法忍受的空虚感,这种感觉无法忍受,无法用语言表达,最终导致了严重的自残行为、暴力或自杀举动。因此,攻击行为不是情感的宣泄,而是一个捷径,在压力过大的情况下,抵御患者精神破碎的风险。行为的实施建立了初步的支配关系,防止自恋衰退。这种研究方法可以对处于边缘状态的病人进行心理治疗,也可治疗某些性侵者(Balier, 1988)。

表 22.2　具有精神病特征的边缘状态的临床表现

付诸行为	攻击他人 自我攻击： ——自残 ——自杀企图
逆反式精神代偿突然失调	严重抑郁 急性逆反式心理代偿失调 情绪和情感不稳定 向循环精神病演变?
成瘾症和高风险行为	酒精 毒品 药物 高风险行为
空虚感导致的焦虑障碍	无法忍受不同程度的焦虑

有关精神病的听证会
建议的治疗原则

法国国家卫生管理局(HAS)组织的有关精神病治疗的听证会
(HAS, 2006)提出了一些治疗原则,负责治疗边缘型人格的团队很
清楚这些原则:

"治疗只涉及心理或精神障碍。治疗中不可缺少的部分是寻
找患者的生活轨迹。组织一项集体工作,多种职业的人都参与其
中,注意治疗的连续性,避免重复失败,这些都是治疗的基本原
则。专家依靠那些对儿童、青少年、犯人进行治疗的医师的经验,
强调治疗工作,尤其是精神治疗工作,是可能的、有用的,而且,其
临床框架明显,界限分明,采取多学科团队工作方式。这个框架
应该考虑到被抛弃问题,患者以付诸行为为特点,不断与周围的
人和机构决裂。此外,这个框架还应包括患者在儿童和青少年时
期整个经历的间断性,主体与他人不断上演这种间断性。治疗的
目的在于使主体找到具有结构性的而不是迫害性的地标,帮助他们
找到方向,情绪不会过于强烈,并用言语说出自己的感受、经历。"

第 23 章
边缘型障碍的图式治疗

菲鲁泽·梅朗

这篇文章的目的在于描述杰弗里·尤格(Jeffrey Young)提出的有关边缘型人格的图式理论以及图式治疗。他对图式概念作了定义,并描述了不同类型的图式及其方式,以及奠定图式基础的特定认知操作。他还找出相应的创伤因素。另一篇文章(第 24 章),也被我们发表在这本书中,它阐释了个人和团体治疗的应用。

大部分人都将人格定义为一种内在的、假设的结构或组织。行为(至少是部分行为)被认为存在于人格中,受人格影响、控制。

精神分析学家阿道夫·斯特恩(Adolf Stern, 1938)将边缘型人格概念化。1938 年,斯特恩对他称为神经症边缘组的概念作了描述,并指出,这个病症可能位于神经症和精神病之间。当前,我们并不认为边缘症处在某个界限上,反之,我们确信,它是一个独立整体,有自己的定义、自己的特点。通过对边缘型人格的细致研究,我们发现,边缘症患者表现为精神状态不稳定,但与此同时,边缘症的结构是稳定的,这样,我们就可以认为,边缘症状并不完全是顽固的。

边缘症患者具有极大的易变性。这种易变性或不稳定性表现在情感、人际关系、自我形象和控制自己行为的能力上。患者经常发作,伴随着自杀或自残行为。情绪波动非常大,人际关系一直处于冲突状态,患者具有不安全感,实施自我毁灭行为,患者还会表现出其他一些精神障碍的症状。

边缘症患者自杀成功率很高,他们实施大量的自杀企图。患者自己非常痛苦,也使其周围的人感到痛苦(Mehran,2006,2011)。

近 20 世纪 80 年代,病原学研究表明,边缘症患者在童年时期曾经常遭受性侵,临床观察已经证实了这一点(Mehran,2006,2011)。

扎纳黑尼(Zanarini et al.,2002)对住院的边缘症患者在童年时遭受的性侵的严重性,及其与患者身上表现出的精神病症状和心理社会问题的严重程度之间的关系进行了研究。研究结果表明,儿时遭受性侵的严重性与边缘精神病的四个基本领域存在很大相关,这四个领域包括情感、认知、冲动性和混乱的人际关系。

这类障碍开始得很早,在患者童年时就开始形成。它的出现与患者性情和情感的不稳定、对关心者保持不安全的依恋感、一些引起创伤的环境或患者精神或身体上失去活动能力有关。

这些患者具有复杂的精神状况,情感不稳定,具有冲动性,无理由地发怒,这都要求我们必须对传统的治疗方法进行一些改动,从而利用认知方法治疗人格障碍(Mehran,2003)。

20 世纪 80 年代中期,心理认知学家杰弗里·尤格(Jeffrey Young)针对那些患有长期、持续心理障碍的人包括边缘症患者,提出了"图式治疗"方法。他在这本叫做《图式治疗:人格障碍的认知研究》(*La Thérapie des schémas: approche cognitive des troubles de la personnalité*,1990—1994)的书里介绍了这种方法。

认 知 图 式

图式概念是认知治疗的一个关键元素。根据贝克和埃默里(Beck et Emery,1985),图式是认知的基本结构,"可以给事物和事件命名,对其进行分类、解释、评估并赋予其意义"。

尤格使用"早期不恰当图式"这个术语。图式是现实或经验授予的一种模式,可以让个体解释事实,对其进行感知并理解它们,从而指导个体的回应。

早期不恰当图式由有关自己及其与他人之间关系的回忆、情感、认知、身体感觉构成。这些方面通常包括一些消极主题,入侵并扰乱了主体。

这些图式是无意识的,储存在长期记忆中。起初,它们不活跃,处于潜在状态,之后,它们会被与其内容有关的日常事件激发出来,从而变成一个"认知离合器",即一个正常运转的图式变成一个紊乱的图式。这些图式进行筛选,实行"认知过滤",即它们吸收信息中符合它们内容的部分,并将剩余部分摒弃。这些图式非常顽固,为了能够存在下去,它们建立不同的认知过程。这些图式通常是无限制的,它们可以永久运行。当它们被激发时,就会给主体带来一些痛苦的情感。为了进行自我保护,抵御这些情感,主体会建立一些行为策略,这更增强了图式。

图式概念对理解边缘症患者对其亲人的反应模式很有裨益。

图式治疗方法

图式治疗方法是一种整合方法。在对边缘症患者的治疗过程中,尤格注意到,他的行为和认知治疗方法无法有效满足患者的需要。于是,他融合了:

■ 行为和认知疗法;

■ 约翰·鲍比(John Bowlby)的依恋理论;

■ 格式塔疗法;

■ 建构主义理论;

■ 关系。

图式治疗的特点

这种治疗方法强调从儿童和青少年时期找到问题的源头,强调情感、治疗关系、紊乱方式,重点对障碍引起的慢性性格问题进行治疗,而不是一些急性精神病症状。

早期不恰当图式的来源

根据尤格的观点,父母早期的教育,一部分来自遗传,所有可能导致创伤的事件:抛弃、遗弃、失败、过度保护、虐待、剥夺、周围人的持续批评,都有利于早期不恰当图式的发展(Young et Klosko,2003)。因此,我们可以将早期不恰当图式的来源分为三类:

- 基本情感需要,如:母爱的安全带来的安全依恋、自主性、表达自我情感和需要的自由、本能和游戏、现实的限制和自我控制。
- 儿时的早期创伤经历,如:情感需要上的挫败、创伤事件、受害经历。孩子曾受虐待,孩子的自由和自主性没有任何限制。孩子会选择性学习对他们来说非常重要的人的行为。
- 情感、性情:每个孩子都有独特的人格,都有自己的性情。孩子的情感、性情在图式的发展中扮演重要的角色。情感、性情与儿时的创伤事件相互作用,从而形成图式(Mehran,2012)。

在图式治疗模型中,除早期不恰当图式外,还包括以下三个概念:图式领域、适应策略和图式方式。

图式领域和 18 个早期不恰当图式

尤格和同事(Young et al. ,2005)将早期不恰当图式分为五大领域,在这些领域中,主体的情感没有获得满足。

我们将对每个领域中的图式以及每个图式的主要特点进行描述。

领域Ⅰ：分离和抛弃

处于这一领域的人确信，他们对安全、爱情和稳定性的需要永远不会得到满足（Mehran，2012）。

表 23.1

领域Ⅰ的图式	主 要 特 点
1. 抛弃/不稳定	总是害怕被抛弃
2. 怀疑/虐待	害怕被背叛或被虐待
3. 感情缺乏	确信自己永远不会被爱
4. 不完美/羞愧	认为自己不好、没用、枯燥
5. 社会孤立	感觉自己与众不同，注定孤独

领域Ⅱ：缺乏自主性和表现力

处于这一领域的人，其家庭环境没有为其发展提供必要的自主性。

领域Ⅲ：缺少限制

处于这一领域的人没有形成限制概念。他们很难尊重他人的权利。

表 23.2

领域Ⅱ的图式	主 要 特 点
6. 依赖/无能	无法自主管理自己的生活
7. 面对危险和疾病非常脆弱	总是感觉会有灾难和危险
8. 合并/萎缩人格	感到无法自己生活，得与他人共同生活
9. 无法表现自我	确信失败总会到来

表 23.3

领域Ⅲ的图式	主　要　特　点
10. 夸大自我权利；狂妄自大	具有优越感
11. 无法进行自我控制；纪律是自己设定的	无法容忍挫败

领域Ⅳ：听从他人

这类人总是将他人的需要放在前面，而损害自己的需要。他们随和，不喜欢制造冲突。

表 23.4

领域Ⅳ的图式	主　要　特　点
12. 顺从	服从他人的控制
13. 忘我	对他人的幸福负责
14. 寻求一致；寻求认同	对自我的评价取决于他人的反应

领域Ⅴ：过度警惕和抑制

这类人不具有自发性，心中怀有非常严格的潜在准则。他们曾经生活在充满忧伤的家庭环境中，其父母非常苛刻。

表 23.5

领域Ⅴ的图式	主　要　特　点
15. 消极；悲观主义	将生活中的消极方面最大化
16. 抑制情感	害怕丧失对冲动的控制力
17. 苛刻的理想；过度评判	达到一个非常高的苛求程度
18. 惩罚	惩罚自己和他人

图 式 的 操 作

尤格及其合作者（Young et al.，2005）提出了图式的两种基本操作方式，这些操作可以维持或治愈图解。

维持图式的过程

通过认知扭曲，选出正确信息，吸收适应图式内容的小细节，确认这些图式，将与图式内容相悖的部分最少化。贝克（Beck，1967）将这些过程称为：极小化、夸张、武断推理、超普遍化、选择性抽象和个性化。

治愈图式

图式治疗采取一些行为、认知、情感和人际关系方面的技巧，从而减少图式的强度。消除图式是图式治疗的主要目的。由于图式是由记忆、情感、认知、身体感觉构成的，所以图式的治愈包含对所有这些元素的治疗。随着治疗的推进，图式将越来越难激发，痛苦的感觉也会减轻。

治疗通常是痛苦的，因为，图式形成很早，自童年时期就开始形成，它们为了生存，进行抵抗，从而确保个体的安全感。

图式的适应策略

自人类诞生以来，人体在面对危险时，表现为三种反应，它们是：

■ 抵抗；

■ 逃避；

■ 服从。

这三种反应对应着以下三种"适应"方式：

■ 补偿：对应抵抗；

■ 回避：对应逃避；

■ 投降：对应服从（Young，1990；Young，1994；Young et al.，

2003)。

人类会有意识或无意识地反抗,从而维持自己的图式(Eshkol et al.,2011)。

表 23.6　三种适应方式与几个不恰当行为的例子

适应方式	行 为 的 例 子
补偿	攻击/敌对,支配/自我过度保护,不诚实,操纵,发出极端强迫性命令
回避	自我封闭,吸食印度大麻,沉迷于电脑游戏,自残,暴饮暴食,疯狂购物等
服从	被动,服从自己的图式,顺从他人,依赖等

图式治疗提出了一些评估方法,包括调查问卷和明细表,其中最常用的是《图式调查问卷》(YSQ,Young et Brown,1990)。

边缘型人格障碍的图式治疗特点

尤格是治疗边缘型人格障碍的先驱之一。通过对此类患者的研究,尤格发现,图式和适应性回答的数量过大,这导致我们无法同时管理它们。因此,"方式"这个概念就应运而生,从而满足这些病人的需要,而后,他将这个概念扩大到其他障碍中(Mehran,2011)。

"图式方式"的概念被很明显引入图式治疗中,从而帮助理解和治疗边缘型人格障碍的主要症状,即不稳定性(Rafaeli,Bernstein,Young,2011)。事实上,边缘型人格患者所特有的行为、思想和情感的突然、迅速变化促进了图式方式这一概念的发展(McGinn et Young,1996)。

对尤格来说,"方式是自我的一部分或一方面,由一系列包含适应方式和情绪的图式构成,图式中包含的成分无法完全融合"(Mehran,2003)。

这些图式由一些情感状态和即时、恰当的或异常的回应构成,我们每个人都有这方面的经验。这些图式经常会被一些让我们敏感的生活事件(我们的情感激活点)激活。

在一定时刻主导个体的状态被称为"图式方式"。随着时间的推移,它从一种方式转到另一种方式。对边缘症患者来说,图式和适应回答企图合为一处。某些图式组或适应回答一起被激活。

各具特点的方式存在于所有人身上,但它们表示每个人的身份,这一点是完好无损的,个体可以同时经历几种方式,但在边缘型人格中,一部分与其他部分分离,这部分非常纯粹,而且强度很大。

边缘症患者的方式与图式的一般方式不同,因为,它们更顽固、更难以分解。尤格(Young et al., 2003)将边缘症患者的图式分为五类。

表 23.7　五种方式及其主要特点(Mehran, 2012)

边缘症患者的方式	主　要　特　点
被抛弃的孩子	在这种方式下,患者有着一个3岁孩子的运转方式
易怒和冲动的孩子	在这种方式下,患者的愤怒是冲动的、不恰当的
爱惩罚的父母	这种方式的功能在于惩罚患者,因为,他做了一些"坏"事情
被解离的保护者	这种方式的功能在于保护患者免受痛苦情感的折磨
健康的成年人	它给予关注和建议,抵御其他方式,保护患者

每种方式都由几个图式构成。

对边缘症患者的方式进行治疗的目的在于:

- 重视被抛弃的孩子;
- 帮助被抛弃的孩子给予和接受爱;
- 抵抗和消除爱惩罚的父母;
- 对易怒和冲动的孩子建立一些行为上的限制,帮助处于这类方式的患者恰当地表达自己的情感与需要;
- 慢慢使被解离的保护者平静,用健康的成年人代替他。

结　　论

图式治疗方法产生于不同心理学流派的融合。这个方法具有教育意义。它尤其强调治疗与情感的关系。起初,杰弗里·尤格用它治疗一些性格上长期存在问题的病人如边缘症患者。现在,图式治疗也适用于轴 I 中的障碍,其有效性已经被证实。

鉴于边缘型人格的复杂性,尤格发现,考虑到此类患者的图式和适应回答的数量,应该提出一个比图式更完整的概念。于是,他提出了"方式"这个概念。

根据图式治疗方法,边缘症患者被看作一个脆弱的孩子。

边缘型人格的五种图式方式及其对应的早期不恰当图式有利于对病例的概念化。

第24章

边缘型人格障碍的团体情感认知疗法

菲鲁泽·梅朗

边缘型人格在轴Ⅰ和轴Ⅱ中具有多类症状,其冲动性具有多面性,其人际关系问题重复出现,这都导致了治疗的复杂性和困难性。边缘型人格障碍的特点具有异质性。

有关边缘型人格障碍的团体治疗的文献资料很有限。然而,这些文献指出,某些与个体治疗结合的方法可能会有效。

为了创建这种方法,我不会仅仅局限于介绍传统的认知治疗,考虑到治疗目的、行为目标和学习等方法,我将五种心理治疗手段融入这种方法,使其结构化。

边缘型患者的治疗特点

几年来,临床医师对边缘型患者的诊断通常依据无理由的愤怒、冲动、情感不稳定和自我毁灭行为。然而,近20年来,这类障碍的治疗有了新的发展。因此,这类障碍表现为消极和紊乱的信念(Butler,Brown,Beck,Grisham,2002)、情感控制失调(Linehan,1993)、不适应的早期图式(Young,2003)和与客体之间的关系发展程度低(Kernberg,1976)。

团体治疗的主要目标

心理教育团体的首要目标在于巩固个体治疗中所学到的。第二个目标，首先使团队成员社会化，帮助他们学习不同技能。第三个目标，促进团队协调，产生积极的相互作用，鼓励成员之间相互合作，支持个体为改变自我作出努力（Padesky et Greenberg，1995）。

病人学着理解，每个情感反应都包含一个认知成分，情感、行为和认知之间相互作用。他们还要学习获得新技能如自我肯定、正念、危机管理和更好地与他人相处。

其他目标有：

- 学习与其他成员一起生活，相互影响，接受其他成员的支持；
- 学会接受他人，相互支持；
- 学习如何控制自己的冲动；
- 学习自我融入，全身心参与到活动中；
- 学会设立一些个人限度，尊重他人的需要（Mehran，2006～2011）。

边缘型人格的情感认知疗法及其特点

这是一项心理教育治疗。

起初，这类治疗只针对轴Ⅰ中的障碍。而后，针对轴Ⅱ中的障碍，人们提出了一些补充策略，包括家庭、夫妻和团队治疗。人们也考虑到了对疾病复发的预防（Mehran，2006～2011）。

边缘型患者同时接受团体和个体治疗。

情感认知疗法是以下六种方法相结合的结果。

鲍尔比的依恋理论

根据鲍尔比（Bowlby）的观点，依恋方式的发展取决于儿童生活的环境和儿童与其关心者之间的相互作用。鲍尔比将儿童可能形成的依恋方式分为两类：安全依恋和不安全依恋（Bowlby，1978）。不安全依恋会导致主体的人格障碍；例如，边缘型人格的依恋方式就是紊乱的。

贝克的传统认知理论

贝克（Beck）的认知疗法，包括认知结构、沉默公设和自动思维，它可以有效识别、评估和改变紊乱思想及其与状况、情感之间的关系，状况和情感促使思想产生。这种方法是我们治疗方法的基本结构。传统认知疗法需要进行一些改变，从而适应对人格障碍，尤其是边缘型人格的治疗。

莱恩汉的行为和辩证疗法

根据莱恩汉（Linehan）的观点，导致边缘型人格障碍的主要原因在于情感调节系统的紊乱。这个方法的主要特点在于强调辩证过程，即协调反常部分，使其进入连续的概括过程（Linehan，1993）。莱恩汉方法尤其对治疗边缘型患者的自杀行为和自杀企图有效。

尤格图式疗法

尤格（Young）是治疗边缘型人格的先驱之一。他的整合方法来自于行为疗法、客体关系理论、依恋理论和格式塔疗法。根据尤格的观点，当儿童的家庭环境无法满足其基本需要如安全感、预见性、爱意、关心、关注、接受、价值提升、同情、自主性、保护和需要的肯定，儿童就可能产生一些不适应的早期图式（Ferrell，Shaw，2012）。这些图式是一些有关主体自己和环境的心理结构，由主体的记忆、身体感觉、情感、认知以及性情构成。这些图式是儿童生活环境的准确呈现。针对边缘型人格,尤格提出了图式的"方式"这个概念(参见第 23 章),用来描述边缘型患者在某一时刻出现的强烈的情感状态。

积极心理疗法

边缘型患者的过去处于紊乱、不安全、混乱状态,充满了创伤经历,他们无法理解、接受积极的心理,如接受、同情、积极情感、乐观主义、自我效力、感同身受等。

积极心理疗法在于发展患者的创造性,用一些更现实的图式代替不适应图式。它还可以促进患者在虐待创伤经历后的创伤后成长(Mehran,2010),探索患者身上没有被开发的资源。

情感疗法

情感可以被认为是心理治疗的催化剂,情感是一个信息来源。

格林伯格和赛峰(Greenberg et Safran,1987)将情感看作一种提供信息的形式:它给我们提供有关我们自己的行为倾向或行为偏好的信息。

情感反应通过经历被了解;通常,情感让人害怕,应该避免。我们可以改变经历和情感反应。边缘型患者的情感失调,他们的情感非常强烈。想象技术在消除情感上有所作用。

团体情感认知疗法

特点

这是一个封闭的、异质团体,成员的特点不同(年龄、文化、社会经济水平、性别、教育水平)。

团体由一个或两个治疗师监督(根据参与者的数量)。所有病人都曾接受过个体跟踪治疗,大部分病人还在接受此类治疗。在治疗前后,对病人进行评估。

在团体会议开始前,首先开一个个体会议,每个病人有权进行自我阐释,在团体会议结束后,再开一个分析大会(Mehran,2006—2011)。团体被分布到 10 次会议中,会议共持续 120 分钟。治疗者注意均匀分配每个病人的发言时间。每个团队的人数在 5~8 人。参加团体的病人之前已经接受过个人治疗,包括自杀行为等方面,获得很大改善,不会产生急性发作。

团体会议的组织

以下四个元素对团体会议的组织来说是必需的(Padesky et Greenberg,1995):

■ 笔记:在每次会议开始时,心理治疗师和团队成员一起对会议进行记录;

■ 合作:在个体认知治疗中,通过合作,病人和治疗者之间进行一项团队工作,按照治疗协议,病人同意解决问题;

■ 概述:在团体认知治疗中,病人或团体中的一个其他成员应该对会议记录中的某一特定条款的研究成果进行概述;

■ 指定任务:它是个体或团体认知治疗中必不可少的部分。

五种学习模型

莱恩汉(Linehan,2000)提出了以下五种学习模型:

■ 完全知觉(理性和情感的综合等于良好的知觉);

■ 有效的人际关系(自我尊重和尊重他人);

■ 情感调节(驯服情感);

■ 容忍绝望(从危机中幸存);

■ 自我管理(知道维持获得的知识、技能,学会改变)。

治疗者的特点

治疗者应该具有同情心，能够探索与病人情感经历有关的想法。鲍尔比认为，母亲是儿童的安全根基。这一观念被渗透到图式疗法中，被称为"有限制地重塑母爱"（*limited-reparenting*）。这一概念可以作为边缘型患者的被抛弃图式的解毒剂（Mehran，2006，2011）。通常，治疗关系的建立是唯一能够有效改变边缘型患者的行为及其紊乱信念的方式。

治疗者应该与病人建立一些限制，设立一个病人不能逾越的界限。治疗者应该热情、具有同情心，创造一个"有限制地重塑母爱"的氛围，使患者产生安全依恋。治疗者应该非常了解边缘型人格障碍及其不同症状。治疗者应该具有创造性和自发性，选择适合某个特定情形的治疗策略。

除以上所提到的特点之外，团体的治疗师应该协调、积极地与团体成员相互作用。

团体会议日程

每次会议的记录内容被概括在以下范本里。

第五次会议的记录范本

1. 记录。

2. 任务回顾。

3. 一周的事件回顾。

4. 教学内容：

　　a）依恋理论，两种依恋方式（安全和不安全）及其特点；

　　b）边缘型人格的五种类型。

5. 情感经历技巧，有关设想"脆弱的孩子""健康的成年人"和"紊乱的父母"之间的对话技巧。

6. 指定任务：

   a) 您属于什么依恋方式？您的理由是什么？

   b) 找出一周中被激活的方式。

7. 反馈。

8. 然而,每场会议的教育方法是不同的。

某场会议的教育方法范例
理解"被抛弃的脆弱儿童"这一方式的来源

通过激发这个方式,您有痛苦和恐惧感。您的需要没有得到满足,感到非常绝望,寻求保护。这种状态与儿时您被抛弃或虐待的经历有关。

在这种方式下,您就像一个 5 岁的孩子。对您这样的一个孩子来说,这些感情曾经是无法忍受的,甚至曾威胁到您的生存。这就是为什么通过大脑回路,它们引发了一些抵抗、逃避或顺从等急性反应。现在,当一件事有一点类似您的早期经历,而在这些经历中,您的情感需要没有得到满足时,大脑的回忆系统就会运转,从而产生抵触,就像回到了过去,您的生存正在重新受到威胁一样。理解关心您的人当时是如何满足您儿时的不同情感需要,这可以促使您理解您的儿童状态及需要。

在会议或任务指定过程中的几项练习

魔鬼代言人(Goldfried et al. , 1978)

这项技术通过角色扮演的方式进行。剧本是这样的:团体中的两个成员进行角色扮演。第一个人物,罗丝,儿时被自己充满暴力的父亲虐待和暴打。现在,她有一个不完美图式。第二个人物,亚历克斯,挑衅罗丝,肯定她的图式,提出与她的图式密切相关的话语,变成了魔鬼代言人。游戏的目的在于帮助罗丝进行自我辩护,否认这些极端话语,从而缓和她的图式。

> 亚历克斯:你说的是对的,在你的生活中,你从来都没有成功过。
>
> 罗丝:但……
>
> 亚历克斯:像你这个年龄的其他女孩更聪明、更灵巧。
>
> 罗丝:等等,我还是获得了一些成功的!
>
> 亚历克斯(很鄙视地说):哪些?
>
> 罗丝:我有硕士文凭,我已工作三年,我有几个朋友,我们经常来往。
>
> 亚历克斯:好,但其他人都已经建立了家庭,你却没有。
>
> 罗丝:目前不会,因为,我的童年经历还无法让我相信自己。
>
> 亚历克斯:我知道,但……
>
> 罗丝:没有但是;我可以改变自己,改善我的感情生活。

支持与反对

这是一种认知疗法,治疗师给患者指派一项任务,让患者评估维持他们的图式的必要性。

表 24.1

怀疑和虐待图式的论证	怀疑和虐待图式的反证
它可以保护我,抵制那些不怀好意的人	我和其他人之间相处很不自然
我保持警惕,避免跌入恶人的圈套	我的生活复杂,我不相信任何人
我比他人更注意避免不幸	我不会向他人敞开心扉,因此,我的感情生活是空白的

达里亚童年时曾被同母异父的哥哥性侵,她有怀疑/虐待图式,以下是她的一个练习。

颜色游戏:您的情感是怎样的?

这是在图式治疗时使用的一项技术(Farrell et Shaw,2012)。这项练习可以在团体会议开始时使用,患者可以学习识别自己当时的情感。每种颜色代表一系列情感。

治疗者将几张彩色纸放到团队成员围成的圆中间。每个人拿一张符合自己当时情感的纸。这样,患者就无需解释自己的情感了。治疗者将每位患者选择的颜色记录下来,团体成员就会知道自己和他人当时的情感。之后,团体将对这些情感进行分析。

颜色及其定义

红色:愤怒、挫败、无聊。

绿色:幸福、快乐、兴奋。

蓝色:忧伤、抑郁、疲倦。

黄色:脆弱、恐惧、害怕。

栗色:冷淡、混沌、无法控制局面、无感情。

创伤记忆的谈话技巧

在儿时的创伤记忆中,设想"脆弱的、被抛弃的孩子""紊乱的父母"和"健康的成年人"之间进行对话。根据尤格及其合作者的观点(Young et al.,2003),这项想象技术难于其他技术,因为它会带来一些更强烈的情感,心理破坏力更大,创伤记忆通常会被阻碍。

例子来自一次团体会议,达里亚决定回忆自己被虐待的经历,并试图改变自己的虐待倾向。她扮演一个脆弱的、被抛弃的孩子,团队的另一个成员,利拉,扮演爱惩罚的父母形象,而女治疗师代表一个健康的成年人。

治疗师:达里亚,为了让您有安全感,您是否想团队的另一个成员或我坐到您的旁边?

达里亚:是,我想让您坐到我的旁边。

(女治疗师挪动椅子,坐在了她的旁边。)

治疗师:您可以闭上眼睛,想象一幅画面,在这幅画面中,您感到平静和快乐吗?

(达里亚……冥想着。)

达里亚:那是一个夏天,母亲将我送到祖母家里。

治疗师:您可以把这幅画面描述得更详细一点吗?您当时几岁?

达里亚:我当时应该是7岁。我的祖母有一个花园,天气很好,我们坐着,削胡萝卜,我们闲聊着。我感觉很好,因为我非常喜欢祖母,和她在一起,我感到很安全。

治疗师:请在这个安静的画面中待一会儿。

(几分钟之后……)

治疗师:达里亚,您是否可以在不强迫自己回忆的情况下,向我们诉说一个您儿时的痛苦回忆?

达里亚:(几分钟之后……)我9岁,那是一个晚上,我正在床上。我同母异父的哥哥(我母亲第一次婚姻中生的儿子)保尔,16岁,打开我房间的门,走向我的床,掀开我的被子并说道:"我们将玩一个游戏,如果你敢把我们的游戏告诉他人,我就杀了你!"而后,他就开始抚摸我的私密处。

治疗师:"小达里亚",您那时候什么感觉?

达里亚:害怕、羞愧,感到自己犯了罪。

治疗师:这个事情后来有没有再发生?

达里亚：是的,至少有 10 次。我感到很痛苦,尽管保尔威胁我,但有一天,我决定把这件事情告诉母亲。

治疗师：您的母亲是什么反应呢?

达里亚：她很生气,把我当作"肮脏的撒谎者"!

达里亚哭了,治疗师把自己的手放到达里亚的肩膀上,展示自己的存在,使患者感到安心(参看第 23 章中的有限制的母爱重塑……),并建议患者重新想象与祖母待在一起的惬意、令人安心的画面。

(几分钟过后……)

治疗师：现在,我们每个人都开始扮演自己的角色。利拉,轮到您了。

利拉：达里亚,不要胡说,不要指责我儿子,没有人相信你。你应该受到惩罚。

小达里亚(恐惧、脆弱、害怕)：没有人听我诉说。我向谁诉说我的痛苦呢? 这是不公平的。我感到难受,我害怕。(达里亚哭了)

治疗师：达里亚,我可以介入这一情形中吗?

达里亚：可以。

治疗师(对利拉说)：夫人,您保护自己的儿子,否认您女儿的痛苦。您把她看作"说谎者",对她没有任何的同情。您牺牲自己 9 岁的女儿,害怕家庭丑事。

治疗师：达里亚,您是否可以脱离一个脆弱的、被抛弃的孩子形象,变成一个健康的成年人,对您的母亲表达内心的愤怒?

达里亚：我试试看。

达里亚(她对着扮演"爱惩罚的父母"的利拉说)：母亲应该保护自己未成年的孩子,免受虐待。而你,你什么也没有察觉到,现在,你还继续不愿意承认。你牺牲我,要惩罚我。你是一个不称职的母亲,我们两个人中,你才是那个应该接受惩罚的人。我,我会通过治疗慢慢恢复,而你,你在余生中,一直会遭受负罪感的折磨。

在这次练习的最后,治疗师对达里亚表示庆祝,祝贺她在他人面前有勇气、有力量扫除这类情感,团队的其他成员都为达里亚鼓掌。

结 论

边缘型人格具有多面性,其症状是轴 I 和轴 II 中障碍的结合,因此,其治疗是漫长的、困难的。其治疗需要经过这方面培训的治疗师。对边缘型人格的治疗并不久远,因此,我们缺乏这一领域的机构和有经验的治疗师。情感认知疗法,依据其理论、教育和临床框架,是一种具体的团体治疗模式。这一治疗的主要目的在于加强或仅仅塑造患者的健康成年人形象,让他们学会控制脆弱儿童的强烈情感。治疗关系的建立是治疗的中心部分,治疗者进行适应团体中每个成员需要的"有限制的母爱重塑"(Mehran,in Tarquinio et al.,2012)。

第 25 章
图式和犯罪行为

西尔万·克罗谢

在这里，作为对菲鲁泽·梅朗（Firouzeh Mehran）研究的补充，我们将注意力集中在图式和犯罪行为之间的关系上。

首先，马沙·莱恩汉（Linehan，2000）将边缘型人格定义为："情感、认知和行为失调，这是由创伤经历带来的脆弱情感造成的。"

事实上，边缘型患者反应过快，因为他思考过快，给每个情况都贴上标签，总是从不好的方面解释它们，渗透了太多的情感成分：在他们的推理中，感性大于理性。他们的认知运行（思考、察觉、过滤信息并赋予它们意义的方式）受其图式的影响（图式的定义，请参见本书第 23 和 24 章，菲鲁泽·梅朗的研究）。

图式让主体的情感爆发，因为它让主体重新与自己的创伤经历联系起来：因此，主体只会反抗当前情形。他重新回归过去，并带着所有与过去有关的情感，就像要重新经历这些创伤一样。

事实上，患者的图式不仅扭曲了他的思维方式（认知扭曲等），还影响患者的感情生活，继而行为。

因此，图式的激活会导致强烈的情感反应，有时，还会导致冲动行为，从而带来犯罪行为。

可能造成犯罪行为的图式

请放心,图式本身是不会导致犯罪的。我们每个人都有不同程度的图式。图式并不意味着病态。

然而,从对施暴者的个体和团体疗法中,我们可以作出假设,某些类型的图式,如果它们特别强烈,很可能会导致犯罪行为。比如"怀疑-虐待"图式,它会促使主体将一些极其平常的情形解释为一些攻击情形。这个图式促使病人对他人抱着巨大的怀疑态度,有时,主体会反抗:患者感到自己受到威胁,被嘲笑或被攻击,会自我防御,产生攻击行为。

"怀疑-虐待"图式:
皮埃尔案例

皮埃尔因在地铁里攻击一个人被拘捕。他这样解释自己的行为:"那家伙斜眼看我。我受够了,他嘲笑我,因为,我的耳朵是耷拉的! 这个人以为别人都像他一样。我已经找他算账了!"

在这里,我们可以看到,皮埃尔是如何将一个情形看作一个由嘲笑导致的攻击情形的。他立刻将这个情形与他的"怀疑-虐待"图式联系起来:对他来说,"人是潜在的嘲笑者,总是在说别人的坏话。"一个简单的目光(如果有的话)就变成了一个嘲笑的目光,传统上,我们可以把这类症状看作偏执,我们之后再讨论它。图式概念看起来更有成效,尤其在研究患者的犯罪行为方面。

皮埃尔的唯一猜想是:当他被看时,他就总会感到被嘲笑、被侮辱,成为他人嘲笑的对象。他总是以同样的方式解释事情,并用自己的图式证实自己的想法。

而皮埃尔不会作出另一些更中肯的猜测（"这个人是在看他还是在看他后面的广告？""皮埃尔很像这个人的堂弟，这个人会皱着眉头自忖道：是塞巴斯蒂安还是我做梦？！……""这个人突然喜欢上皮埃尔，被后者的魅力吸引？"这个人自忖道："哇奥，这个人买了一件这么精美的大衣？！……"），即使他会想到这些情况，他也不会相信它们的合理性。他只相信一个猜想，而把其他可能的猜想全部排除，因此，他会非常冲动，伴随着由于图式激活带来的愤怒。

他过快的反应，与其情感强度有关，不仅与其怀疑-虐待图式相关，而且还与他的另一个图式有关，即不完美图式，它与前一个图式同时被激活。皮埃尔自认为是"丑陋的"，因此，有可能会成为他人嘲笑的对象，这是之后他提到的。他还提到了自己的母亲，在他眼里，母亲总是很严肃地评判他人："对她来说，所有人都有身体缺陷。"

在皮埃尔身上，怀疑-虐待图式的强度增加了产生攻击行为的可能性。

图式的补偿机制、错乱人格特点的发展和犯罪行为倾向

有时，攻击行为并不只与诱导犯罪行为的图式有关，还可能与补偿机制有关，这些图式触犯到主体的自恋情结，尤其是不完美图式。我们用斯蒂凡纳的案例来说明这一现象。

不完美图式：
斯蒂凡纳案例

斯蒂凡纳因多次性侵未成年少女而被关押。在他身上，支配和性侵来自被抛弃/情感缺乏图式和不完美图式的补偿机制。

他极力谴责自己的家庭，后者缺乏对他的爱和关心。比如，他说："父母疼爱兄弟，而对他不关心"，"他们不重视他"。斯蒂凡纳也说道，他被冷待的经历极大影响了他的早期行为。他很快就开始进行一些危险的行为，他解释说，为了吸引注意力，他什么都做，直到让自己处于危险状态："我从屋顶上掉下来，我在摩托车上做一些惊险的表演，只是为了吸引他们的注意力！"

此外，他经常会提到情感缺失这一方面，比如，他说"想把自己没有得到的东西将来能够给自己的孩子"。

斯蒂凡纳的童年充满了被冷落和被抛弃的经历。他感到自己是一个没人要、没人关心、"被扔到一边"的孩子。有时，他会很清楚地说明这一点。比如，他在一次谈话中说道："没有人管我，他们让我腐朽！"

他的身上孕育了被抛弃和情感缺失图式：他认为，自己注定被抛弃，被他人冷待。这来自他与父母的关系：被抛弃、被冷待等。

这些图式会产生情感转移：像所有客体一样，治疗者也被认为可能被抛弃。

此外，斯蒂凡纳还表现出操纵和支配行为，这与被冷待和被抛弃图式有关。就像菲鲁泽·梅朗之前提到的一样，这些行为是对这些图式的补偿：斯蒂凡纳尽一切努力防止自己被抛弃、被冷待，在他看来，为了实现这一点，他必须完全掌控、支配他人。在追踪治疗的过程中，他的几个表现都说明了这一点。

事实上，这位病人的支配态度通常在治疗中断期里发生变化：

比如,假期会让我们分开一段时间,在这期间,他过得很不好,他想尽一切办法让另一个人为他而改变。

因此,我一从假期中回来,斯蒂凡纳就一直恳求见我,告诉我他的自杀想法,或对我说,他有一个消息要告诉我……但不会马上告诉我!

因此,斯蒂凡纳在测试我对他的治疗的关注度,他认为,我要第一时间继续工作! ……而且,他会让我因抛弃他一段时间而付出代价。斯蒂凡纳试图重新占据我思想的一部分;他在测试我作为治疗者的可信度,测试我是否将会满足他的需要,重新对他感兴趣:"我应该假装情况很紧急早一点去看他? 我应该去看他,是因为他很痛苦或因为他让我向往?"或者"我应该忽略或抛弃他,就像他的父母曾经对他做的那样?"

这表明,治疗的中断激发了他的被冷待和被抛弃图式,在这一背景下,斯蒂凡纳是多么需要测试另一个人,向自己保证,这个人是可信的,他并没有被抛弃。这透露着他的操纵和支配态度:他要确信,尽管另一个人将他丢在一边,但这个人会对他重新感兴趣,这个人是可信的,可自由支配的,不会抛弃他。因此,他不断增加对我的恳求,测试我的限度。

具有这类图式的主体的特点之一是他会为了自己的生存而斗争,他总是相信自己的想法是真实的。

然而,斯蒂凡纳像在抵制自己的图式:他看起来在与图式的基本思想作斗争,他在测试,被抛弃的反面是否会突然到来。他在试图补偿,抵抗图式及其顽固面,这有时会缓解图式,但这通常会以失败告终,因为,主体测试自己图式的方式不对,反而在抵抗它的同时,加强了这个图式。

某些被严重忽视的病人会形成一种不安全依恋:他们依托他人,带着依赖或苛求的姿态,或试图建立一些支配行为,从而抵抗由于被抛弃导致的焦虑感。但他们不恰当地、过度地依赖他人通常会造成他人对他们的抛弃，这些情况会证实主体的抛弃理论。

治疗者通常会被这类患者极度依赖，面对病人的不恰当姿态，治疗者会反抗，这会加强被抛弃图式，因此，治疗的方式是很重要的。

斯蒂凡纳的反应和他早期与家庭之间的关系有关。他的危险行为也受这一背景的影响，他想让亲人围着自己转，让亲人为他担忧。我从假期回来时，他对我说的自杀断言也是这类关系的反应。

在这种情况下，我通常选择去看他，继续对其进行治疗。当他对我说，他想自杀时，我尤其不会对他说，我会阻止他这样做。我满足他支配和掌控别人的需要。事实上，我认为，尽管我屈服了，但治疗的脚步会加快。自杀想法消失得很快，通常在之后的一周，就像变魔术一样！……实际上，对斯蒂凡纳来说，问题的关键不在于自杀，而在于他重新被自己的治疗师关注。

因此，要让他安心，表现出自己是可以被自由支配的，从而慢慢地缓解他因被抛弃导致的焦虑感。他的自杀想法也会自动消失。

此外，应该谨慎对待自杀想法，防止自杀行为。尽管病人并不想真的自杀，但自杀在他看来是呼叫他人的一种方式，这类风险是的的确确存在的，尤其是当主体发现，另一个人无法满足他的回应时。病人的行为会不断升级，最终导致自杀行为，因为对他来说，为了获得他人的回应，总是应该走得更远。

因此，治疗师别无选择，只能接受被支配。然而，回应患者、接受患者的操纵，是结束患者支配姿态的最快方式。我们别无他选，只能满足患者的要求，从而最终摆脱他的支配。事实上，支配是过渡的、暂时的，处于某个背景下。在我看来，"同意屈服"或"不争论"，尤其是不抵制患者的操纵，是最简单的解决方式，至少不要抵抗患者的全能姿态，因为，如果患者的被抛弃和被冷待图式被激发，出于对这个图式的补偿，患者会反抗。

在我看来，这种支配有利于患者了解自己的图式，并研究它们。

患者与治疗者的关系揭示了患者的不同方面及其操作方式：向

我们展现了他对受害者的态度（支配、操纵……），他很难忍受分离……给了我们一些有利于治疗的元素。

因此，当斯蒂凡纳与我建立这种支配关系时，我会指出这些元素，并努力将它们放到治疗的背景下，采取移情关系的方式。实际上，这向他指出，当我从假期回来后，我重新开始心理治疗工作，他让我思考。他可以感觉到，我重新开始治疗工作，事实上，这解除了他的不恰当姿态……或许下一次还会发生？……

因此，斯蒂凡纳的被抛弃和情感缺失图式影响了他接受治疗的方式（也影响了他的治疗师！……）。

我们可以认为，他的支配和操纵态度是与他的图式有关的补偿机制。因被抛弃导致的焦虑使他不断测试另一个人的可信度，但这也是一种抵抗焦虑的方式，他控制、掌控、支配另一个人，表现出全能的姿态：他在控制一个物体，因为，对他来说，物体总会离他而去。

这个机制也表明，这个患者身上表现出"一切都归于我"图式，它与情感缺失图式相呼应。事实上，一切都按照一个图式补偿另一个图式进行，主体反抗被抛弃和情感缺失图式，与此同时，他产生了"一切都归于我"这个图式，就像他想的那样："既然我缺少那么多东西，那么，现在，我就要拿走一切，一切都归于我，因为，人们从来都没有给予我任何东西。"

就像菲鲁泽·梅朗（Firouzeh Mehran）描述的那样，图式"一切都归于我"（或"夸大的自我权利"）导致患者缺乏界限概念，甚至拒绝限制。这导致患者极端自我：在他看来，他的个人需要总是在第一位，有时，为了获得个人的满足，他会伤害另一个人。

这也表明，错乱表现与早期不恰当图式有关。发现这些图式，并缓解它们，是治疗应该关注的一个要点，前提是患者的表现及其与另一个人的关系和这些因素有关。

因此，某些类型的图式会极大地影响患者与另一个人的关系，导致错乱人格或冲动和防御反应。此外，图式的激活也会导致犯罪行为。

参照皮瑟斯提出的冲动链概念（Pithers，1990；法语重述 Aubut，1993），我们可以从认知、情感和行为三个方面研究犯罪行为。事实上，如果把这些冲动情形放到相关背景下，在大部分情况下，我们可以在行为之前发现一个或几个事件，紧随这些事件之后，是一个包含情感和认知元素的行为链。通常，在这条行为链的开始，都会存在一个诱发强烈情感的背景因素，它与特定的认知元素有关。

因此，图式伴随着一系列行为，从而诱导主体实施犯罪行为。因此，攻击行为可以用图式表示出来（图 25.1）。

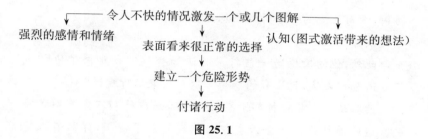

图 25.1

这幅图表明，犯罪行为受多种因素的共同作用。犯罪行为中的冲动元素有时并不像有些病人表现的那样。

借助于这个概念，让我们研究一下斯蒂凡纳的攻击行为，从而说明他的图式导致了他的性侵行为。性侵对象是一位年轻的女邻居，其父母是斯蒂凡纳的朋友。

斯蒂凡纳的性侵行为的产生过程

冲突

斯蒂凡纳被要求叙述事情的经过，他提到了一个性侵当天（周日）突然发生的事情，当时他在邻居家吃中饭。

他说，受害者的父亲当时挑衅他，责备他，嘲笑他，"他不断地刺激我"，斯蒂凡纳说道。

愤怒和挫败感

在这种情况下，斯蒂凡纳产生了强烈的感情和情绪。他感到自己受到侮辱，内心强忍着一股怒火。

当被问及他当时的感受时，他是这样回答的："当时，我想杀了他，我想跟他说，好好看着你的孩子，但我没有跟他说……""现在，这样会更直接：你给我扎一针，我就给你一拳！""我没能说出来，没能说出我的感受。"

他说，自己既感到愤怒，又有挫败感，这是因为他没有自我防御，没有让他的邻居听到他想要表达的。

认知

此外，他的情感与一些特定的认知有关（"我要杀了他""我不知道如何表达，说出我的感受""别人从来不听我说"……）。

某些认知会导致抑郁情感，这与怀疑-虐待和不完美图式有关。这些图式的激活会诱发狂怒（"我要杀了他"），伴随着报复的想法。

（建立一个危险情境：慢慢地孤立受害者，这表面看起来是一个正常的选择。）

一系列的行为使斯蒂凡纳慢慢地走向犯罪道路：他叙述道，晚饭一结束，他就向邻居的女儿（她几岁了？）提议一起和他到河边散步，这个小女孩很喜欢看鸭子。因此，他们两个人就出去了。

他强调说，之前，这类情形发生过好几次了，他都没有对女孩下手。

然而，他补充道，那天，他选了一条他们之前没有走过的道路，他们经过了一个荒凉的体育场，在那里，有一些公共衣帽间和卫生间。

我们看到,斯蒂凡纳阴险地、慢慢地为自己的犯罪行为做准备。他仿佛早已谋划了自己的行为,选择一个别人看不到的地方。然而,他否认自己的预谋行为,也否认自己之前就感到性亢奋。

性侵行为

斯蒂凡纳说,一到这个地方,他就感到性亢奋,就是在这个时候,他想对受害者实施性侵。

他把她带到卫生间,并强奸了她。而后,他威胁她,不让她跟别人说(我跟她说,如果她敢说,我就杀了她),之后,他们就回去了。

这个女孩几个月之后才说出这件事,在这之前,已经有好几个人(其他受害者)对这名男子提起上诉。

斯蒂凡纳的性侵行为表现出他对受害者的支配、操纵行为,在这其中,掺杂着他的报复欲望。

实际上,斯蒂凡纳想报复自己的邻居,后者是成年人,斯蒂凡纳感觉自己是受害者;但他却对邻居的女儿下手,一个孩子。此外,他以挑衅的姿态补充道:"我之所以选择孩子,是因为他们是弱小的,无法说不。当我攻击他们的时候,我就不再是受害者了。"

斯蒂凡纳的犯罪行为是一种管理一系列冲动举动的方式,这与主体的挫败感有关,这种感觉激发了主体的虐待和不完美图式。

此外,愤怒感与性欲的不断增加有关,这表明,患者具有性冲动和攻击冲动(冲突的性欲化)。

总之,在前面描述的情况下,这名病人的危险性在于他想通过操纵和控制受害者来补偿自己的羞辱感。

斯蒂凡纳的例子表明,某些问题图式的强度,加之自恋挫败,以及这些图式的补偿机制,最终导致犯罪行为。

这个病人的人格中表现出某些错乱行为(支配他人,操纵行为,与图式"一切归于我"有关的自我中心主义),这些行为尤其与被抛弃和情感缺失图式的补偿机制有关。

结　　论

图式方法看起来有利于预防重复犯罪行为,它可以使病人接受适合自己的治疗：帮助病人进行自我调节,鼓励他找出自己的不恰当图式,使他更好地识别导致其犯罪危险性增加的图式。

病人发现自己的思维机制以及与之密切相关的情感和行为的能力越强,他就越有可能识别出那些存在风险的情况,而在此之前,他认为这些情况是很平常的、无任何风险的。

应该让主体注意自己的某些想法,如果这些想法会导致其违法或攻击行为,尤其是以非常阴险的方式。

第 26 章

创伤解离、早期缺失和人格障碍：治疗方法

若阿娜·史密斯

在这本书的另一部分（第 12 章），我们已经阐明了人格障碍、早期缺失和解离倾向之间的关系。在此我们可以再补充两大治疗策略：

■ 帮助病人重新融入由创伤经历造成的情感解离部分，因为后者会使病人在日常生活中变得脆弱；

■ 帮助病人更好地进行情感上的自我调节，从而增加自我一致性，在面对情感上的困难情形时，减少病人的解离倾向。

生命周期整合疗法可以实现以上这两个目标。我们将介绍这个疗法的原则，并借助边缘症患者克莱尔的治疗过程，对这一疗法加以说明。

生命周期整合疗法

创伤记忆在情感中处于解离状态，当被激发时，它会重新变得强大，无法用语言形容，主体感觉像回到了以前。在认知上，表现为闪回；在身体上，感到痛苦；在情感方面，主体感到害怕、焦虑、抑郁或愤怒。

　　在这种情况下，21 世纪初，美国的佩吉·佩斯（Peggy Pace）提出了生命周期整合疗法，其临床效果显著。这种疗法使用一个简单的工具——时间轴，从而向病人的身体和思想证明，时间已经过去，创伤记忆已经离他而去。时间轴由各种类型的记忆组成，愉快的、不愉快的或中性的，包含病人每个周岁的一到三个记忆，从最初记忆（在病人 3～4 岁时）一直到现在。

　　为了治疗创伤记忆，每次治疗，我们将使用这条时间轴，从而将创伤记忆与当前的事实联系起来，让病人观察那些将他的创伤记忆与今天的生活分开的不同记忆（欲了解更多，重点参考：Pace et Smith，2011；Clément，Smith et Bernardo，2012）。

　　具体说，我们从病人希望得到治疗的记忆开始（比如：5 岁时遭受性侵），而后，我们建议他回忆接下来发生的事情（比如，进入学前班），之后，下一年发生的事情（比如：上小学一年级），连续进行，直到最近的一次记忆。这项工作透过感觉实现（病人要通过视觉、听觉、嗅觉等与记忆联系起来，而不是简单地记得经历过这件事），开发病人的右脑，而不是利用其左脑的逻辑推理分析能力。这项工作会不断重复，从而缓解病人的症状，但一般情况下，一个半小时的治疗足够挖掘出一个创伤情境。在每次对时间轴的重复之初，病人与创伤记忆的联系时间只能持续几秒钟，这可以阻止病人再次受到创伤的影响，因为病人很快就会转到其他记忆，这些记忆可以证明，创伤已经结束，最初，病人的感情中是不存在这个信息的。随着治疗的进行，病人会慢慢变得平静，症状得到缓解，当创伤记忆被提及时，他的应激系统也不会被激活。这个治疗创伤的方式非常温和。

　　这项使创伤记忆尤其是儿时创伤记忆失效的工作，被称为“标准协议”，非常有助于治疗人格障碍，尤其是边缘型人格，因为我们知道，情感解离部分的激化，破坏了情感的平衡性，加速了患者付诸行动的步伐，比如，焦虑-抑郁症或成瘾症复发。

　　然而，另一项工作也是必需的，通常是首先应该被考虑到的。这项工作可以增强患者自我调节情感的能力，修复早期断裂的依恋关系，因为断裂的依恋关系使患者变得非常脆弱。这项工作被称为"从出生直到现在的协议"（POP）。

从出生直到现在的协议

"从出生直到现在的协议"（POP）在于使用时间轴，但不再是从某个创伤记忆出发，而是从病人的出生开始，在患者看来，其降生是如何发生的。这项协议的目的在于巩固病人的中心自我，这个自我早期经常被一些不幸的情感经历掩埋起来，同时，这项工作能够使患者依恋自我的新生儿形象，因为，通常患有人格障碍的主体首先会厌恶这个形象。这样，中心自我会慢慢占据它在人格中的中心地位，当部分情感被激发时，中心自我可以慢慢地阻止这部分情感发出命令。

有关"从出生直到现在的协议"的治疗依据患者对"自我新生儿形象"（MN）的反应，具有诊断作用：患者很难自我呈现这个形象，扭曲它（MN 被看作是病态的、畸形的、奇怪的、动物性的或死的）或对它怀有敌意，这些都说明患者的解离倾向，我们从中可以得到患者从母亲那里获得的早期情感信息。借助于一定数量的治疗（数量视病人的情况而定，从 1～2 次到 20～30 次不等），患者慢慢地对其 MN 形成安全依恋，对它产生温存感，想要保护它。患者与自我连接起来，这使患者的情感在日常生活中慢慢趋于稳定，并阻止患者进行自我毁灭或自我攻击，而之前，他通常用这类行为调节自己的情感。一天，一位患有严重边缘型人格障碍、曾有过大量自杀企图和自残行为的女病人对我们说，她"不能"进行自残了："当我想伤害自己时，我就想'我不能这样对待我的自我，我的小婴儿。'"她的话表明，"生命周期整合"的"从出生直到现在的协议"可以重新调整患者的自我，将这个自我固定在患者的内心，从而增加患者调节感情的能力。

修复依恋关系

在人格障碍的"生命周期整合"疗法中,利用"从出生直到现在的协议"对中心自我进行修复,紧随其后,是对依恋关系的修复,同样,这项工作不从出生开始,而是从患者对自体的再现开始,比如:在第1个月、第3个月、第6个月,直到患者3岁时的自我形象。比如,患者被要求再现第1个月时的自体,那时,他的头还很难抬起来,他开始向我们描述当时的场景。之后,我们让他想象自己(作为现在长大后的自我)进入这个场景,与他1个月的婴儿自体相互作用,他将这个婴儿抱在怀里,用言语安抚他。想象把1个月的婴儿自体放到一个安静的地方后,患者看着自己的时间轴,以同样的方式想象其他阶段的自体,直到他的第一次记忆,然后再从第一次记忆想象到现在。

依恋修复工作也具有诊断作用:在患者不同阶段(第1个月、第3个月等)的自体再现中,每次再现中的困难或古怪程度随着年龄的不同而变化,当困难出现时,患者可以从中得知他在这个年龄中遇到的问题以及突然在这个时期发生的事情。研究证明,在这个时期,患者通常面临断裂或分离,或母爱得不到满足(母亲抑郁、母亲再次怀孕等),或身体上存在问题。同时,我们很惊讶地发现,通过他的行为,婴儿自体,尤其在面对成年自体时,非常明显地、真实地反映了患者的依恋障碍。值得注意的是,患者有时会无法记起某些情景,这是因为这些情景处于潜在记忆中,但当患者成为父母,有着与自己当年同样年龄的孩子时,这些情景会被激发:比如,面对一个逆反的孩子时,父母大发雷霆,虐待孩子。这项依恋关系修复工作可以消除这些困难。

"细胞协议"(PC)专门针对那些在母亲腹中就出现问题的患者,这项工作将时间轴一直延续到患者的细胞形态,即最初的自我,让患者与"细胞自体"产生联系。在"细胞协议"中,我们让病人想象两个配子的结合，而后，这个受精卵在子宫里发育，直到成形，最终降生。之后，就像"从出生直到现在协议"一样，我们让患者按照时间顺序回想自己的发育、成长过程，一直到现在。

这项工作的主要作用在于清除患者在母亲腹中经历的不幸：腹中的孩子不被渴望，母亲的矛盾情感，流产企图，怀孕期间比如由于亲人的丧失母亲感到抑郁等。通常，与"从出生直到现在的协议"相比，"细胞协议"使患者判断自我的距离更远，因为，通常，"细胞自我"引起的忧伤情感更少（一个女病人，面对"新生儿自我"，充满同情地说："可怜的婴儿，一切都发生在了你的身上！"），使患者将中心自我放在更深的位置，对某些患者来说，这个中心自我几乎存在于他们的内心。"细胞协议"通过让患者选择将受精卵安置到子宫内膜，使某些患者认为，他们可以自由支配自己的生活。借助于克莱尔的治疗范例，我们将对这些不同协议的成果加以说明。

不管使用哪种协议，时间轴的使用获得了显著成果，包括对一些严重人格障碍或身份解离障碍患者，因为，它可以使患者对自我的构建、对自我的描述越来越一致、协调，自梅恩（Main）利用成人依恋访谈（AAI）所做的研究起，我们了解到，它可以使患者建立安全的依恋关系，使他们重新恢复自我。因此，我们不去研究患者所描述的是否能够真正发生，通过利用脑成像，我们可以看到患者自体的一致程度，研究患者自体及其历史的呈现，因为，这是他们当前症状的根源，他们仍然相信或感觉过去发生的，在今天看来，还一样的真实。

最初，看着自己的时间轴，患者通常会认为，他们的生活由一系列不协调的事件构成，他们有时很难想象，所有这些事件都是由同一个人经历的。相反，在"生命周期整合"治疗后，患者慢慢会感到自己生活轨迹的一致性，就像他们慢慢地看到一条汇聚自己所有记忆的红线，从而重建自己的生活。他们可以更好地感觉到自己是谁，自己从哪里来。

临床案例：
严重边缘型人格障碍患者

克莱尔，53岁，从精神病医院转到我们这里，患有抑郁症和焦虑障碍。我们注意到，她的主要表现有：广场恐怖症、恐慌、失眠、厌食，18岁起，她开始吸毒、嗜酒。在此之前，克莱尔至少有6次自杀企图。我们很快发现，这些症状都是由边缘型人格障碍和早期众多的创伤经历造成的，由于ESPT*，克莱尔成年后，噩梦不断，创伤不断浮现，这都导致了她的焦虑、情绪波动（通过对其进行区别诊断，克莱尔患有双相障碍）、自杀企图和吸食有害物质（酒精和毒品）。

几个月之后，我们更清楚地了解了她的经历：早期经历过分离，情感缺失，父母贬低她，对其进行精神上的虐待，生活在充满暴力的环境中。经过几年的追踪治疗，克莱尔才透露，在其6～13岁时，经常遭到继父的强奸（她一点不了解自己的亲生父亲）。成年后，类似的经历继续上演：家庭暴力，25岁和48岁时被强奸，爱情失败、被抛弃，自我攻击。

克莱尔患有严重的边缘型人格障碍，这与其严重的解离倾向和大量的创伤经历有关，我们建议克莱尔参加一些"从出生直到现在的协议"治疗，从而帮助她更好地协调自己的情感，重建一个更好的自我形象。

在"从出生直到现在的协议"治疗中，我们观察到以下变化。

在前两次治疗时，我们注意到，克莱尔与"新生儿自我"（MN）产生了很好的联系，克莱尔说，她爱这个MN。然而，她把自己与"新生儿自我"之间的关系理想化了："这是一个漂亮的婴儿……他很幸福，他被爱（被成年自我所爱）"；当克莱尔回忆某

---

* ESPT 即 états de stress post-traumatique，创伤后应激障碍。——编者注

些创伤事件时，她哭得很伤心，但在时间轴的最后，她看起来又恢复了平静，非常高兴能够自我想象，照顾这个 MN。

在第 3 次治疗中，克莱尔感到，她与 MN 已经有了很好的联系，但 MN"害怕被抛弃"；MN 的经历变得越来越明晰：克莱尔或许还无法脱离她的早期经历。事实上，克莱尔是一个不被父母渴望的孩子，还没出生的时候，她已经就被父母抛弃了。

在第 4 次治疗时，MN 的经历变得更加明晰，克莱尔对她充满了同情和怜悯："我对这个脆弱的、不被理解的小女孩感到很难过。"

在第 7 次治疗时，克莱尔越来越不回避时间轴上的事件，她与自己生活中的痛苦经历产生越来越多的接触。在回忆这些经历时，她仍然哭泣，但痛哭的强度随着治疗的进行越来越弱，她仿佛从想象、感知 MN 的乐趣中重新获得了力量。

在第 8 次治疗后，克莱尔在回忆的过程中不再哭泣。几周来，她"感觉很舒服"，她已经有好几年没有这样的感觉了。关于"从出生直到现在的协议"治疗，她说："这对我有很大裨益，使我重拾信心，试图更多地欣赏我自己，我对自己不再那么苛刻了，我不再自残了。"

由于圣诞节假期，治疗中断了两个月。我们发现，克莱尔重新开始自我攻击，并有自杀企图。两次治疗后，克莱尔感觉平静了一些，自杀危机过去了。我们已经进行了 16 次治疗。

第 20 次治疗，我们让克莱尔想象自己攻击父母，这让她感觉很好。

在这个阶段，克莱尔与 MN 的接触是好的、积极的、富有同情心的；考虑到克莱尔知道，自己不被父母期望，我建议她参加一些"细胞协议"治疗。

在"细胞协议"治疗中，我们观察到，在子宫内遭到母亲敌对的病人通常遇到的困难：克莱尔感觉很难与细胞自我联系起来，在第三次治疗，克莱尔提到了她与继父的乱伦关系，她之前从来都没有提过这一点，只是经常会做这方面的噩梦。克莱尔的中心自我看起来变得越来越一致，这可以让她面对那些极其严重的创伤记忆，那些记忆直到现在还处于严重的解离状态，它们在克莱尔的思想中经常出现，这也是她嗜酒和吸毒的原因。几个星期以来，克莱尔变得非常紊乱（之前，她从来没有向任何人提起过这种乱伦关系），我们建议她借助于标准协议探究这些记忆，这类治疗连续进行了好几次，从不同的年龄段出发，在此期间，其继父曾性侵她。这些不同治疗看起来能够部分消除她的负罪感、羞耻感和肮脏感。之后，我们一致决定进入修复依恋关系的协议治疗，从而让克莱尔喘口气，之后，再回到对乱伦创伤记忆的治疗中。这项修复依恋关系的工作有助于克莱尔增强自我，消除情感缺失造成的影响。

在"从出生直到现在的协议"治疗的第二个阶段，借助于"标准协议"，依据克莱尔在治疗期间被激发的内容，我们时不时对她的创伤记忆进行清除。为了说明这项工作，我们将描述一个相关治疗。

与克莱尔进行的一次创伤后治疗

对患者进行大约一年半的"生命周期整合"治疗后，这类治疗才开展。我们已经进行过 15 次 POP。到这个时候，克莱尔已戒酒接近 9 个月，戒毒接近 3 个月。然而，她非常抑郁，内心充满了消极思想和自杀念头。在身体感觉方面，她感觉有一个球在肚子里。她非常想再次吸毒。

借助于情感桥梁（Watkins, 1971），我们让她自由回想与身体和情感上的这些反应相关的记忆。记忆的源头是一个发生在其 16 岁时的创伤事件，她的男朋友自杀了，是她发现的。因此，我们利用时间轴,向她的身体及其思想证明,这件事已经结束了。重复 8 次时间轴是必需的,每次大约持续 1 小时,从而让克莱尔重新恢复平静,得到缓和,自杀想法不再那么强烈了,但并没有完全消失。为了消除自杀危机,还需再进行 3 次类似的治疗,这些治疗都涉及一些其他被抛弃的场景,并按照同一原则进行。克莱尔没有再次吸毒。

总之,经过 2 年半的追踪治疗,患者能够更加稳定地调节情感,其焦虑障碍和抑郁症减轻,她一直禁酒,其自我毁灭(自残、自杀企图)行为大量减少,与此同时,自尊心上升。她再次对未来充满希望。这些疗法与药物治疗同时进行,药量慢慢减少。

结　　论

截至目前,ICV 疗法获得了令人比较满意的临床效果,尤其是在对人格障碍的治疗中,为了使成效客观,需进行更多研究。

在"从出生直到现在的协议"和"细胞协议"治疗所得的临床结果中,我们遇到的困难之一就是,病人之间存在很大差异:大部分的病人都表现为自尊心增强,与人交往的能力改善,自我毁灭行为减少,情感调节能力上升,与内在自体取得联系,内心的凝聚性提高。接下来就需要对这些结果进行客观衡量,在 ICV 的治疗前后,进行一些研究。

第27章

为了保护儿童,对其患有边缘型人格障碍的父母进行治疗的团队[1]

L.拉波特,L.乌尼斯,I.拉维奥莱特,J.-F.谢里耶,S.拉瓦

在魁北克,五分之二遭受虐待的儿童,其父母的精神健康存在问题。在蒙特利尔大学学院青少年中心(CJM - IU),就像魁北克的许多其他青少年中心一样,在那些接受治疗的儿童中,大部分儿童的父母患有边缘型人格障碍(TPL)。这些父母除了对自己孩子的发育产生影响之外,他们还给治疗医师带来了诸多的挑战。尽管在青少年中心,有关团体会负责培养这些成年人扮演父母角色的能力,但好像并不都有用。出于这个原因,CJM - IU 与路易-拉封丹(Louis-H.-Lafondaine)医院的人际关系障碍和人格障碍项目团队进行合作,为患有 TPL 的父母制定了一项心理教育方案,从而满足这些父母的特殊需要,符合这类障碍的特点,保护他们的孩子。这一章节的目的在于介绍这项合作方案的理论基础及其模式。

边缘型人格障碍位于轴Ⅱ,其评估要借助于精神障碍的多个轴。根据《精神障碍诊断与统计手册》(DSM -Ⅳ),它被定义为:"人际关

---

[1] 这篇文章是发表于职业杂志《青少年的挑战》(*Défi Jeunesse*)的两篇文章的概括:Laporte, Ounis, Laviolette, Cherrier et Lavoie,2012; Ounis et Lavoie,2011。

系和自我形象不稳定，自成年起，具有冲动性，并表现在不同背景下。"这个障碍的特点是患者情绪不稳定，很难控制自己的冲动、行动或反应具有冲动性，人际关系不稳定，易怒，表现为敌对性，面对应激状况时，产生很大的怀疑，很难忍受挫败。从魁北克的一些青少年中心进行的两项研究中，我们可以看到，在那些精神健康存在问题的母亲中，25%～35%的人患有边缘型人格障碍。尽管有关这方面的其他研究还在进行中，但这些前期得出的数据还是令人非常担忧的。

患有边缘型人格障碍的父母

在魁北克，对患有边缘型人格障碍(TPL)的父母的研究兴趣是新近发展起来的，有关这方面的文献很有限。实际上，人们看待精神健康问题的方式具有单面性，不具有系统性，即临床医师通常从疾病分类学角度看待这类问题，而没有注意到主体的日常方面，比如，他们之间的亲属关系。然而，精神健康问题会影响主体的感情、认知和人际交往的能力，并阻碍他们在这三个领域中扮演的父母角色。例如，当父母一方的情感能力出现异常时，其在这一领域中的父母角色也会受到影响，因为父母不再能完全满足孩子的情感需要(Boily，2006)。然而，应该指出的是，大部分具有精神健康问题的父母都能恰当地承担自己的父母角色。但我们不能将这种情况一般化，而应该强调的是，某些存在精神健康问题的父母更加易感和易怒，可能在扮演父母角色时存在一定困难，尤其是出于保护青少年的目的，我们应该更加指出这一点。

几篇科学文章一致指出，患有边缘型人格障碍的亲属对其孩子（儿童或青少年）会产生消极影响。根据鲁特(Rutter)和昆顿(Quinton)的观点，预测儿童精神健康问题发展趋势的最好方法，是看看这个孩子是否与某个患有严重边缘型人格障碍的亲戚在一起住。如果这些孩子也被虐待、被冷落，那么，他们患有严重人格障碍的风险会更大。几项研究一致作出这样的假设：TPL 会改变父母扮演好自己角色的能力。例如,纽曼(Newman)、史蒂文森(Stevenson)、伯格曼(Bergman)和博伊斯(Boyce)的研究指出,患有 TPL 的母亲更有可能对自己的孩子缺少日常的关心和照料,因为她们在情感上无法完全满足孩子的需要。相应地,孩子对母亲也不会有太大兴趣,与她接触也会更少。长期下去,这些孩子会形成回避型依恋关系,在人际交往上会存在困难。而且,还应该注意的是,母亲对自己孩子的需要也不会那么关心,与孩子的接触也会变少,这就使得孩子更有可能被冷落。此外,父母患有 TPL 的孩子可能会面临一些应激事件,他们的需要及安全常常被处于心理绝望状态中的父母忽视。然而,很少有人专门研究患有 TPL 的父母在保护自己孩子时所面临的困难,当前,我们也缺少具有说服力的建议去帮助这些父母。

为保护青少年对其患有 TPL 的
父母进行治疗

我们发现,文献著作一致赞同,边缘型患者在治疗上面临各方面困难。我们很难帮助这类病人。他们很难容忍这种频繁的帮助或接受治疗。他们给临床治疗提出了一些不可忽视的挑战:自我改变动机不足,治疗意志力弱,情感非常不稳定,对自己和他人存在危险性,破坏倾向,失败感,其障碍对治疗医师的影响等。

从权威角度看,挑战就更多了。在青少年中心,医护人员的任务在于保护青少年安全,促进青少年的发展,但他们很难迅速动员青少年的父母积极地解决自己的问题,这一做法的最终目的,在于使这些父母有能力承担自己的责任。事实上,如果权威方面指出这类父母的病情,这会激化边缘型患者的对立面,增加他们对治疗医师的敌对性和不信任感,而在这种情况下,治疗医师会感到无能为力,无法控制局面。实际上,这些父母否认反移情,这会阻碍治疗工作的开展;

他们对治疗医师的积极性产生消极影响。

一个适合边缘型父母的恰当方案

经验研究表明,患有 TPL 的父母及其孩子更易感,更有可能在社会、情感、心理等方面遇到困难,这会导致一些冷落和虐待情形。但这类父母并不总是愿意接受帮助或精神治疗,他们否认自己的问题或拒绝接受服务。

根据特伦布莱(Tremblay)和贝热伦(Bergeron)的看法,这些适应边缘型父母与子女关系的方案应依托父母与孩子之间的关系在家庭不同发展阶段的重要性。当父母愿意扮演自己的角色时,他们就会更好地理解自己与孩子的关系,从而试图减少自己的症状对孩子的影响。这一点尤其体现在那些患有 TPL、其孩子被青少年保护指导中心跟踪治疗的父母。

在青少年中心,有一些专门针对父母的教育团队,他们可以帮助改善并发展父母胜任自己角色的能力。这些方案的成果是积极的。这些父母感到自己的能力得到提升,改善了对待自己孩子的方式以及自己与孩子之间的关系。这些团队的共同目的,在于帮助父母改善并发展自己的角色,学会接受妥协。但这些方案并不适用那些患有 TPL 的父母。有关文献就曾指出,针对这类父母,我们不能采取相同的干预方案或使用相同的团队,必须考虑这类父母的特殊性,因此,相同的措施可能不会产生任何影响,甚至可能会带来有害影响。

患有 TPL 的父母具有一些特殊的要求和困难,相关部门在提供服务的时候应该考虑到这些方面,一些有力的数据证实了团体治疗的有效性(对这类父母采取心理教育疗法);团体治疗是针对这类父母的首要方法,这会带来一些积极的影响。团体治疗有利于父母之间的相互作用,因为这些父母遇到一些类似的困难,他们之间可以相互获得证实,这非常有利于治疗的开展。这种方法还可以观察和研究他们的异常交际行为,缓解干预的力度。因此,团体为这类父母控制、管理自己的焦虑情感提供了唯一有效的环境,有利于发展他们复杂的思考能力。

试点方案"我和我的孩子":
共同的忧虑带来的成果

很多 CJM‐IU 中的父母患有 TPL,考虑到他们可能给孩子造成的后果以及干预的困难,很明显,我们必须制订一些特殊的干预措施,为 CJM‐IU 的治疗医师提供相关治疗工具,并为这些脆弱的、处于绝望状态中的父母提供恰当的帮助。所以,CJM‐IU 与 Louis‐H 医院的人际关系障碍和人格障碍项目团队联合起来,从而建立针对 PTL 父母的团队干预方案。这些方案依托人格障碍现有的知识和最好的治疗手段,与此同时,将保护青少年这个特殊的背景考虑在内。

这项方案的理论框架基于莱恩汉(Linehan)专门针对 TPL 的辩证行为疗法以及巴特曼(Bateman)和福纳吉(Fonagy)的心智化疗法。研究表明,行为辩证方法对治疗 TPL 很有帮助。这种方法在于帮助患者调整自己的情感强度。这一方法与巴特曼和福纳吉的心智化疗法相结合,后者来源于依恋理论。心智化在于培养患者赋予自己以及他人意义的能力,无论是以暗示的方式(非意识的、非言语的),还是以明确说明的方式(意识的、言语的),并按照主体的状态和心理过程进行。心智化疗法的目的在于重新建立一种依恋关系,通过这种关系,主体可以提高理解自己和他人心理以及情感状态的能力。治疗应该使患有 TPL 的父母掌控自己及其孩子的情感状态,因为,这类父母尤其在这方面存在问题。他们把孩子看作与自己相同的人,看不到孩子自己的需要和情感。因此,心智化疗法的主要关注点在于目标人群的精神状态(思想、情感、欲望),从而使他们能够再现内在状态。

试点方案的目标

"我和我的孩子"方案针对那些已经患有或可能患有 TPL 的父母，他们的孩子年龄介于 6～11 岁之间，接受 CJM‐IU 追踪治疗。这项方案为家长们提供了一个心理教育团体，在这个团体中，他们相互影响，为了更好地承担自己的角色，他们可以各自提出不同的方法。在这个团队中，父母可以放心地自我表达，暂且停下来，关注一下自己。因此，团队为处于类似情形中的父母提供了一个表达、学习和分享的场所。方案的名字是为了向那些有兴趣参加这些团体的父母说明，我们不仅关心他们的孩子，也关心他们。

方案的主要目的在于引导患有 TPL 的父母说出自己所处的状态，更好地理解自己的困难以及这些困难给自己孩子造成的影响。具体来说，团体会议的目标在于帮助父母：

- 理解他们的行为会对自己的孩子产生影响。
- 引导他们识别和减少某些与父母角色有关的行为、认知和情感，并探索一些转换手段。
- 更好地承认孩子的个人经历及其个性。
- 培养作为父母应该具有的敏感性。
- 与主持者建立一个积极的联盟。我们知道，边缘型患者病情的转变主要通过建立积极的治疗联盟来实现。因此，我们认为，与主持者建立积极的联盟、学习一些新知识、识别障碍，以及改变与孩子相处的方式等，这些都可能对治疗产生次要作用，使父母们更积极地参与 CJM‐IU 提供的服务。

方 案 的 模 式

因此，方案的开展基于特伦布莱和贝热伦的心智化疗法、莱恩汉的行为策略、心理教育以及父母和孩子的需要。此外,团体主持者应该采取有利于成年人之间交流的姿态,即对这些父母负责,倾听、尊重、理解他们的痛苦和困难。感情上的认同通常能够立刻缓解强烈的情感,在整个过程中,双方都能保持合作关系。本着思考的态度,避免某些瓶颈,而这些瓶颈是我们在与这类人相处时经常遇到的,这种态度也可以为父母提供一种与孩子相处的模式。这些做法以及与参与者相处的方式是治疗的中心环节,贯穿方案的各个方面。

持续 8 周的团队疗法

这些边缘型人格患者存在诸多复杂的困难,一般来说,他们都曾有人际交往失败的经历,包括他们与治疗医师之间。这些人通常非常多疑,有时,必须与他们多次接触,才能获得他们一定的信任,使他们感到安全。没有这种相互的信任,我们很难取得一定进展,很难让他们学习到一些东西。这就是为什么那些有力的数据建议,边缘型患者的治疗必须持续 3 个月以上。然而,这种在青少年中心的治疗,受相关组织或法律规定的时间的限制,使我们很难提供一项长期治疗。因此,我们建立的这个方案持续 8 周,这表明,在保护儿童方面,我们更重视临床实践。

有利于父母参与的模式

为了暂时应付 CJM - IU 的时间限制,考虑到一些患有 TPL 的人对治疗的积极性问题,我们创造了一些有利于父母参与的条件,防止他们过早地放弃治疗。这样,在方案开始之前,每位对此类方案感兴趣的成年父亲或母亲都可以与主持者进行一次会面,并可获得资助(参会的交通费用以及在这 8 周内,照看自己孩子的费用)。这些资助促进了父母的参与,激发了他们的积极性。此外,资助有利于他们参与团体会议。每次团队会见时，都会发给他们一些补助。

主 持 者

会议由两名分别来自 CJM - IU 和路易-拉封丹医院的人际关系障碍和人格障碍项目的职业人士共同主持。这种机构之间的合作是很重要的，因为，它将保护青少年的鉴定与对团队成年人的鉴定，即人格障碍专家的鉴定结合起来。

目 标 人 群

方案针对一些自愿参与的父母，他们有的人接受过正式的 TPL 诊断，有的人则没有，他们的孩子在 6～11 岁之间，CJM - IU 的青少年保护部门对这些孩子进行追踪治疗。方案既面向那些可以保护孩子人身安全的父母，也面向那些没有此项权利的父母。然而，最重要的是，通过"生存方案"[1]，安置在中心的孩子能够重新回到自己的家庭，参与这个方案的父母通过与孩子进行频繁的接触，能够与自己的孩子建立稳固的关系。

允许参与和禁止参与标准

参与者应该被认为患有 TPL，可以通过某个精神病医师的诊断，或某个职业人士的诊断（心理学家等）猜想，或经过团队咨询医师的证实。不管怎样，要想邀请成年父母参与这个方案，必须经过临床

---

[1] 生存方案指将孩子放在一个稳定的环境中，促进孩子形成一个安全的依恋关系。这一情形包括两个方面：身体方面，即生存环境；情感方面，即孩子与一个对其重要的人生活在一起，能够形成一种依恋关系（CJM - IU 网站）。

咨询医师的许可。此外，父母应该：

- 至少有一个年龄在 6～11 岁之间的孩子；
- 与孩子保持密切联系；
- 能够走动；
- 能讲法语。

最后，在任何情况下，父母的参与都是自愿的。为了让他们最大限度地参与团体，保障成员的安全，应该遵守以下禁止参与的准则：

- 严重的物质滥用，不吸毒就无法参与会议；
- 反社会人格障碍或精神疾病；
- 精神病或严重的躁狂症；
- 对这方面一点也没有积极性，或一点也不感兴趣；
- 可能危害其他参加者的健康或安全；
- 偏执狂，完全不信任；
- 重度抑郁；
- 智力或认知缺陷。

试点方案的开展

"我和我的孩子"方案包括在团体会议开始之前，与父母及其治疗医师的一次会面；8 次团体会议；在团体会议结束后，与父母及其治疗医师的一次会面。

会议开始前的会面

在方案开展之前，主持者单独会见那些对团体会议感兴趣的父母及其治疗医师（一个或几个）。这样做是为了提高参与的积极性，取得治疗医师的配合，避免分裂。这次会面还可以：

- 使父母与主持者首次直接接触，缓解前者的焦虑；

- 介绍方案的目标和特点、团体会议的开展以及参与会议应该包含的东西；

- 可以得到他们是否参会的明确答复；

- 与父母交流他们的生活状况，建立最初的联系；

- 明确他们的动机，看他们是否想知道自己与孩子之间存在的问题；

- 核实参与者对这项方案的期望，必要时，修正这些期望。

在这次会见中，主持者口头向父亲或母亲传达一项协议，并要求其在协议上签字，协议内容主要关于团体会议规则及其开展流程。这项协议有利于父母的参与，增强他们的责任感，向他们介绍一个清楚的会议进展框架，使他们可以预见会议的进程。考虑到方案的短期性，协议并没有设立太多严格的限制，尤其是针对父母缺席会议的情况。在第一次团体会议时，也会介绍以下会议规则：

- 缺席或迟到：参与者应该出席每次会议。如果参与者因某个预见的情形缺席，那么，在下次开会时，他应该通知团队。在任何情况下，参与者将要迟到或因为临时有事，无法到会，都应该打电话告知，而组织方不会给他们打电话。会议将对缺席者进行记录，但由于方案持续的时间很短，这不会带来任何后果。

- 放弃：如果参与者想放弃，他应该首先与其治疗医师商量。此外，主持者也可私下或在会议上让这个参加者重新考虑自己的决定。

- 保密性和尊重：参与者应该遵守保密准则，相互尊重。因此，所有在会议中说的、做的，都不得泄露出去。

- 不恰当或暴力行为：主持者会记录或注意参与者的周期性迟到或不恰当行为。在会议期间，如果发生暴力或损害他人的行为（攻击举动、威胁或攻击态度、话语威胁），参与者会被请求离开房间。暴力行为、攻击或威胁举动以及言语或书面威胁等都会受到制裁，实施者都无法继续参与会议。

两位主持者也会在这份合同上签字。他们要对自己的职业行为负责。他们应符合职业道德,遵守职业操守,与此同时,遵守他们各自机构的政策和规定。比如,如果一位成年父亲(或母亲)在会议期间产生自杀念头或处于巨大的绝望状态,为了保障他的安全,主持者应该采取必要的措施。在行使职能的过程中,职业人士享受各自机构提供的职业保险。负责这些家长档案的人应该是一个权威人士,即 CJM - IU 的治疗医师。

会议结束后的会面

团体会议结束后,每个参加者可与其社会心理治疗医师以及会议的主持者见一次面。这次见面的目的在于考察团体会议对参加者产生的影响。同时,这次见面也可以让参加者发现他希望其社会心理治疗医师继续对其进行治疗的方面。治疗医师和主持者的同时出现保证了治疗的连续性,避免了不同角色之间可能出现的分裂。在这次会见时,组织方会给每个参加者发一份参会证明。在会议结束后的几周内,治疗医师会收到一份文件,上面记录了会议期间涉及的主题、一些练习以及每次会议布置的"任务"。

团体会议

8 次会议,每次持续 1 小时 45 分钟,中间有 15 分钟休息,会议程序是类似的。前几分钟回顾上次会议布置的练习,并介绍这次会议的新内容。会议内容的介绍借助于信息载体(微软演示文稿软件 Power Point)。依托大众教育和弗莱雷的意识化原理(Freire, 1970),这种做法可以让参加者看到相关概念,有一个很好的定位,方便他们学习和理解。为了方便参与者记忆、吸收并交流这些信息,我们使用一些概述、图像和图解。在会议中间,参加者有 15 分钟休息时间,在此期间,我们向参加者发放补贴;这个休息时间可以看作新知识学习和交流的缓冲区。休息时间结束后,参加者被要求对所学内容进行讨论。在每次会议结束时,参加者被要求阐述自己学到的主要内容,主持者会介绍并阐释参与者回家需做的练习。

涉及的主题

这 8 次会议涉及的主题都围绕这三个方面进行:父母经历、孩子经历以及双方之间的相互作用。涉及并融入这三个不同角度是必需的,因为这些角度会使父母慢慢采取这一立场:作为人,他们自己是瞄准点,而他们的孩子及其需要也是唯一的瞄准点。

第一次会议

第一次会议在于欢迎并介绍参加者和主持者。主持者介绍会议主题,建立会议框架。他们介绍会议运行规则、保密和相互尊重原则,参加者可以表达自己的期待、害怕或担忧。主持者也会提到参加者的共同点:你们都是父母,都与自己的孩子存在问题,青少年保护部门对他们进行追踪治疗等。在第一次会议上,主持者就应纠正参与者不切实际的期望或异常想法。会议结束时,主持者布置第一次练习作业。

第二次会议

第二次会议主题涉及情感和情绪的调整。主持者介绍情感的作用以及与之相关的身体变化,这既涉及成年人,也涉及儿童。主持者向参加者介绍非言语交流,教给他们如何识别、辨认自己及孩子的不同情感。主持者向父母们解释道,一般来说,与成年人相比,儿童更难进行情感上的自我调节,应该帮助孩子识别并指出他们的情感,而这些情感潜伏在他们无声的行动中。

第三次会议

这次会议涉及情感的管理。主持者介绍不同的思维方式（理性思维、感性思维或理性与感性相结合的思维），并介绍那些限制理性和感性相结合的思维的因素。主持者播放一个有关一个患有 TPL 的母亲的视频，参加者被要求识别其中的相关策略，从而更好地控制自己及孩子的情感。这次会议也介绍了如何利用自己来解决个人问题而不借助于他人。最后，主持者将重点放在了儿童情感的控制策略上，并指出，父母应该成为孩子的支柱。

第四次会议

第四次会议涉及自我意识以及对孩子的责任。主持者讨论并使用心智化原理，即质疑自我的能力，能够试图理解自己及其孩子的情感、思想、意图。

第五次会议

这次会议的内容是介绍危机的定义，识别、预见和避免危机的方法。参加者了解自己的认知、情感和行为表现，并学习哪些可能会成为诱导因素。主持者还说明了当父母发作时，孩子应如何应对危机状况。最后，主持者提到了控制危机的方法，从而避免危机加重。

第六次会议

这次会议涉及交流问题。主持者向参与者阐释提出要求以及拒绝的方式。他们还介绍了不同的情感表达方式，以及如何接受其他人的恭维和感情。主持者也讨论了更好的批评或表达愤怒的方式。

第七次会议

最后一个主题涉及对自我的评价问题。主持者介绍积极或消极自我评价的来源、决定因素及其作用。之后,我们讨论一些改善自我评价的方式,强调父母对孩子在自我评价发展上的重大影响。

第八次会议

在最后一次团体会议中,主持者进行会议总结,让参加者观察所有在会议上介绍的、与每位参加者的个人问题有关的概念可能产生的影响。参加者可以自由表达解决方法。主持者还提到了父母之间可以如何保持联系,这种关系不同于参加者与其治疗医师之间的关系。在这次会议结束时,主持者询问参加者在会议期间学到的东西以及参加者想对团队其他成员说的话。这样做是为了进行总结,同时,还考虑到成员在分离方面遇到的困难。

参加者的招募

父母的招募要与治疗医师协调,并与他们的会诊医生协商,这些医生获得相关信息,并推荐那些最有可能受益于这项方案的父母。治疗医师收到一份有关 TPL 诊断标准的文件和一个小册子,并将这个册子发给对这项方案感兴趣的父母。如果治疗医师认为某个家长可以从这个活动中受益,他应该把这一情况告诉这位家长的临床会诊医生,他们会一起评估这个结果,最后,治疗医师将这个结果告诉这位家长。

参加者的特点

第一次团体会议有 8 位母亲;2 个与自己的孩子一起生活,其他6 位母亲的孩子被寄放在代理机构,5 位母亲的孩子借助于"生存方案",重新回到家庭环境中,1位母亲的孩子大部分时间待在安置所中。这些母亲的年龄介于30~48岁之间,平均每人有3.6个孩子,年龄均低于18岁。4位母亲已经参加过CJM-IU组织的一次团体会议,她们都非常配合。其他4位母亲第一次参加类似的会议。CJM-IU介入其中3位参与者的生活已有5年。其他母亲接受追踪治疗已超过2年。4位母亲被诊断为TPL患者。一位母亲被诊断为焦虑障碍患者,一位母亲说自己有边缘型人格的特点,其余2位母亲没有接受过诊断。8位母亲中,5位顺利结束这项方案,她们都表现得很积极。她们中只有3个人缺席一次。

评估模式

在方案实施的整个过程中,主持者对每次会议都作记录,他们记录出勤率、每位家长的配合程度及其积极性、出现的问题、积极元素以及其他一切他们认为值得记录的观察。在最后一次会议上,家长们要填一份调查问卷,内容包括他们对会议、所涉及主题、主持者以及方案带来的收获等方面的满意度。

参加这项方案的母亲们总体来说还是很满意的:她们认为,自己从中获得很大的收益,能够积极地分享共同的感情。五分之四的母亲认为,会议内容非常有用。大部分参加者认为,视频的使用、会上讨论、会上练习、家中练习以及帮助记忆的手段非常有用。参加者很高兴可以与其他人讨论自己的精神健康问题,这让她们感觉到,并不是只有她们患有DPJ。参加者的总体评估表明,学习如何改善自己与孩子的关系,减少双方的冲突,这在参加者看来是非常有帮助的。几位母亲认为,学习如何控制自己的冲动,这一点是很有裨益的,其他人则认为,更好地理解自己的情感对自己思想和行为的影响,是很有用处的。母亲们认为最有用的主题,涉及自我意识及其对孩子的责任意识。

根据参加者作的评估,通过这项方案,她们在面对与孩子之间的困难时,不再感到那么无助,可以更加自在地扮演自己的母亲角色。此外,大部分母亲认为,团体会议给她们带来了很大的帮助,有些人希望能够继续这类会见。母亲们尤其喜欢,主持者仔细解释即将学到的概念,并列举相关例子。她们也非常喜欢主持者的微笑、简单易懂的讲解、他们的幽默、他们对参加者的共情以及他们认真倾听的态度。此外,她们还强调,在这些会议中,她们可以非常放心地与和自己有同样经历的母亲们谈论自己的孩子。然而,她们也提出了一些担忧,比如,在同一张桌子旁边,有的母亲的孩子被安置在其他场所,而有的母亲的孩子生活在家里,这种差异让她们感到为难;此外,她们还要倾听其他母亲谈论自己的困难,这对她们来说也有点困难。她们还强调,没有足够的讨论时间,她们希望可以有更长的交流时间。

主持者认为,总的来说,试点方案实施非常顺利。然而,为了使这项方案符合团体会议的特点和动机,应该对这项方案进行一些修改。主持者强调,之前准备的心理教育内容过多。内容应该简化,每次会议可介绍 2~3 个概念。这个改动有利于参加者之间的讨论。从这一角度来讲,在方案实施的过程中,应该适时地调整学习目标。此外,主持者还强调,参加者非常好地利用了会议上布置的家中练习,这样,参加者可以将自己的学习内容应用到日常生活中。主持者认为,方案的中心元素包括感情方面、情感波动以及危机前兆的评估方法。参加者也非常喜欢以图式的方式了解冲动性,学习林内翰(Linehan)的理性与感性相结合的思维模式。她们也非常喜欢交流主题,因为,这个主题很具体。在方案结束时,介绍自我意识以及对他人的责任意识(心智化原理)是很恰当的,因为,这些概念的学习更有可能在会议开展过程中实现。

参加者表明,家长与治疗医师之间的关系将在下一次的"我与我的孩子"方案中涉及。她们希望"更好地了解治疗医师的工作"。家长与其治疗医师之间的关系经常成为团体会议的讨论主题,有时,很难抑制他们对这方面的讨论热情。因此,为了讨论家长与治疗医师之间的关系,我们应该提供一个合适的场所,同时,注意观察,家长如何利用在会议上学到的内容来处理他们与自己孩子、配偶以及治疗医师的关系。

参加会议的家长中,有的人与自己的孩子生活在一起,其他人的孩子则被安置到其他场所。在开展这类会议时,家长情况的差异性应该被考虑在内。因此,在开展这类会议时,应该考虑的一些重要元素有:家长在保护青少年方面的地位;是否对儿童实施"生存方案"。此外,这类方案可以扩大其适用范围,孩子年龄在 3~12 岁的家长均可参与。

主持者发现,团队凝聚力强,参加者之间经常会相互帮助。这种凝聚力是因为她们存在共同的心理健康问题,或更确切地说,她们有共同的 TPL 特点,而不是因为她们都接受青少年保护中心的治疗。一个参加者在第三次会议时就放弃了,因为,她说自己不具有 TPL 的特点,感觉自己与其他参加者不一样。

为了保证会议的顺利进行,达到团体会议的目标,我们可采用精神化疗法(Fonagy et Bateman, 2006),肯定参加者的生活经历、所付出的努力和情感(Linehan, 1993),这些都可以减少冲突,因为,在团队成员之间建立起凝聚力之前,冲突经常会发生。"在这里和现在"工作受到赏识,是很有效的。此外,补贴减少了日常开支,有利于队员之间的团结。参加者非常赞赏在会上和在家中做的练习,这可以让她们将所学知识运用到实践中。参加者非常积极地讨论有关主题,有时会全身心投入,考虑到这些,在下次方案中,我们可以将会议延长至 2 小时,中间包括一次休息。

团体会议需要两位职业人士主持,一位有很好的主持经验,可鉴定边缘型人格;另一位应具备精神健康方面的知识,可鉴定儿童的心理发展状况,了解父母的角色。此外,为了使方案能够顺利开展,主持者在此之前应做好充分的准备。鉴于这两位主持者来自不同的工作环境,之前从来没有合作过,因此,为了使他们能够相互了解,他们应该进行一段时间的交流,讨论一些他们即将涉及的问题(人格障碍以及参加者)。他们还应该讨论干预框架、在主持过程中各自的职责、自己的期望、他们在主持中的优点和不足。

在会后与家长及其治疗医师的见面过程中,主持者将介绍整个团体会议学到的内容。这可以让参加者意识到自己完成的东西。这次会见还可以提出一些新的目标,促进家长和治疗医师之间的关系,帮助治疗医师找出家长当前在人际交往方面存在的问题,将瓶颈最少化。在这次会见中,主持者发现,家长们的不信任感上升,不安加重。

主持者能够与参加者建立一个良好的关系,他们发现,团队内部具有很好的凝聚力。主持者注意到,通过这个方案,参加者提高了与治疗医师的合作兴趣。然而,治疗医师却并没有注意到这一变化。应该指出的是,在大部分情况下,治疗医师在 8 周内已经发生了改变。家长学会了更多地观察自己的孩子,将他们看作与自己不同的人,能够更好地了解他们的某些行为对孩子的发展造成的影响。参加者能够更好地担当自己的父母职责,能够重新掌控自己的生活。

结　　论

"我和我的孩子"方案证实了一项联合治疗的可操作性和有效性,这项治疗由青少年中心和成人精神病科共同合作完成,目的在于帮助患有 TPL 的成年人扮演好自己的父母角色。总体来说,参加这8 次会议的父母对此次经历很满意,他们学到了一些知识,尤其是在处理自己与孩子的关系以及他们对孩子的看法方面。方案对孩子的影响以及参加者的改变会在未来得到评估。通过对这项试点方案的评估,我们获得了一些可喜的结果,因此,这两个机构的合作还会继续。在此基础上,应该进行一些修改,包括增加一次涉及家长与治疗医师之间关系的会议,目前为止,我们已经举办过针对 TPL 父母的 6 次团体会议。使这些经常处于绝望状态中的家长能够意识到自己的问题对孩子产生的影响,这是对负责这类病人的治疗医师提出的最大挑战,这也是治疗医师参加"我和我的孩子"方案的主要目的。

第 28 章

SPIP 和 PPR：一个独特的、需要深化的实验

菲利普·鲍狄埃，玛丽娜·帕若尼

由法国监狱社会融入与缓刑工作处（SPIP）实施的"重复犯罪预防项目"（PPR）已有超过 10 年的历史。之前，我们已经提到过这个项目的起源（Pottier，Ridel，2010）。这些项目是一些话语团体，由监狱社会融入与缓刑工作处顾问（CPIP）主持，参加者是一些被判决的人，他们由于各种原因触犯了法律：性侵、夫妻暴力、其他类型的暴力行为。现在，大约 70 个 SPIP（共有 103 个）实施这类项目，目的在于让参加者思考自己的犯罪行为，避免重复犯罪。这些团体会议每次允许 8~12 人参加，会议的次数根据地点决定（最多 15 次）。

临床心理学家玛丽·布里德（Marie Bried），曾参加夏朗德的 SPIP 团队，一起实施 PPR，而后，她负责发展这些项目，"说话可以引发人思考。给予犯人话语权，帮助他们说出一些有意义的话语，是建立这些话语团体的主要目的之一"。

这是一次独特的经历，它直接来自一项实验，这项实验在某个 SPIP 中进行，国家没有对此下任何命令，一些职业人士自发开展这项实验（Pottier，2004）。然而，数年来，这次于 20 世纪初在夏朗德 SPIP 进行的实验，却没有得到很大的发展。只有几个从创立这一做法的人那里获得相关消息的 SPIP，实施这项实验。直到 2007 年，这

项地方创举才上升为国家方案,法国监狱管理局(DAP)决定推广这项实验:建立国家指导委员会,制定财政预算,撰写并发放操作指南。2008 年初,委员会在会议中确定了实验框架,肯定了一些地方方案,并提供必要的经费支持。2008 年 3 月 19 日,DAP 的 n°113/PMJ1 通知将 PPR 官方化,通知包括 SPIP 的任务以及 PPR 的操作方法。实际上,集体治疗手段首次成为 SPIP 的治疗模式,而不只是某些部门的经验式疗法。这是一项非常重要的通知,围绕 PPR 的特殊性,它重新确定了 SPIP 的任务:"它可以协助司法判决,建立适应个人的、循序渐进的处罚路线",预防重复犯罪成为"SPIP 的行动目标",最终,根据 2009 年 11 月 24 日的监狱法(法律 2009/1436 NOR:JUXS0814219L),这将是整个监狱部门的行动目标。

7 年内,这项实验获得了很小的发展,只局限于几个 SPIP,而从 2007 至 2013 年初,不到 6 年的时间,这项实验就成为全国性的,涉及超过三分之二的 SPIP。我们可以从中获得几点启示:

1. 一个职业创举可能只来自某个部门,而就是从这类实验中,我们可以挖掘出最大的宝藏。由此可以想到,如果没有这个地方实验,这个创举的发展会变得更加艰难,甚至是不可能的。最初的推广尝试遇到了很多阻碍,如果没有那些实施这项实验的职业人士将它告知自己的同事,我们恐怕很难越过这些障碍。

2. 比较实用的做法是:将某个地方的实验作为范例,进而通过一些部门和/或 CPIP 志愿者,推广这项实验,并将其一般化。还有另一个选择,这更符合法国行政机构的传统做法:利用中央集权,采取规范化策略,即将某个地方范例上升为国家范例,所有部门必须在规定的日期内实施这个实验。我们没有选择后者,因为这被认为是不可操作的。历史证明了这个选择的有效性。

3. 如果没有借助于国外的研究成果,夏朗德 SPIP 的实验恐怕永远都不会实现。当昂古莱姆的 CPIP 与和他们工作的心理学家质疑，面对数量越来越庞大的性侵者，是否有更合适的做法时，他们在法国文献中没有找到任何（或几乎没有）与他们的做法相关的内容。这是因为：首先，CPIP 还是被大多数人认为是其他领域的社会工作者，他们的任务是传统意义上的社会安置，而不是以预防重复犯罪为目的的社会化任务。其次，大部分法国人以及国内政策主张对性犯罪者采取药物治疗，并不断增加治疗强度。因此，CPIP 就变成无实际行动的引导者。最后，一般情况下，我们依托一些实际操作，去评估它们，从而决定职业人士的操作方式是否可行，但这种思维在当时的法国犯罪学界很少存在，尤其是在 20 世纪 90 年代，这种思维更少见。相反，在其他国家，尤其是在英语国家以及一些法语区如加拿大、比利时、瑞士，这方面的文献资料非常丰富，可以自由参照。

4. 心理学家在建立 PPR 过程中的重要性：在实施 PPR 的整个过程中，心理学家都陪伴着 SPIP，确切地说，陪伴着 CPIP（主持者）。心理学家参与到不同阶段中：从团体会议的构思、设计到会议总结。他从来没有招募参加者，也不主持会议。相反，他给予 SPIP 启示，指导他们利用自己的知识及其鉴定结果，组建团体会议。治疗方法具有启发意义：团体会议围绕纠正犯罪行为和预防重复犯罪进行，这两方面都是 SPIP 的任务，也是监狱部门的职责所在。心理学家协助主持者，为会议做准备，接受主持者的汇报。

心理学家对这项治疗方法的发展以及团体会议的顺利开展起决定作用。SPIP 应该向心理学家解释自己的任务，阐释他们对犯罪人员的鉴定结果，从而确定心理学家的治疗框架。治疗框架应该明确、清晰，因此，PPR 应该被纳入 SPIP 的部门方案。

所有总结表明，PPR 是 SPIP 履行自己任务的核心手段。心理学家的分析、指导是丰富的资源，这对负责组织这些团体会议的部门职业人士来说是很有帮助的，他们非常乐意与心理学家一起工作。

现在，我们发现，从机构层面上讲，CPIP 的新疗法获得了很大成功。这不是一个小成就，因为，之前 CPIP 指导和主持的团体会议传播范围很小，更不用说涉及大部分相关部门。但情况并不总是这样的。20 世纪 50 年代在中央拘留所中设立的劳教部门与少年劳教中心都是 SPIP 的前身，那时的劳教人员大量使用团体会议方法，团体会议是他们的行动基础。但这种做法后来完全丧失，我们在这里不对其原因进行分析，但主要原因是将劳教人员或之后的 CPIP 等同为其他社会工作人员，而只使用个人谈话的方法。

这个团体疗法的成功也可从参与 PPR 的职业人员数量看出来，其人数不再是几个，而是上百个。尽管 PPR 刚开始只被几个人注意到，但最近几年，像某个安全刑法条例一样，它被越来越多的人视为有益，甚至是必需的，它是对个人谈话疗法的补充，后一个疗法有它的局限性，尤其是在针对暴力行为方面。与此同时，我们还注意到，职业人士将目光越来越多地转向犯罪学成果。CPIP 不再对《什么有用？》(*What works?*)[1]、"风险、需要、反应性"(RBR)[2]、好的生活模型(*Good Lives Model*)等概念和框架感到陌生。据瓦莱丽·穆兰有关法律和司法的最新研究显示(Moulin，2012)，一个越来越转向犯罪学领域的新职业身份正在形成，这在那些最年轻的职业人士身上将会体现得尤为明显。

从这项最新研究中，我们可以发现一个困难和缺陷：对 PPR 的

---

[1] 美国社会学家、犯罪学家罗伯特·马丁森(Robert Martinson)1974年发表"What works? Questions and answers about prison reform"一文。——编者注

[2] 1990 年由加拿大公共安全中心主任 James Bonta 和加拿大卡尔顿大学教授 Andrews Donald Arthur 提出该模型。——编者注

有效性进行最精准的评估，从而对其进行改善。

　　利用犯罪学知识对其进行评估并不那么容易，因为，在法国，很少使用这类评估，而且，它还存在一些消极方面。这造成了强烈的反对，就像犯罪学诊断方法（DVAC）在 SPIP 中试验时遇到的那样。那么，到底应该如何进行评估？我们应该创立一个数据收集工具，让所有 SPIP 都使用它，在全国范围内统一收集信息，这些信息可以确定某个犯人的疗效。这个简单的工具来自 10 个 SPIP 在 2009—2010 年的工作成果，这 10 个 SPIP 首先使用这个工具。首先，这是那些在 SPIP、地区间指导中心和中央行政机构工作的职业人士的共同研究成果。这项工具还处在初级阶段，必然需要修改和完善。这项工具既不作记号，也不属于科学的评估手段。这项工具实施 2 年后，成为批判的对象。

　　在瓦莱丽·穆兰的研究中，我们也可以找到对评估方法的抵触（Moulin，2012）。他的研究事实上在很大程度上被使用这种评估方法的职业人士扰乱。这项工具存在很大缺陷，应该弥补缺陷，认真思考评估这项方案（PPR）有效性的方法。为了对其进行准确评估，首先必须要有足够的数据来源。为了保证这些方案的发展方向正确，应该注意观察它们的结果，不能仅仅局限于参加者对方案的满意度，尽管测试满意度非常重要，绝对不能忽视。应该寻找一些关于预防重复犯罪方面最直接的结果：这项方案有没有获得一些重大成效？参加者的重复犯罪率是否降低，如果是，降低了多少；如果不是，又升高了多少？这才使得评估方法具有科学性，这并不复杂，很多国家已经实施这类评估方法。这样，我们才能获得最恰当的评估方法，更好地定义以预防重复犯罪为目的的方案，促进这些方案的发展，优化相关手段。重要的是，每个 SPIP 提供个人或团体追踪治疗，而且，每个部门都应使用这两种方法治疗犯罪行为，并对犯人进行最精确的个人评估。

　　这项评估工作不是一个补充项目，而是一个必经阶段。

第五部分 特殊问题

第 29 章

创伤解离和人格障碍

——或我们如何变得让自己陌生?

米里埃尔·萨尔莫纳

暴力是使他人服从和解离的有力工具,尤其当它带有恐怖色彩,使受害者深陷精神失常的状态时。它是心理创伤的来源,这些创伤以人格障碍的形式长期存在,表现为创伤记忆和创伤解离。创伤记忆和解离奴役受害者,还有其他几类"人格"与其共存,如果不实施任何保护和治疗措施,这几个因素的相互作用会使受害者失去自我,而很不幸的是,这种情况极其常见,大部分暴力受害者都处于被抛弃状态(Salmona,2008,2012,2013)。

解离的神经生物学分析

暴力,尤其是那些隐藏在爱情、教育、性欲之下的最不可见的暴力,如家庭内部暴力和性暴力(Salmona,2013),会造成心理休克,从而麻醉受害者,使其无法进行恰当反抗,阻碍大脑皮层控制应激反应的强度以及肾上腺素和氢化可的松的分泌。极度紧张,加之强烈的感情,会侵害人体组织——因为,它导致肾上腺素和氢化可的松过度分泌,损害心脏和大脑,对人体组织造成严重威胁(Rauch,2007)——这会启动一些神经生物防御机制(Yehuda,2007;Nemeroff,

2009），扰乱情感回路，通过产生一些如吗啡、类氯胺酮的硬性有毒物质，造成人的情感和身体麻痹。麻醉的情感造成解离，主体对自己感到陌生，与自己脱离，与自己的人格分离，受害者变成暴力情形的观众，他毫无表情地观看着正在发生的事情。这次短路隔离了负责感觉和情感反应（杏仁核）的大脑结构——海马脑回（另一个大脑结构，类似于一个软件，管理记忆以及时间和空间标记，如果没有它，任何记忆都不会被记录，人不会记起任何东西，人也不会有时间概念）。这样，海马脑回就无法标记和储存由暴力激发的感觉和情感记忆，这些记忆潜伏在杏仁核中，没有被处理，也没有变成可回想的记忆。它们存在于时间之外，存在于潜意识中，这样，它就有可能侵入到意识领域中，使主体脑海中重新浮现那个暴力场景，它们就像一个时间穿越机器，使主体产生同样的感觉和痛苦，听到一样的话语，闻到同样的味道，感到同样的绝望与恐惧（这是闪回、记忆再现、梦魇、惊恐发作）。我们把这种潜藏在杏仁核中、无法被回想起来的记忆称为创伤记忆（Ledoux，1997）。

创伤记忆和人格障碍

创伤记忆是所有心理创伤障碍以及诸多人格障碍的中心。只要某个关系、情境、感情或感觉能够让主体重新回想起暴力情形，这个创伤记忆就会被点燃，使主体害怕类似的暴力情形会再次上演。它侵占整个心理空间，不可控制。它像一颗定时炸弹，在暴力情形发生几个月后，甚至很多年之后，它还有可能爆炸，它将主体的心理空间变成了一个布满地雷的战场。它是一个黑匣子，里面不仅装满了受害者的情感、感觉和痛苦经历，而且还包含一切与暴力情形、其背景以及攻击者有关的东西（对这些情形的模仿，这类情形的重新上演，攻击者的仇恨、兴奋、喊叫、言语、气味等）。这个有关暴力行为和攻击者的创伤记忆奴役着受害者，这个记忆会使他将来自自己的东西和来自暴力情形或攻击者的东西混淆。通常,创伤记忆不仅使受害者感到恐惧、绝望、死亡逼近、痛苦,带给她一些不可名状的感觉,还会使受害者产生羞愧感、负罪感,使其自我贬低,而且,对攻击者言语("你一文不值,全是你的错,这是你应得的,你喜欢这个"等)和表情的创伤回忆会增强这些感觉,攻击者充满暴力的情感及其异常兴奋的状态使受害者错误地认为是自己表现出来的,受害者要不断控制这些情感,这给受害者又增加了一项折磨(强迫型人格)。因此,受害者只会蔑视和憎恨自己,她会非常害怕地认为,自己充满幻想,具有错乱的亢奋和快感,当然,这种想法是错误的,那是属于攻击者的。某些受害者会产生来自攻击者及其行为的创伤记忆,从而形成反社会人格,或自恋型、边缘型、偏执型人格等。

怀着这个创伤记忆,受害者不断处于解离状态,毫不情愿地回想那些最糟糕的时刻:恐惧、痛苦、绝望,这像永无休止的酷刑,他们会突然感到自己处于危险状态,极度恐慌,感到死亡逼近,突然感到自己被扔在地上,被碾压,被狠狠地暴打,自己失去了知觉,感到自己的头或身体要爆炸,感到窒息、恶心,生殖器官有巨大的疼痛感。他们害怕自己疯掉,对他人和自己感到陌生。通过这些情感,攻击者在受害者脑海中不断浮现,不断重复向其施加残酷的行为、恶意的言语以及由此造成的痛苦,还向他们施加通过毁灭受害者带来的快感,让受害者回忆其哄骗的语言和堕落行为,并伴随着仇恨、蔑视、侮辱和中伤,而这些与受害者毫无关系。这些暴力情形在受害者身上发生得越早,它们就越有可能给受害者带来这些情感、恐怖的感觉、这些错乱的行为和言语,受害者就越有可能在无法理解它们的情况下、在分不清哪些属于自己的人格、性欲,哪些属于创伤记忆的情况下抵抗它们。

创伤记忆纠缠着他们(van der Hart,2010),让他们发生解离,剥夺他们的个性,阻碍他们成为自己;更糟糕的是,创伤记忆让受害者认为,自己是双重的、三重的,甚至是四重的:一个正常人(他们是正常人），一个遭受创伤的人（他们在被侵犯时，是受害者，时而，他们重新变回受了惊吓的、迷茫的孩子，内心充满了由抛弃带来的巨大焦虑感，时而，他们有自己和谐的人格，有自己的欲望和计划），一个心不在焉、虚无的人（为了存活，他们完全与自己脱离，心不在焉，内心充满了空虚），一个什么都算不上的人，害怕一切，内心充斥着负罪感、羞耻感，应该接受死亡（他们将攻击者的所作所为当作是自己的，因为，他们在脑海中不停地回想攻击情形），一个可能变得暴力、错乱的人，应该不停地进行自我控制、自我检讨（攻击者不断在他们脑海中浮现，充斥着他们的内心，以至于最终，他们将攻击者与自己混淆，这让他们感到恐惧）……让我们将话语权交给一个受害者："我经常抓着我的头发，我怀疑我自己，怀疑我的记忆，怀疑我是谁……我经常对自己说这样残忍的话：'我是一个错乱的、不讲信义的、爱撒谎的人'或'你是一个坏人、恶人'等。我受够了总是怀疑自己，怀疑一切，总是害怕。我只生活在恐惧中，这让我感到筋疲力尽！"

　　如果总是感到不安全、恐惧，持续处于待战状态，那么，生活就会变成地狱。为了避免可能使创伤记忆决堤的情形，受害者每时每刻都要保持警惕。因此，受害者就会产生回避行为和控制周围环境的行为。所有应激情形都要避免，受害者不可能放松警惕性，睡觉就变得非常困难。然而，这是远远不够的，为了不惜一切代价熄灭"燃烧起来"的创伤记忆或为了防止它"燃烧起来"，受害者很快就会发现，一些解离行为可以让他们在情感上麻醉自己（Salmona，2008，2012），即一些可以突然增加紧张程度的行为，这些行为可以导致大脑分泌硬性有毒物质（让自己实现情感短路，尽管患者已经习以为常），或一些可以增强内在毒效的行为，比如消耗外界毒性物质（酒精、毒品、高剂量的抗精神病药物）。这些解离行为是风险行为，使受害者处于危险状态：在道路上或在运动中，危险性行为，危险游戏，吸食毒品，针对自己的暴力行为如自残，对他人施暴（用暴力强制与另一个人建立关系，而这另一个人是他们用来造成情感短路的保险丝)。很快,他们对这些解离行为上瘾。这些解离行为在所有人(受害者、亲人、职业人士)看来都是无法理解的、相互矛盾的,由于这些行为,他们满怀负罪感,被亲人抛弃,还经常被负责治疗他们的职业人士抛弃。这些行为与人格障碍,尤其是边缘型人格障碍的出现密切相关。

对这些受害者来说,这个创伤记忆和这些解离行为将完全寄居到他们对自我的感知中,在他们看来,没有明显的事实,也不存在一致性,而这两方面都是我们生活所必需的,对他们来说,一切都要被无休止地质疑、质询。创伤记忆使他们认为,我们不能再依托任何逻辑,一个公认的、不存在任何危险的情形将会带来恐慌;我们爱的人,我们通常信任的人会突然让我们感到不安,表面看来毫无缘由,我们会想要避开这个人。当我们感到平静时,我们会突然被一些极其暴力的画面和令人恐怖的愤怒侵占,却无法理解其中的缘由。当我们处在浪漫的状态,同时感到淡淡的忧伤时,一些残酷、暴力的性场景会突然侵占我们的脑海,面对这些色情画面,我们会感到亢奋,尽管我们厌恶它们,因为,我们曾遭受过性暴力。我们爱自己的孩子胜过一切,然而,我们却莫名其妙地被一些极端暴力的、让人忧虑的画面侵占:我们杀死了自己的孩子,使他感到痛苦,威胁他,把他从窗子扔出去,强奸他。尽管我们感觉自己很勇敢、很理性,但我们会像一个很小的孩子一样感到莫名害怕,在一些正常的情形下感到极其脆弱,莫名其妙地感到恐惧,面对一个非常简单的问题手足无措。我们总是想和蔼可亲,但我们却毫无缘由地或因为一个小小的挫败而大发雷霆,还会说一些侮辱人的话语,而平时,我们并不说这类话语。当我们感到幸福时,我们内心却突然涌出巨大的抑郁感,伴随着自杀念头,无法投身于即将到来的生活,感觉一切都彻底完蛋了,然而,却没有任何迹象可以解释这一状态。我们自认为有健康的思想,但我们却突然看到一些怪物,一些威胁人的影子,听到一些声音,感到一些物体正进入我们身体,有种即将被毁灭的感觉。我们很喜欢吃饭，但突然感到厌恶、恶心。我们知道自己身体健康，却突然有强烈的痛感，感到很不舒服，感觉死亡的临近，而表面看来，这一切却毫无缘由。

所有这些让受害者没有一点安全感，他们对任何人、任何事物都没有信任感，即使一切看起来都非常平静，最糟糕的是，他们会被恐慌侵占，脑海中布满可怕的念头。一切都可突然转向，从一个时刻突然转到另一个时刻。一切会突然变得具有威胁性。他们感到自己不同于其他人，无法正常地在生活中前进，无法掌控航向。他们感到自己不稳定，很难生存。他们感觉自己应该建立一些回避和自控策略，应该放弃很多情形，放弃很多计划。他们感觉自己微不足道，对自己感到羞耻，耻于自己脑海中的念头、自己无法做成的事情、无法成为自己想成为的人、无法像他人一样。他们充满负罪感，自己折磨自己，一直处于自我压抑状态。

解离、人格障碍和陌生感

解离症状还表现为虚幻感、混沌感，患者的个性被剥夺，感觉自己是自己生活的观众，自己被排斥于一切事件之外，在自己与他人的关系中，感觉自己完全不适应。此外，解离症状还伴随着情感和身体的麻醉，这加重了自己与他人的不协调感。情感麻痹以及由此导致的自我个性的缺失给受害者带来不真实感，他始终感觉自己处于重现状态。

如果受害者的创伤记忆经常"被点燃"，并伴随着大量的解离情形，那么，他会迅速失去正常语调，这会让人极其痛苦。他看到自己在说话，但话语却与自己始终保持距离。由于没有任何自然反应，他会强迫自己"创造"一个姿势、一个情感反应，强迫自己将它们表演出来，像一个演员一样，他有可能会表演得过度夸张，跌入表演主义，或表演不够，过于冷淡，反应不够，过于偏离。解决这一问题的方法就是根据别人调整自己，观察并模仿他们，从而慢慢接近话语表达的内容。为了避免不断调整自己的角色，就像电影《西力传》中的伍迪·艾伦一样，他要自己创造一个固定角色，尽管会受到解离的影响，这个角色扮演那个他认为应该成为的人或他想面对的谈话者，这个谈话者慢慢会有自己的生活、自己的凝聚力及经历。因此，这个人物角色会越来越不符合受害者的形象及经历，这让受害者进一步认为，逻辑只会带来一系列谎言，并确信，自己的姿态不符合言语，自己只是一个假象。所以，这些解离症状导致患者很难维持统一的外表，使患者认为，自己不存在任何稳定的人格（不定人格），只有从外界借来的人格。在所有这些游戏之下，掩藏着患者的空虚感和巨大的绝望。

遭受创伤的孩子和青少年，由于无法与其他人建立正常的关系，通常会形成一个幻想的第二生活，他们不跟任何人谈论这个想象的生活，他们有时完全沉浸在这种生活中，在这个生活里，有一些幻想的亲人、朋友、一个伴侣和一只动物，每个人或动物都有自己的生活，都有自己的人格，想象生活中的事件要比现实生活中的事件复杂、丰富得多。有时，他们赋予一个洋娃娃或一个毛绒玩具以生命、语言，或赋予动物以言语。这些孩子总给人心不在焉的印象。

妓女的解离症状和人格障碍

情感麻痹是非常危险的，它不仅使受害者丧失了自发的情感，还使其丧失身体知觉，比如，在面对一个危险情况时，受害者无法作出反应。他们会毫无反应地承受一些极端暴力的行为，任由暴力肆虐，忍受让人无法忍受的东西，面对那些让人感到非常不舒服的"捕食者"、错乱者、肮脏的人、异常的人或危险者，他们都能"毫无疼痛"地忍受！他们或许是唯一能够接受不正常提议的人，唯一能够忍受一些严重凌辱、一些强烈痛苦却还能始终保持微笑的人。妓女就是这样的，几乎所有妓女都有解离症状，都会出现情感和身体的严重麻痪,因此,当她们卖淫,与他人发生性关系时,她们几乎不会感到厌恶,不会拒绝,也不会感到痛苦。

正是由于这些解离障碍和情感麻痹,一些极其危险的情形才会发生,尽管受害者的身体遭受损害,她们却漠不关心,完全没有疼痛感(不知道自己所处的状态)。而且,受害者周围的人也都表现出漠然的态度,因为,受害者的情感麻痹让他们很难产生同情心。妓女不断与他人发生毫无欲望的性关系,而且,这种性关系经常会伴随着暴力,特兰卡尔(Trinquart)博士对这种行为的结果进行了研究,他将其中的解离称为非躯体化或非躯体介入,即躯体特性丧失(Trinquart,2002)。

解离症状和人格障碍在无固定住所者身上的表现

同样,无固定住所者面对自己的条件、痛苦、不舒服,面对寒冷、极端恶化的生活条件,也表现出一定的漠然态度,外面世界也对这些人保持漠然。我们还可以将目光转向那些集中营里的人,尤其是在那些种族灭绝集中营里的人,比如奥斯威辛集中营。他们看起来像死了一样,对一切都不关心,与其周围的环境完全脱离,他们处于创伤后应激状态的最高阶段,处于完全的解离状态,这是死亡的前兆。一些经受创伤的人,持续被无法忍受的痛苦折磨,虽然没有达到那种程度,但通过服用抗精神病药物,吸食毒品或过度饮酒,他们几乎一直处于解离状态,处于一种醒觉的昏迷状态,他们被麻痹,对一切都漠不关心。

解离和创伤重复风险

当暴力不断持续或当受害者不断面对攻击者(如乱伦、家庭虐待或夫妻暴力)时,解离症状会持续存在,因为,这是受害者可以幸存于极端条件的唯一方式。因此,暴力受害者大部分时间处于解离状态,"在西边",心不在焉,魂不守舍,迷惘的,失去方向的,有时处于僵滞状态,这会让别人认为,受害者智力有缺陷,因为,他不作出反应,无法集中注意力,不关心发生在他周围的事情。通常,那些曾遭受过严重身体虐待或性虐待的儿童会处于持续的解离状态,他们被错误地认为是有缺陷的人。

反应的缺乏和情感的持续麻痹使受害者更易遭受虐待和被抛弃,受害者没有感情,这一点也不会激起他人的同情(Favre,2005)。面对这些处于解离状态的受害者,别人不会对其产生任何感情,一点也不会担心他们。他们很容易被忘记。由于这些受害者在面对暴力时不会反抗,攻击者会更加肆无忌惮,暴力行径会更加不断被重复。这些受害者经常是班级、机构以及工作中的替罪羊。他们是轮奸的受害者,或他们更容易跌入卖淫的深渊。

解离症患者是捕食者的上等猎物。与解离症状有关的混沌、迷惘导致一些认知障碍,患者不断怀疑他所看到的、听到的、理解的。这使受害者变得非常脆弱,使他们很难维护自己的信念和意愿。解离症患者很容易受影响,"被催眠"。他们非常机械,按照事先编好的程序运行。他们对自己没有任何信心,当别人给他们施加压力时,他们会不情愿地顺从别人的欲望,但他们感觉很好。他们是潜伏攻击者的上等猎物,他们很可能会成为这方面的受害者。谈话者越危险,他就越有可能激发受害者的创伤记忆和解离症状,通过一些异常姿态、肮脏的话语,通过支配行为,使受害者处于催眠状态,使其无法思考,无法进行自我防御。

面对一些攻击者,他们就会"出故障",混乱不堪,完全处于迷惘状态,因此,他们变得非常脆弱。受害者将这种无能的状态归咎于自己的愚蠢、低贱或病态的害羞,而在面对危险的谈话者时,应该启动防御机制。如果受害者了解这一点,这种机制应该是一个很好的警钟。但事实却不是这样，这种危险形势的诠释有利于错乱的谈话者。后者通常被处于"催眠状态"的受害者认为是优等的、重要的，比自己聪明很多的人，由于解离的作用，受害者甚至迷恋谈话者，感觉自己爱上他了。

创伤解离会将暴力平常化。解离症状会使受害者远离创伤事件，这些症状会使某些受害者认为，如果用感情来衡量暴力行为，那么，这些行为并不是那么严重。这样，暴力就有可能被平常化，甚至被认为具有教育意义："一次结实的痛打不会给任何人造成痛苦。"暴力之初，受害者会感到焦虑和绝望，之后，这些感觉会被遗忘，继而被解离症状和情感麻痹代替。通常，在第一次心理谈话时，当我们问一个遭受巨大痛苦、具有大量焦虑——抑郁症状的病人"您的童年是如何度过的"时，病人会回答"没有问题"，或他甚至对我们说"很顺利，这是一个美好的、幸福的童年"，之后，我们会了解到，他过去曾遭受身体暴力和/或性暴力，被严重虐待和冷落。病人并不想向我们掩盖事实，他也没有忘记这些事实，但根据情感记忆，他已无法感知事实的严重性，他们已经被麻痹了。在他看来，他的所有经历都是很平常的，情节并不是那么严重，也不会带来什么后果，他成年后感到的不舒服与他儿时的苦难经历没有任何联系。

解离症状及其在机构暴力中的作用

与创伤解离有关的情感麻痹对受害者和一些负责对其治疗的职业人士来说都是一个陌生的现象。面对遭受夫妻暴力的女性、忍受性暴力的年轻人，社会医疗部门的职业人士、警察或治安人员对某些处于解离状态的受害者不协调的陈词感到很不自在，这些受害者带着超脱的姿态讲述自己所遭受的严重暴力行为，试图让我们相信，他们对此已经习以为常，他们可以继续忍受这个情形。他们很顽强，没有什么可以伤害他们，他们让我们放心。一些夫妻暴力受害者甚至向我们断言，如果他们被杀死，没有关系。相反，大部分人认为，对自己的孩子，情况不是这样的，这是很严重的，他们无法容忍。而另一些人，在面对自己孩子时，他们也处于麻醉状态，无法预感危险，不知道孩子在何种情况下会被扰乱，只依靠自己被麻痹的情感去判断形势。作为职业人士或受害者的亲人，不应被受害者表面"正常的反应"所迷惑，这些受害者，表面看来并没有受到伤害、没有被扰乱，看起来很平静，没有焦虑感，却并不一定是那些没有受到心理创伤影响的人：他们可能处于严重的解离和情感麻痹状态，他们更需要医治。职业医师应该注意这一点。

同样，面对一些悲剧情形，亲人或职业医师也不会有任何感觉，由于受害者被麻醉的情感，他们无法产生同情心。他们通常只会在智力上产生反应，因为，他们能够意识到这一现象，他们可以重建一些恰当的情感，并照顾和治疗这些受害者。此外，根据自己的创伤经历，在听一些对暴力行为的陈述时，某些职业医师可能会处于解离状态，他们会将这些暴力行为与自己的过去联系起来，从而激发了自己的创伤记忆。在某些情况下，受害者遭受的暴力是如此骇人听闻，如此残忍，以至于有关这些暴力行为的陈述直接可以产生创伤作用。如果职业医师没有意识到这类风险，如果他们没有很好地了解自己的创伤经历以及这些经历对他们的人际交往和职业能力产生的影响，如果他们无法识别、调整或消除自己由此产生的情感反应，他们就会代偿失调，自己遭受创伤（替代创伤），他们也会出现一些完全异常的反应，这些反应很危险，会虐待他人，他们甚至会见死不救。在这些遭受暴力的受害者面前，他们被一些无法控制的焦虑侵占，变得易怒，甚至具有攻击性，不再具有同情心，不再表现出友好的姿态，他们将受害者抛弃，或变得混沌，甚至昏厥，或将暴力事实平常化（经常会说这样的话："这没有那么严重！"，"这是一些儿童游戏"，"他没有意识到"，"您一定是理解错了"等），或表现出漠然的态度（这与职业医师的解离状态和麻痹的情感有关）。在这些情形下，职业医师无法认同、识别和揭露受害者所经受的暴力和危险，无法对其进行治疗。这些被认为陪伴、保护和治疗受害者的职业人士，就可能会抛弃受害者，有时，甚至使他们再次遭受暴力。对一些曾遭受虐待和性侵的儿童、残疾人和老年人来说，机构对他们造成虐待的风险尤其大。

老年人的解离症状和人格障碍

当性侵受害者上了年纪时（或严重残疾），他们将再次很难控制自己的创伤记忆。对他人的依赖、自主性和隐私的丧失、认知障碍、方位的丧失和巨大的变化（配偶的死亡、住院、被安置到收容院或敬老院）都会颠覆和妨碍他们日常的生存策略，这些很有可能会"点燃"他们的创伤记忆。创伤记忆会侵占其全身（尤其是当他们接受一些身体上的治疗时），并变得无法控制，这些老年人会不断再现创伤情景，如攻击情景，面对这些情景，他们会恐慌、骚动，处于解离状态，失去时间和空间概念。创伤记忆会造成视觉、听觉和身体感觉上的幻觉。为了对这一无法容忍的创伤记忆产生情感上的麻痹，他们会重新沉浸在暴力情景中，将自己作为受害者或攻击者，使其再现，从而造成情感回路的短路，这都是一些能够有效造成解离的行为。因此，老年人会产生迫害妄想，通过扭曲认知，重现暴力情形，产生"伪精神错乱"。他们也可能会进行自我攻击，将自己置于危险状态或通过暴力和下流的言语对他人实施暴力，其中，可能或不会伴随攻击行为。

患有人格障碍的攻击者的解离症状

攻击者也会表现出解离症状和麻痹的情感，但他们使用这些症状的方式不同，他们将这些症状当作"王牌"，为自己的利益和支配欲望服务。对攻击者来说，暴力是一个能够使人麻醉的毒品，他们把受害者变为工具，麻痹后者的情感。而后，他将麻痹的情感当作捕食工具使用。这个工具可以使攻击者有计划地呈现一些可以有效欺骗其受害者和亲人的人物角色，根据需要，利用巧妙的、令人信服的手法，这些角色会发生变化：一方面，他们是友好的邻居、出色的职场人士、完美的父亲，另一方面，他们是无情的独裁者、毫无人性的怪物、严重的性倒错者、疯子等；或者：一方面，她们是完美的朋友、奉献自我的职场人士、令众人羡慕的母亲，另一方面，她们是肆无忌惮的女人，没有同情心，毫无顾忌地操纵、背叛、攻击和虐待自己的孩子。所有这些呈现都是虚假的，在某些时刻，攻击者是最亲切的人，在另一些时刻，他们又变成最可怕的人，他们不断变化，往返于这两种角色，使受害者完全失去了方向。攻击者通过麻醉感情将他人变成工具，使自己更容易实施攻击行为，因为，他们对暴力行为没有任何厌恶感或负罪感，面对受害者，他们不会产生任何怜悯或同情，而无论厌恶感或负罪感，还是怜悯或同情，都有可能制约暴力行为。攻击者没有感情，他们可以毫无阻碍地行动。此外，攻击者精心准备，有时他们很早就开始准备，这使得暴力行为本身就可导致情感回路短路、解离症状和情感麻痹，这都有利于攻击行为的实现（杀人狂和连环强奸犯就属于这种情况）。这就可以解释，例如在战争或暴力统治时期，尽管那些主战犯和施刑者长期重复实施极其严重的暴力行为如野蛮行为、重复强奸、折磨、屠杀或种族大屠杀，然而，几年甚至几十年之后，他们仍然没有任何悔恨感和负罪感。在大脑中，他们储存着足够的残忍性，从而继续实现感情上的短路和麻醉。

人格障碍中解离症状的治疗

找出病人的暴力倾向、识别心理创伤障碍、找出创伤记忆和解离症状对恰当、有效治疗暴力受害者是非常重要的。众多心理疗法和身体调节方法是很有效的，只要这些方法围绕暴力行为进行，并将重点放在创伤记忆的消除、身体的重新结合以及再躯体化上，从而使遭受创伤者的心理重新运转，重新获得情感和人际交往生活，使他们的身体能够从暴力情形、痛苦、攻击者的形象中解脱出来，使他们能够重新恢复自我，重拾自己的思想、情感和躯体。

心理治疗的目的在于绝对不放弃对任何迹象的了解，不断赋予它们新的意义。一切症状、噩梦，一切异常行为，任何不正常的思想、反应和感觉都应该被剖析，找到这些迹象的根源，将它们与受害者遭受的暴力行为联系起来（van der Hart，1992）。例如，一种让人感到不舒服、想要作呕的气味或许与攻击者的某种气味有关；一个让人恐慌的痛苦与当时遭受攻击时产生的痛苦有关；一个无法容忍、让人感到焦虑的声音像那个受害者在遭受暴力时所听到的声音，比如雨滴声，如果当时下雨的话；如果一天中的某个时刻与受害者被攻击时的时间吻合，那么，这个时刻会让受害者感到焦虑或会导致受害者饮酒、厌食、自杀、自残；在某些情况下，如果受害者产生愤怒感，其性器官突然出现异常瘙痒或发热，他就会将这些感觉与暴力发生时自己遭受的触摸联系起来，并产生使人发生严重紊乱的性暴力幻想，受害者并不想做这类幻想，但后者强制浮现于受害者的脑海中，这些幻想只是受害者被强奸或性侵场景的再现。

很快，这项治疗工作可以由受害者主动完成，使受害者在心理上感到安全，因为，在创伤记忆被点燃时，大脑皮层可以控制情感反应，缓解绝望情感，受害者不需要再借助于危险的解离行为进行情感短路。病人成为"除雷"专家，独自继续这项工作，渐渐地，病人不再需要解离行为，创伤记忆被慢慢地清除，持续的危机感得到缓解，他慢慢地走出解离症状，摆脱创伤记忆，重新获得凝聚力，不再是活着，而是生活。与此同时，人格障碍也慢慢消失。

第 30 章
人格障碍和以丧事为背景的心理疗法

埃莱娜·罗曼诺

在以丧事为背景,治疗人格障碍患者的过程中,我们遇到一些特殊的困难。根据我们的临床经验,我们将介绍这类治疗的特殊性,治疗中经常遇到的问题以及一些设想。

引　言

当前,很多研究都在讨论针对人格障碍,尤其是边缘型人格障碍的心理疗法的合理性。但有关这类经历过丧事的病人的治疗方法的数据非常有限。人格障碍的诊断很难断定,因为,我们需要考虑很多方面。我们让主体面对一个让人感到震惊的场景如一个创伤事件或丧事,然后,我们观察他们的反应特点,并将这些特点与正常人格的反应特点作对比。以丧事为背景,治疗者关键在于找出这些主体是否对这类情形产生反应,或主体的障碍先于丧事存在,或丧事加重了这些障碍。

从"正常"悲伤到病态悲伤

作为心理反应,悲伤的定义很宽泛:"由于丧失某个爱的人,或一些抽象意义的事物如祖国、理想、自由等而产生的正常反应"(Freud,1915)。丧失带来的情感反应使我们要对悲伤进行处理,这是一个心理过程,目的在于慢慢接受心爱的人的消失(Bowlby,1969)。这项对悲伤的处理工作取决于个人经历、丧事的背景、家族史、文化和宗教定位以及在心爱的人死后和整个服丧过程中当事人受到的支持。在西方,大部分学者参照这几个不同阶段:震惊、抑郁、适应和恢复时期;在此,我们强调,这几个阶段具有一般性(Bauret et Moro,2003)。尽管每个人应对死亡和处理悲伤的方法不同,尽管丧事是"人类生存中最大的创伤事件之一"(Hanus,2010),但这一普遍经历本身不具有病态性。面对丧事,如果主体能够很好地处理悲伤,他会很快走出这种悲伤;但如果主体本身出现问题,他可以进行自我恢复的唯一联系丧失,那么,他就可能产生障碍。在极少的情况下(5%),悲伤处理工作无法进行,从而导致病态,并通过复杂悲伤或病态悲伤表现出来(Jacobs,1999;Prigerson et al.,1995,1999;Bacqué et al.,2000;Hanus,1998)。

患有悲伤导致的人格障碍的
人的心理疗法

一些病人因丧事产生人格障碍,这些病人的治疗很快会给临床医师造成困扰:如何区分病人之前就存在的障碍和病人在丧事时产生的障碍。为了更好地进行阐释,我们将介绍针对一位 40 岁女士进行的跟踪治疗,我们称这位女士为 D 女士。

丧事造成的人格障碍:
D 女士病例
布朗山隧道的火灾发生于 1999 年 3 月 24 日,她的丈夫和儿子(11 岁)死于这场火灾(这场火灾造成 39 人死亡,由于火势很猛,这些人的尸体无法修补),4 年来,她始终无法放下丈夫和儿子。她对我们说,她曾试图自己振作,但根本达不到:"我只有一个想法:与我丈夫和儿子团聚,但我还有一个女儿(10 岁),为了她,我应该留下来。我无法照顾自己;我无法继续生活;我的生活已经在隧道里停止了。"

丈夫和儿子的死给她造成了巨大的创伤(Bacqué,2003),这一创伤因"媒介悲伤"而增强,这种"媒介悲伤"来自事故发生时其家人所遭受的压力。在第一次谈话时,她的表现如下:

- **重度抑郁**,表现为自尊丧失,确定自己无法再爱或被爱。同时,健康状况下降,睡眠困难导致疲乏。
- **缺乏自主性,自我贬低,充满负罪感,持续消极**:她将事故的责任归于自己("我不应该让他们去意大利爬山"),充满了无能感;经常自我贬低,总是害怕这句"你怎么看",不做任何提议。
- **创伤后障碍**,感觉不断再现:"我的整个脑海被那些援救画面和等待的时刻占据……我感到身上有烧焦的味道,这种味道布满我的全部毛孔……我一旦听到街道上消防车的鸣笛声,我就像重新回到在隧道里发生的噩梦,太可怕了……"。
- **自杀念头**:"我想死,我不想活了,不想忍受没有丈夫和儿子的痛苦。唯一叫我牵挂的,就是我的女儿;否则,我早和我的丈夫和儿子团聚了。"
- **否认死亡事实**:"我不相信他们在这个隧道火炉里死了。我总是期望,我的丈夫从意大利打电话过来,他和我的儿子去意大利爬山。"这个否认态度被无法找到尸体的事实增强(由于火势过猛,他们的尸体都化为了灰烬,无法进行辨认)。"我要是能看到他们的尸体,我就给他们举办葬礼了……我不去墓地,因为,我知道,他们不在那里;但我经常会站在隧道旁的纪念碑前。他们从那里离开了,我在那里等着他们。"她否认丈夫和儿子的死亡,导致自我分裂,使她无法启动其他资源。

■ **社会退缩,拒绝任何社交行为**:"事故发生后,所有人都来看我,关心我,但现在,我觉得,他们是在打扰我们……他们让我感到害怕,因为,他们就像一些幽灵一样不停地提醒我们,让我们想起这个悲剧。"她不再对日常生活感兴趣,她无法接受丈夫和儿子的死亡,这让她感觉自己与外界世界隔离,不再属于这个世界。

D女士的特点展现出其悲伤情感的复杂性:在失去其丈夫和儿子4年之后,她的痛苦感仍然非常强烈,她无法处理自己的悲伤情感,表现出人格障碍的特点。但我们面对的首要问题之一,是这些障碍是由悲伤情景引发的还是它们在这个情景发生之前就早已存在于一个脆弱的人格中。根据她所接受的治疗以及她给我们讲述的她之前的生活,我们可以断定,这些障碍在这个情景发生之前就已经存在。

除心理治疗之外,一个精神学医师对其进行医疗追踪。我们应及时治疗这些症状,因为,它们会不断扩大,阻碍她的构思能力,这样,我们就无法触及其人格结构的深层问题。这个创伤事件有双重影响:外在现实即其丈夫和儿子的死亡,产生的重击;与她的心理崩溃有关的内心绝境。这一创伤的形成与她之前的病症以及悲伤对她的外在和内在影响紧密相关。治疗目的在于构建悲伤过程,但这只能通过理解女病人的人格特征的心理动力因素来实现。

起初,D女士无法提起与儿子和丈夫共度的时光。记忆上的昏厥使其无法进入这一时期。我们无法与其过去产生联系,无法利用象征化过程使病人构思心理,无法让其陈述过去。每当我们试图让她提起过去时,她都会崩溃,因此,在治疗初期,我们无法构造其情感,无法对其进行精神治疗。通常,面对带来创伤的死亡,摆脱悲伤情感所需的强度,完全超出了服丧者的自反能力。亲人的死亡造成了服丧人的矛盾感情,因为现实的外在客体已不存在,无法实施调解功能,当事人必须加强防御措施。为了防止过度悲伤,自我别无他选,只能建立防御机制,试图调节情感。但这一过程过于耗费心理资源,干扰了悲伤的动力因素,防御机制阻碍冲突关系的建立。起初,治疗的目的在于尊重这些防御机制,因为,它们维持 D 女士的自我的生存,我们慢慢引导病人进行情感释放,重新构建其与自己死去亲人的关系,从而使这些防御措施慢慢失效。

在此悲剧发生之前,D 女士可能患有回避型人格障碍。她对其周围人的话语非常敏感,总是撤消自己的意见或想法,这一点还因为,她的丈夫不停地做一些评论。她非常依赖自己的丈夫,在其丈夫死后,她觉得自己孤单一人活在世上,缺乏必要的自主性。死亡的到来斩断了夫妻两人之间的关系,而他们之间的冲突是维持这一关系的筹码之一。悲伤的处理不可避免地引导 D 女士对自己丈夫的判断、评价,激发她对自己丈夫的矛盾情感以及她潜意识中存在的负罪感。当他们生活在一起时,她感觉自己的丈夫表现出攻击性,这种特性存在于他们之间的关系中,在其丈夫死后,这种攻击性也随之消失。但 D 女士无法说出这种攻击性,她无法允许自己去感受它;她的防御态度将攻击的矛头重新对准自己,自己承担了所有可能的罪过。面对自己强烈的痛苦,她借助于大量的防御机制保护自己,这些防御机制使她与死去的专制客体(其丈夫)始终保持联系,同时,避免自我的解散。其人格障碍,在悲剧发生之前就已存在,尤其表现为情感和人际关系方面的困难,其症状被这一双重丧失加重。处理悲伤的过程对她来说是非常痛苦的,因为这一事件对其造成的创伤非常固着,加上之前的人格障碍,这阻碍了她所有的自反能力。自责只与丧失带来的外界因素有关,她无法将这些因素与潜意识的幻想联系起来,幻想会放大这些因素,而她并不去分析这些因素。她强烈的自我毁灭欲望表达了自己潜意识中存在的负罪感,由于客体的丧失,她内心充满了仇恨，她不仅将这些感觉对准自己，还将它们对准了治疗措施和治疗医师："这一点用也没有"，"像他人一样，你们不能理解我"。

讨　论

对患有人格障碍的主体进行的心理治疗被认为尤其复杂（Cailhol et al.，2010；Bessette，2010）。由于障碍的作用，在面对另一个人时，这些主体经常会感到迷茫；在与他人的交往中，他们很容易觉得自己被批评、被攻击，甚至被迫害。这些人经常也很难思考自己的感觉和情感，很难维持自我和他人的形象，以及一些发生细微变化的情形。他们很难找出和接受积极和消极方面、激励点和挫败点。他们很少主动表达自己的感受或看法，因为，他们害怕别人的目光（害怕被评判、被抛弃）。他们需要一直被安慰、被表扬、被鼓励。他们对外部世界的不信任感和对自己的不自信与他们的绝望心境是一致的，为了被抛弃，他们会不惜一切代价。

不论过去还是现在，如果主体与自我以及他人不存在关系，他是不会具有人格和心理结构的。这可以使我们理解，悲伤的处理过程不可避免地根据关系的性质进行，这个关系是主体刚刚失去的。在丧事之前，主体的病症就已经存在，这导致了病态的悲伤。不论丧事之前的病态人格会导致怎样的心理疾病，我们都可以作出这个假设：心理的构建一定涉及他人。在对人格障碍的治疗过程中，我们发现，悲伤通常会加重人格障碍：悲伤情形使主体丧失了方向和信仰，这更增强了他们对那些几乎无自主性的人（或死去的人）的依赖。一些悲烈的死亡会使服丧的人在面对一个可能到来的灾难时异常警惕，这些防御机制在悲剧发生之前就已经存在，这让它们变得更加顽固。强迫-冲动型人格更有可能通过一些强硬的、冲动的防御反应来控制外部世界。当司法程序和行政手续让偏执型人格患者面对一些逻辑推理时,这些患者并不懂这些逻辑,无法理解自己亲人的死亡原因,他们会带着怀疑的态度,将周围人的说教、游说看作不怀好意。

　　人格障碍患者的人际交往的特殊性让我们理解,必须尽快调整治疗框架。我们对他们采取心理动力疗法,利用瑟奇·乐伯维奇(Lebovici,2002)提出的隐喻化共情这个概念,这个概念在于将治疗者自己的感受用作治疗的砝码。换句话说,在这个围绕主体进行的方法中,治疗者应表现出对病人及其痛苦的共情。起初,治疗者要利用自己的共情能力重新激发病人前意识的再现能力。与传统的分析态度不同,我们应首先本着认真倾听的态度,建议病人描述他能够和他想描述的,从而促进他进行陈述。为了打开病人的话匣,我们要本着提建议的态度,而不是强制姿态,不应强迫病人在某一确定时间内作出回应。"您是否可以向我说……请向我讲述……"有些病人会从收到报丧消息开始,有些人会从葬礼开始,而有的人则从现在开始讲述。我们不要求他们按照时间顺序进行讲述,而是让他们尽可能自由陈述,讲述自己的创伤史,尽管这个历史听起来是模糊的,不完整的。将发言权交给他们,怀着同情心,认真倾听,使他们能够表达自己的感情,不是让他们以创伤经历为出发点,将这一经历融入他们的整个经历中,而是以整个经历为出发点,将创伤经历融入自反链中,后者给他们的经历赋予意义。

　　通过简单地诉说自己的经历,陈述事件的片段,病人并不能摆脱事件导致的创伤。对创伤经历的陈述只是治疗的第一步,病人并没有识别、思考、构思他的陈述。倾听使病人进入现实情境中,慢慢地,只言片语会变成句子、陈述,通过这些只言片语,治疗工作才能够展开,修复病人的心理活动,使病人慢慢接受创伤经历。

　　这一方法禁止治疗者采取等待的态度,即病人在进行自我表达的同时,治疗者安静地等待着(Sussman,1992)。治疗者的沉默会激化病人因丧失而加重的症状,病人会感到自己被抛弃,不被理解。对那些人际关系、辨别能力不稳定的人格障碍患者来说,治疗者的沉默具有迫害性，这是一种渎职行为，治疗者对病人不感兴趣，甚至放弃病人。因此，治疗者应该转向病人，参与他的倾诉中，并表示，他理解病人所说的、所展示的。这一方法可以实现共建，治疗者可以随时根据病人的界限和可能性作出调整，病人是非常多疑的。在丧事和先前人格障碍共同作用的情况下，治疗者应该在治疗初期找出病人当前的心理运行机制，对其之前的人格结构以及当前和先前障碍之间可能发生的变化进行假设。服丧期间，主体会发生很多改变，我们不应该轻视病人，将其诊断局限在某一框架中。治疗必须考虑到病人在此之前的生活、悲剧事件以及在此之后的时间。

在第二阶段，治疗者应该陪伴病人，使其慢慢摆脱他所经历的创伤事件的影响。创伤元素阻碍悲伤处理工作的进行，受创伤的影响，主体辨别能力下降，记忆减退，负罪感的构建受到影响。悲伤的处理过程应该有利于自我的修复，而不仅局限于修复事实。治疗者可以向病人提出一些假设，这可以使他们验证自己的信仰，理解他们自己创设的理论关键点。比如："如果您相信，这确实是一场意外事故，而不是说'这是您的错'，那么，这会带来什么不同呢？"治疗者也可以写治疗信件，这也是有用的；还可以从病人的周围环境中寻找资源，调动保护因素。

找出病人的理论观点，将他们消极的、无用的信念转为一些积极的信仰，这可以使病人了解自己在悲伤处理过程中的夸大成分，意识到自己之前的运作方式。这样，他就会注意自己先前和当前的运作方式（他能够理解自己的情感状态，找到导致其困难的元素）。这可以使病人从创伤导致的精神错乱中解脱出来，缓解自己的人格障碍。在这一段时间中，自我可以得到缓和，病人不再考虑、发现自己的有罪之处，不再为自己的罪过赋予意义，因此，自恋伤口也会得到缓解。病人在修复自己主体位置的同时，可以重新控制自己的思想，治疗者可以让他放心自己的感觉。但这段时间建立的平衡非常脆弱，因为在这段时间里，病人要放弃自己的防御机制，直面带给他痛苦的因

素。在这里,患有人格障碍的主体会表现出强烈的情感,这会扰乱其
心智化过程,不断给治疗带来挑战。当病人能够最终忍受、理解、接
受死亡的事实时,我们可以开始进行传统的分析工作,重点分析病人
冲突的欲望以及患者的过度抑制和自我分裂(Marmar et al. , 1988;
Horowitz, 1990; Balye, 1984; Debray, 1990)。这样,病人可以有
足够的心理资源,去应对其亲人死之前的个人困难。比如,D 女士会
带着正常的遗憾表达自己的痛苦,不掺杂毁灭性的自责,其与外界的
关系也会得到改善。

治疗者遵守反移情规则的重要性

服丧的人在丧事发生之前就已经患有人格障碍,对这类人进行
的心理治疗并不那么简单,这或许也可以解释,为什么没有专门针对
这一主题的出版作品。面对这些不稳定、没有安全感、冲动和悲伤的
病人,治疗是漫长的、折磨人的、混乱的,它会激发强烈的情感,有时,
治疗会让病人和治疗者同时感到震惊。关系的质量可以区分主体和
客体,如果这种关系处于痛苦中或这种关系消失,区分也会消失,那
么,主体和客体就不复存在;因此,服丧的、患有人格障碍的病人,其
关系非常混乱。治疗者应该包容主体的情感经历,尊重其防御机制,
不带任何恶意地仔细倾听他。治疗者面对病人的只言片语,倾听其
诉说自己的创伤经历,这并不是没有后果的。病人在表达自己强烈
情感的同时,他与治疗者之间的亲密关系可能会被破坏,甚至是具有
破坏性的。治疗者哪怕作出一点消极反应,病人的陌生感就有可能
增强,他也会进一步确信,自己的经历是无法再现的。这会不可避免
地影响医患之间的信任关系,危及治疗的延续。这些治疗要求治疗
者调节自己的情感,遵守反移情规则,防止自己受到病人强烈情感及
其障碍的影响、破坏(Masterson, 1980; Clarkin et al. , 2007;
Bateman et Fonagy, 2009; Bessette, 2010)。为了减少治疗出现瓶

颈的可能性,不应只依靠一个治疗医师,向病人提议进行多模态治疗,比如,可以将个体疗法、系统疗法、行为认知疗法和团队疗法结合起来。

结　　论

根据临床经验,我们不能固化这些疗法,不能将它们标准化。我们还想提醒的是,在临床工作中,只有良好的意愿是远远不够的:与这些服丧的人见面,对其进行治疗,为了避免他们再次受到伤害,临床知识和实践是必需的。治疗者应该给予每个病人最适合当时情景的回答,治疗的目的在于使病人在服丧期,能够创造心理,解决自己的痛苦以及过去和现在的困难。

第31章

孟乔森式施虐母亲

——临床上所说的是失去理智还是精神病妄想？

伊夫-伊朗·埃斯弗特斯

施虐母亲的威胁

"代理孟乔森"综合征向我们再次提起"坏母亲"的威胁，即利用各种毁灭手段实施虐待的母亲。孟乔森式的母亲是施虐母亲的典型代表，这类人夸张自己、满嘴谎言、混乱、妄想。在大部分情况下，"代理孟乔森"综合征表明，某些母亲具有特定的，甚至备受争议的人格。这一综合征本身就反映一些人格障碍，但很难定义这些人格障碍，因为从心理病态的角度来说，这些人格很复杂，很难把握、确定。"孟乔森式"母亲具有致命的矛盾情感、不可否认的操纵能力、心理病态元素和性幻想，根据这些，我们或许可以确定一个新的人格障碍。

面对这些罕见的情况、它们的特性及其复杂性，临床医师试图建立一些诊断分类，确立"孟乔森式"母亲的几个心理疾病类型。这种区别诊断方法可以使我们更好地了解这一特殊综合征及其对孩子造成的后果。一旦这些身体和心理都有障碍的孩子离开母亲，他们的症状也随之消失。

在某些乱伦情形下，对性虐的虚假托词有时来自父母的精神错乱情形（SAP），这种情形与"代理孟乔森"综合征类似。施虐母亲以同样的姿态展现在治疗医师面前……她们谎称，自己孩子身上表现出的不同症状表明，他们可能遭受过性抚摸（孩子的父亲可能是实施者，这发生在孩子寄居在父亲家里时）。这些母亲不惜最大程度地危害孩子的精神健康，丑化孩子父亲的形象，为了吸引治疗医师（经常是没有得到通知或不知情的）的注意力，她们在自己孩子身上安插一些病症。这类鉴定存在某些方法论上的困难，除此之外，那些作虚假陈词的母亲（与丈夫分居或离婚）试图让别人误会，符合"代理孟乔森式"施虐母亲的特点。她们表现出一些类似的心理障碍，企图全权操纵和消灭自己的丈夫，将孩子的父亲扼杀"在摇篮中"，直至腐烂。

"代理综合征"表现为母亲与孩子之间的有害互动，母亲对孩子的欺骗、对孩子精神上的操纵，母亲满嘴谎言，表现为夸大的虚假陈词、精神错乱，在孩子身上妄想某些疾病或具有精神病妄想症的特点等。重要的是，注意力应放在"孟乔森式"家长的特殊心理上。在某些情况下，成年人在这方面表现得非常明显，表现出一些与精神病性、精神疾病或错乱症有关的心理缺陷。孩子被其"病态"父母的心理动力运作方式传染，精神健康受到很大损害，直到精神错乱。与此同时，治疗医师讨厌这种做法，形成了一些特定的反移情机制，但这些机制有时是有害的。这些反对态度违背了治疗医师的批判精神，揭露了一种精神上的混乱状态，有时，在没有意识到的情况下，他们会陷入这种混乱状态。

在母亲的愚弄和临床现实之间

"代理孟乔森"综合征是一种不为人所知的、潜伏的虐待孩子的形式。数年来，对医学界和社会心理学家以及司法界人士来说，它都是一大难题。这一综合征表现为父母的精神错乱和虚假陈词，它不断恶化，涉及多个方面，孩子既是自己精神错乱父母的受害者、人质，也成为轻易相信家长的治疗医师的受害者。在这一奇怪的症状中，怀疑和不合理扰乱了习俗惯例。孩子被家长愚弄,代表或具有家长呈现给医生的症状。治疗医师被扰乱,处于两团火之间。医师会产生怀疑,质疑诊断,最大限度地保持警惕。而他最关心的问题是寻找临床真相。在这些布满寓言、谎言、真相的曲折道路上,一场无情的战争正式上演。所以,对这一临床综合征的概念化来自这个虚幻和现实相互冲撞的生动传奇。

从孟乔森的谎言到一个神秘综合征的现实

孟乔森男爵(18 世纪)是一个奇特的谎言家,因讲不真实故事的才能而出名,这一综合征从他的名字中获得灵感。20 世纪 50 年代,阿舍(Asher)借用这一概念指称病人的行为,这些病人声称自己得了各种不同病症或篡改自己档案中的医疗数据。因这些人表面看来非常可信,从而导致治疗医师进行了大量不必要的检查和治疗。

自 1977 年,梅多(Meadow)注意到,在那些具有不同症状的孩子身上出现了一些类似情形,有时,在一些非常小的孩子身上。他发现,某些家长对这些症状负主要责任,他们没有对药物或毒品进行很好的管理(综合征的主动形式)。他还发现,另外一些家长会制造不同症状,这些症状很难在医学上作出解释(综合征的被动形式)。通常,这些声称或制造自己孩子疾病的家长,围着孩子,与医疗界进行接触,获得他们的认同。一系列医疗探索和/或外科治疗都没有得出具体的结果,但从这些狠毒的欺骗中,我们偶然发现了一种危害儿童的新形式,今天,我们称它为代理孟乔森综合征。

通过观察,阿舍(Ascher, 1951)将这个综合征描述为一系列导致无用和/或具有危害性(通常是紧急的、急性的)的检查和治疗的虚假障碍,从一家医院流动到另一家医院,患者的病史存在很大的虚构成分。这一综合征的表现可以截然不同,从简单的篡改病史到对儿童的直接攻击,甚至会导致儿童的死亡。

1987年,罗森伯格(Rosenberg)概括了"代理孟乔森"综合征的临床标准:

■ 家长故意给孩子伪造和/或制造疾病;

■ 重复对孩子进行医疗检查,从而确保孩子的身体正常;

■ 家长否认孩子症状的来源;

■ 当孩子与有问题的父母分开后,孩子的症状得到缓解。

1977年,梅多(圣杰姆斯大学医院)在临床上对"代理孟乔森综合征"作了定义,在那些莫名其妙、突然死亡的婴儿中,8%～20%是由这一综合征导致的,尽管很难计算实际数量,但在美国,通过对那些突然死亡的婴儿进行解剖,我们发现,每年有上千名婴儿死于这一非常特殊的综合征。梅多是研究这一问题的真正专家,他估计,自己已经接触过超过400个相关病例。

这一综合征涉及所有社会阶层,在90%的情况下,亲生母亲促进了这一症状的发展。其中,这些女性中的很大一部分从事医疗或与医疗有关的职业(医生、护士、护理人员、社会福利人员等)或与这一行业保持联系。她们看起来是好母亲的典型代表,对孩子非常关心,在孩子住院期间,极其频繁地看望、照看孩子。一般情况下,她们看起来没有医疗团队那么焦急,发表很多有关医疗方面的观点,毫不犹豫地对孩子进行一些额外的检查或外科手术。这些女性在医院里春风拂面,因为,她们是医生和其他家长羡慕、夸赞的对象。她们中30%的人患有轻微的孟乔森综合征。

在比较严重的情况下,这一综合征会导致一些危及生命的医疗行为。它反映了家长的一种极端、病态行为,这与他们的医疗咨询愿望有关:家长的正常咨询行为表现为适应孩子的临床情况和咨询医师的建议。而那些有极端咨询欲望的家长,在自己孩子身上制造一些症状或促生一种疾病,从而使医生对孩子进行一些检查和治疗。我们无法从临床表现上寻找这一综合征的病原,我们只能从具有操纵性的家长身上表现出的一些不恰当态度和几乎妄想或幻想的言语中找到源头。

　　大量临床案例、文献专著指出，这些神秘的行为导致医疗人员产生了不同程度的反对态度：他们感觉自己被欺骗、被操纵、被攻击，对其他病人采取回避行为。为了获得他人的倾听，这些"孟乔森式"家长是真正的说谎者，欺骗治疗医师，使他们受到损害，这种心理医学欺骗尤其会导致孩子出现精神错乱。

医 学 谎 言

　　代理孟乔森综合征表现为反复向医疗人员说谎，是对儿童进行身体和心理情感虐待的奇特、怪诞形式。这一古怪的障碍很难被发现，因为医生的好奇心和注意力完全放在孩子的症状上。他们首先对孩子进行医治，因为他们看到母亲合理的焦虑神情和让人安心的配合态度。

　　这一综合征的临床表现非常不同，很难对其进行诊断。受害儿童年龄低于 6 岁，具有大量相关障碍（流血、高烧、中枢神经系统表现出抑郁症状、痉挛、腹泻、呕吐等）。施虐者通常是孩子的母亲，她在孩子身上创造或导致一些症状，使治疗医师感到焦虑，让他们对孩子进行检查、治疗。这些症状有时是无法解释的，来自孩子母亲的操纵行为，这更增加了治疗的无用性。治疗是无效的、很难忍受的、危险的，孩子仍然处于痛苦中。这些症状只有孩子母亲在场时才会显现、加重，而母亲避免将孩子单独留给医生或医护人员。由于母亲不断出现在孩子面前，这些母亲成为为孩子奉献、牺牲的典范。所有人都对这些母亲大加赞赏，没有任何人责怪她们。

　　母亲的这种行为非常奇怪、特别。一般情况下，这些母亲中的大部分人都非常关注自己的孩子，花很长时间待在孩子的病房中，很少出去。那些与医疗团队建立很好的关系、对治疗满意的母亲，看起来对住院时间延长非常高兴。尽管她们来自社会贫困阶层，她们中的大部分人都曾进行过医护方面或有关医学知识方面的研究，对医学怀着一定的向往之情。某些母亲与那些最优秀的治疗医师相比较，仿佛是为自己还账。孩子的疾病提升了母亲的照料职能。这可以缓解母亲在很多方面的缺失，这些缺失尤其与母爱、父母、性欲和丈夫有关。孩子的父亲很少在场，很少出现在孩子面前，或其智力和社会交际等方面不如孩子的母亲。

根据 DSM-Ⅳ 的诊断标准，代理孟乔森综合征符合以下四个条件：

- 家长一方（通常是母亲）诱导疾病或以疾病为理由、借口；
- 这位家长的孩子接受检查和治疗；
- 这位家长否认疾病是由自己导致的；
- 当孩子与家长分开，家长不对孩子进行探视时，孩子的所有症状消失。

母亲的心理疾病类型

我们可以根据她们的心理疾病程度，将孟乔森式母亲分为几种类型，从最危险、最具危害性的，到最阴险、最算计的，以及最"狂热的"。根据临床经验，我们划分出至少以下三种类型（Thibaut，1996）：

- 这些母亲几乎发狂，失去理智，她们是**积极诱导者**（active inducers），完全使自己孩子的生命处于危险状态。这些母亲自己被严重扰乱，并导致孩子生理和心理的严重紊乱。她们患有解离障碍，看起来对自己孩子病情的严重性漠不关心。她们很难对自己孩子的痛苦感同身受。在潜意识里，孩子是她们的护身符，是她们与医疗团队建立施虐型移情关系的借口。
- **医生成瘾者**（doctor addicts）母亲相信医生，但自己也具有说服力,在她们看来,自己的孩子不能没有医疗团队,她们企图赢得医生对自己事业的支持。她们将自己的疑病症投射到孩子身上,幻想自己的孩子患有一种疾病,并企图让一些专家对此进行证实。她们否认了解孩子症状的来源。她们很容易改换治疗医师或咨询地点。她们竭力维持孩子身上的病症,从一家医院流动到另一家医院,像在进行医疗购物。孩子沉浸在母亲的疑病症和精神错乱中,那些更大一些的孩子会参与到母亲的虚假陈词中。

■　**寻求帮助者**(help seekers)母亲夸大和维持孩子的症状。为了向别人展示或让自己确信,自己是一位好母亲,她们不断让孩子去见不同的医生,这些医生之间不相互交流,但他们可以证实母亲的担忧。这些既焦虑又抑郁的母亲,会表达自己无法满足孩子需要的情感,很容易接受医疗帮助。一旦得到诊断,孩子的疾病形象地代表了她们自己关系方面的不适。一旦她们要求的治疗得到实施,她们就会认为,医生赞同和/或认可她们。

这些母亲表现出的心理障碍具有不同程度的严重性,很难采用传统的心理疗法对其进行医治。她们不仅危及孩子的健康,而且危害人际关系,在很大程度上拖累孩子的心理情感发育。孩子在某种程度上是实验品,她们将自己的妄想症和挫败感投射到这个实验品上。孩子是这一综合征的受害者,与其他遭受更传统虐待手法的孩子一样,他们需要重点保护,避免忍受这样的支配行为。几类精神疾病(伴随幻想的精神分裂、具有迫害妄想症的偏执精神病、疑病症)被证实与这类综合征有关。

一些特定的临床迹象和 一个有关的病症

1977 年,梅多对孟乔森综合征进行了描述,提出了以下临床分类：

- **由母亲导致的间歇性窒息**：呼吸困难,伴随发绀、呼吸暂停,不断处于昏迷状态,造成神经或肺部后遗症,甚至导致孩子死亡。某些莫名其妙的突然死亡就与这类综合征有关。

- **慢性中毒**：孩子因不同物质的摄入而中毒,最常见的是抗精神病药物(抗抑郁症药物、安定药、镇定剂等),孩子表现出不同病症,包括中枢神经系统方面的抑郁症(急性脑部疼痛)。其他物质(注射胰岛素、通便剂、镇痛剂、氯化钠物质等)造成不同障碍、扰乱,从长期腹泻到心肌萎缩,后者有时是致命的。

- **痉挛**：母亲对孩子症状的断言和描述包括一些检查,医生可能长期对孩子进行抗癫痫治疗,这些很明显是无用的、有害的。

- **不同病症,其中,流血是主要的**：长期发烧或由感染性导管的滥用造成的感染性脓肿,由于重复使用不同药物造成不同程度的发疹,由于一些严格的饮食制度以及与药物的过量使用有关的过敏症状,在处方中增加化学物质造成生物化学机制混乱等,这些可疑的病症都与孟乔森综合征直接相关。

与综合征有关的病症依据以下几个准则有所不同：

- 诊断出一种疾病,这种疾病不是孩子母亲宣称的或制造出的;

- 滥用药物,直至不恰当的剂量;

- 缺乏治疗,甚至忽视治疗;

- 体重直线下降;

- 一些非偶然危害。

根据对受害儿童兄弟姐妹的医疗评估,研究表明,很多兄弟姐妹具有孟乔森综合征,在他们中间,某些人患有严重的、与这一综合征有关的病症。我们可以建立其兄弟姐妹的病历,可以从中获得有关这一综合征受害儿童的补充信息和一些精确的指标。

一些特定目标儿童

这一综合征的受害儿童形成了一些特定的人格特点。通过与自己错乱父母的接触,孩子焦虑地接受自己的疾病,认为自己必须将这个疾病表现出来。他们采取服从态度,甚至与家长合并,成为最恐怖的受虐狂。最终,他们学习一些行为,在面对医生和医护人员时,能够扮演好自己的角色。他们学会了这些扭曲的病态,并将其作为学习内容在家庭内部传播。

这些孩子经常与其他孩子隔绝开来,被剥夺了社会接触,这更有利于他们扮演病人的角色。他们领悟了一些病态反应,对身体上的任何不适都保持警惕。他们倾向于将注意力放在自己身上,夸大所有身体表现,把它们都看作是不正常的。他们对自己父母情感的影响、父母的疑病表现以及所有与父母身体感觉有关的暗示都非常敏感。父母身体的表现很大程度上影响了孩子的批判意识和自主性。慢慢地,孩子进入被动、依赖阶段,更加积极地配合孟乔森式父母,在表现病症方面,父母成为他们的教练,他们在展现自己疾病方面表现更加积极、活跃(Libow, 2002, p. 529)。这样,这些孩子就学会了一些代理孟乔森综合征的虚假行为。

一些有时无法逆转的后果

梅多及其合作者(引自 Thibaud, 1996)曾对 54 个孟乔森综合征受害儿童的中期发展状况进行过评估,他们指出,女孩和男孩的数量相当,在与自己母亲一起生活的孩子中,超过一半的人遭受严重的心理后遗症,另一些孩子,则表现出不同程度的发育滞后。在那些被安置到其他家庭的孩子中,大部分人患有严重的心理病症和心理发育障碍,而有些孩子获得一些改善。一些研究者报告了几个死亡案例。

但大部分学者一致认为，这一综合征具有跨代性，造成大量病症如心理情感紊乱，这主要由母亲与孩子建立关系的过程中持续存在的障碍导致。最经常被提到的后果有：异常活跃、反对态度、很难忍受挫败和分离。除这些紊乱的人格特点之外，孩子表现出的与之相悖的特点之一，是他们能够极其被动地容忍各类医疗检查。通常，他们的母亲在童年时曾遭受虐待，包括孟乔森式虐待或性虐。

诊断确立的困难性

医生的态度有利于孟乔森式母亲的虚假陈词，有利于维持焦虑感。医疗思想成为母亲妄想的对象。她们与医生的对话是与事实有出入的。母亲狡诈的或痛苦的心理功能以医生的诊断为要挟。就这样，医疗检查扑面而来，母亲寻求对自己的孩子进行诊断，这些检查也就变得合理了。有时，治疗医师单独面对这一神秘的诊断，他们不寻求同事的建议，很难想到孟乔森综合征。治疗孩子的欲望居于首要地位，这使得大部分医生不会想到孟乔森综合征。他们更不会想到，孟乔森式母亲在对他们的心理进行操纵。

为了进行区别性诊断，吸引治疗医师对这一综合征的注意力，梅多和万森（引自 Thibaud，1996）提出了孟乔森综合征的 12 个指标：

1. 孩子的症状表现为流血、有关神经方面的、发烧、粪便性呕吐、生物化学方面的紊乱；
2. 病症无法解释，以一种或另一种形式持续存在或不断重复；
3. 母亲的陈词与孩子所接受的医疗检查之间存在很大差别，孩子的症状不符合任何现存的疾病；
4. 有经验的医生应该说明，自己从来没有见过类似的情况；
5. 诊断结果符合一类非常罕见的疾病；
6. 孩子通常无法容忍各种形式的治疗；

7. 孩子出现痉挛,但针对这类表现,不存在任何合适的疗法;

8. 当母亲不在场时,孩子的病症消失;

9. 母亲非常关注孩子,拒绝将孩子单独留在医生那里;

10. 母亲并没有医生那样担忧孩子的病症;

11. 母亲曾从事过有关医疗护理方面的工作;

12. 母亲曾与孩子有类似的病史。

从区别诊断到深入调查

如果诊断被怀疑,符合这些指标,那么,应该将孩子与母亲分开,注意观察孩子的症状是否消失,孩子是否会痊愈。同时,重新确立孩子的医疗进程,将所有有用的信息集中到一个档案中。家族病史、母亲的病史、母亲咨询的医院以及医生,这些信息可以让我们了解孟乔森式母亲的心理疾病的严重性。借助跨学科系统方法的支持,对儿童的精神状况进行评估,注意观察母亲与孩子之间的关系,这样,我们可以获得更好的结果,完善孟乔森综合征的诊断。然而,我们很难区分一个婴儿因被褥自己窒息还是大人将枕头放在婴儿头上使其窒息。为了消除这些疑虑,尤其涉及窒息、中毒或物质注射方面,某些医生建议,当母亲在孩子病房时,可使用监控器。尽管这会导致一些伦理问题(在父母不知道的情况下实施监控,这可能会使儿童重复遭受虐待),但监控录像可以使我们当场阻止母亲的不当行为,并迅速对儿童实施法律保护。

监控手段是最有效的诊断方法,但在一定程度上,这种手段违背道德伦理和法律。由此造成的迟疑延缓了这个手段的使用。职业道德本着透明度的原则指出,父母应该知道监控设备的存在。但我们应该知道,这一手段的首要目的不是为了指控有病的母亲,而是为了救她的孩子。这一极端情形完全合理,我们不应该对监控器的使用存在任何迟疑。医疗道德要求这一手段,我们不应该对此存在任何争议。如果法院不采用这类证据，这不涉及医学的管辖范围，这也不会改变这一手段在诊断过程中的必要性。从法律角度上讲，为探测这一致命综合征而建立的手段，符合这一理念：救助面临死亡威胁的儿童。因此，这一伦理问题让步于医生的合法职业道德。

母亲抱着几乎狂热的姿态，否认孩子的病症，这对孩子的健康造成严重威胁，我们应该向法院指出这些可疑元素，使他们能够尽快进行细致调查。此外，毫无疑问，还应协助父母，增强其信心，让她们的孩子接受持续的追踪治疗。

有关性虐待的虚假陈词——代理孟乔森综合征的附属形式？

在充满冲突的父母分离中，其他一些非常类似这一综合征的特定虐待形式也会出现：父母精神错乱综合征和有关性虐待的虚假陈词。

加德纳（Gardner，1997）描述的父母精神错乱综合征，来自对这些儿童的观察，其父母的分离过程充满混乱与/或冲突。他研究这些情形对儿童造成的影响。孩子跟随哪一方家长，就成为后者的人质，受其限制，孩子会诽谤没有获得抚养权的家长。孩子的心理、情感受到严重限制，他丧失了欲望和主观能动性。

在这些极其特殊的背景下，治疗医师也是被攻击的对象，由于某些父母强大的说服能力，面对孩子的状况，他们也感到很迷惑。孟乔森综合征的这一特殊临床表现显示了家长人格的严重堕落，他们不断说出一些虚假传闻。家长将孩子牵涉到这类情形中，最终形成了一个真正的"两人妄想症"。从保护和治疗的角度讲，必须建立相关诊断标准，帮助孩子摆脱情感和认知扭曲的父母。

临床经验表明，20％的父母分离都伴随着冲突，甚至暴力行为。此外，我们知道，尽管分离造成儿童某些心理方面的紊乱，但分离带来的最严重危害来自父母围绕孩子留宿问题不断产生的冲突,以及一方家长对另一方家长形象的不断破坏。当今,家庭的社会演变和离婚率的上升增加了有关孩子被父亲性侵的陈词。回首过去,我们可以看到,父亲的地位很脆弱,父亲的角色甚至被抵消,父母的角色衰退,家庭内部关系衰落,除这些现象之外,还包括一些纷繁错杂的司法程序,父母分离的频率增加等。

　　根据德贝克的观点(de Becker,2003),某些有关性侵的虚假陈词类似于代理孟乔森综合征的一种非典型形式。相关临床表现非常类似:

- 母亲非常确信自己的孩子曾遭受性侵,为了增强这一确定性,她与不同治疗医师进行大量接触;
- 母亲总认为自己遭到迫害,很焦虑,流动于医院和医师之间,让他们证实自己的诊断结果,她们认为,自己的诊断结果是唯一的真相,是唯一能够证明她们高度警惕性的证据;
- 通常情况下,母亲会非常急切地说明自己的孩子遭到性侵,有时,孩子或孩子表现出的症状会协助她们;
- 在大部分情况下,医生的诊断结果否定这一猜测;
- 父母的分离充满了冲突,他们之间相互责备、指责;
- 作出虚假陈词的家长具有心理疾病,这与他们的痛苦和之前遭受的虐待有关;
- 家长具有潜在的或明显的精神病;
- 治疗医师感觉自己被孩子的母亲支配,产生不适感、矛盾情感、愤怒,希望对孩子进行彻底治疗或回避治疗;
- 处于这些挑战中的儿童,可能会因母亲的虚假陈词而表现出精神错乱。

临床心理疾病元素

有关心理疾病元素的分析有助于治疗这一特殊综合征。

根据贝尔特兰的观点（Beltrand，1996），母亲和孩子之间具有共病性，这一点应该扩展到母亲、孩子、医生存在共病性。起初，有时，在很长一段时间内，家长的行为代表了一位好母亲的形象：对孩子有耐心、关心，为孩子奉献，可为了孩子自由支配时间，配合医生。这些优点使人不得不羡慕医护团队。在医院环境和医疗咨询的过程中，母亲仿佛找到了一个自我释放的空间，一个承载自己妄想的容器，可以防止她们过度亢奋或焦虑。比内及其合作者（Binnet et al.，2000）解释道，母亲与孩子之间维持着一种无法理解的关系，对母亲来说，只有孩子的身体是有意义的，她只对孩子的身体感兴趣。

有关这类母亲是否具有精神病特征这一点，众说纷纭，这使孟乔森综合征的诊断更加复杂。有关学者提出了不同障碍：自恋症、癔症、边缘型人格、晚期"空白"精神病或心理障碍缺失。根据其有关父母精神错乱的临床研究，万·吉塞赫姆（Van Gijseghem，2002）认为，错乱的家长很少只是病态的。

我们从支配关系方面研究这一综合征，家长想控制、占有自己的孩子，孩子既无权表达自己的欲望，也不能表现得与众不同。在缺少第三者的情况下，这一特殊的关系具有破坏性，它使孩子成为家长的另一个自我。孩子属于他，他将孩子看作是对自己的延续，是他的"物品"。这一物化造成孩子心理上的巨大混乱，两人妄想症真正形成。

对孩子心理实施支配的家长通常具有精神病性特质。这一精神病结构显示，家长遭受痛苦，这与其童年时的感情缺失有关。我们从这些家长的经历中，可以看到，他们在建立依恋关系时存在巨大障碍，父母对他们不恰当地关心，他们曾被抛弃或具有创伤性的分离经历，或曾遭受过不同形式的虐待：

　　　　"他们也可能没有经历过分离，没有形成主观性。因此，在他们的观念中，很难存在禁忌，对父母的等同感很模糊或很呆板。我们还注意到，他们经历过大量的损失、中断、丧失，这损害了他们的自恋情结。这样,我们就可以解释,这些母亲之所以会作出有关性侵的虚假陈词,是因为,她们试图将自己的痛苦挂到孩子的身体上,而避免产生自我攻击。母亲将自己的妄想症投射到孩子身上是为了保护自己的自恋情结,进行自我保护,防止焦虑,但这也表明,她们无法将现实和幻想分开。因此,进行虚假陈词的家长曾遭受过创伤,这一创伤被抑制,而一个事件就有可能激发这些创伤记忆,不论这是一个什么样的事件"(de Becker, 2003)。

德贝克及其合作者(de Becker et al., 2001)认为,还存在一些其他假设。施赖耶(Schreier, 1996)和阿玛里利及其合作者(Amarilli et al., 1995)认为,在与孩子的关系中,家长处于错乱位置,"错乱"应被理解为性格特点。孩子是家长遗失的自恋假体,家长要修补它。此外,像温尼科特所说的那样,"孩子成为一个病态的担忧对象,原始的母性担忧注入了太多的焦虑元素。母亲无处不在,这使得孩子与父亲之间很难建立关系。父亲无法扮演自己的第三者角色,即将孩子与母亲分开,他可以摆脱母亲与孩子之间的原始等同感,但他被封锁在母亲与孩子形成的合并空间中,无法与他们建立一个令人满意的客体关系"。

孟乔森综合征对孩子心理造成的后果

从客观上来讲,孩子并没有遭受性侵或具有身体疾病,但他淹没在母亲的虚假陈词中,这让他不得不认为,自己要不就是性侵受害者,要不就患有严重的疾病。除此之外,职业医师对其进行的治疗,通常会扰乱孩子的心理运行。母亲不断带孩子咨询治疗医师,对其进行诊断,对孩子实施控制,在这种背景下,孩子的心理受到创伤、被扰乱,更严重的是,孩子对自己的身心存在截然相反的认识。孩子的心理运行机制处于分裂状态,一方面,他是虐待受害者,另一方面,他是被操纵的对象。孩子的心理机制因禁于他人的焦虑中,他不再属于自己,最终,他丧失了人格和大部分个人身份。

有时,孩子会被洗脑,患有身份认同障碍,他会参与这些虚假言辞。他失去了所有必要的认知和情感能力,无法从这种混乱中挣脱出来。根据自己心理的稳固性,某些孩子会采取退却的防御姿态或保持沉默,以此逃避。临床医师在某些婴儿身上发现早期关系的紊乱表现以及一些抑郁症迹象。

因此,孩子可能会出现两种症状:孩子沉浸在父母的冲突中,形成抑郁焦虑症,具有负罪感,其人格发展被扰乱;他困于母亲的精神错乱中,听从母亲,反对父亲,可能会失去自我,之后,形成一些更加严重的心理疾病(成瘾行为、自杀行为、破坏行为、人格紊乱等)。

为保护儿童,第三者的参与

塞拉诺(Serrano,1985)提出,在代理孟乔森综合征的治疗中,我们遇到的主要困难之一是考虑包括治疗、法医鉴定和保护儿童等方面的所有标准。治疗框架的建立应遵循以下主要目标:保护儿童,改变家长的重复医疗咨询行为,保护和整顿母亲与孩子之间的关系。

孟乔森综合征是一种虐待儿童的特殊方式,那些疑似这类综合征的病例很晚才被上报到专家组,这是因为,一方面,大量治疗医师缺乏有关这一综合征的信息,另一方面,医师对这些满嘴谎言的家长持反对态度,具有矛盾情感。通常,很多治疗医师过于专注于对孩子的治疗,而面对可疑情况,他们并不了解相关辨认、处理程序。有时,医生会同时进行几项检查,这更有利于孟乔森综合征的发展。之后,孟乔森式母亲会不断向医生们进行咨询。因此,必须建立一个治疗框架,终止这种重复咨询行为,必要时,还可借助于司法机构,或可能的话,将孩子与母亲或家庭环境分开。

在这里,让司法系统充当第三者,这样,孩子与母亲可以保持一定距离,这有利于保护孩子。可以采取安置措施,对有关情况进行记录、总结,或进行一些心理检查,这些都可以使我们更好地观察孟乔森综合征及其对孩子造成的后果。法律这个第三者的介入,也有利于母亲和孩子这个二联体与医疗界保持一定距离。通过第三者,我们可以建立一个长期的治疗方案,缓和这些角色之间的愤恨、不满。一旦启动治疗方案,我们就可以围绕有关情形建立一个医疗社会心理救助网,使治疗医师在行使任务的过程中能够协调、保持一致,既可以保护儿童,还可以帮助父母,尤其是母亲。

治疗载体——司法的调解

就像我们之前指出的一样,尽管孩子住院接受治疗,但母亲对孩子的过度关注、病态照料加重了孩子的病情。这种病态关系是母亲精神错乱的体现,尽管医生对孩子进行大量无用的治疗,这种错乱仍然持续存在。医生应该对类似的症状提高警惕,从而判断母亲和孩子之间是否存在异常关系。医生可寻求外界心理学专业人士的帮助,从而思考如何保护儿童,避免儿童受到其母亲的毒害,以及限制母亲的病态行为。医生可向保护儿童的司法机构说明相关情况,从而可以要求母亲暂时远离孩子或与孩子断绝一段时间。几位警觉的临床医师,其中包括罗森伯格(Rosenberg, 1987)认为,这类情形的治疗必须借助于司法监督。考虑到这些情形的危险性,我们的首要任务是保护儿童。而且,我们应该对儿童所遭受的风险不断进行评估。根据孟乔森综合征和家长精神错乱治疗专家的建议,我们认为,治疗必须由保护儿童的司法程序控制。

除接受法律监督外,治疗无法保证结果。治疗的时间非常漫长,这取决于不同标准,包括母亲心理疾病的严重性、父亲的参与度、孩子的年龄、孩子的个人情况等。

如果母亲具有精神病性人格,最省力的方法是建立交流机制。

有时,家长的心理衰退非常严重,我们不得不将孩子安置到收容所中,使其与父母长期分离。为了尊重孩子对父母的情感(血缘关系、从属、忠诚等),我们会根据一些已建立的模型,使孩子和家长之间保持一定接触。根据每个人的节奏和空余时间,我们可安排孩子与家长见面,进行一些谈话。在一些过渡地点,治疗者作为第三者,安排孩子与家长进行交流,这可以使他们进行更好地沟通,了解使他们分开的情形。

治疗的主要目的在于使母亲与孩子之间保持一个可以让人容忍的距离,从而在他们之间建立良好的情感关系,使两者都能摆脱病态的联系,促进他们的自主意识,尤其促进孩子增强个性。独处的时间可以帮助孩子表达自己的观点,孩子不再将与母亲的分离视作惩罚,而是将其看作一种自我修复和自我保护的手段。

这项工作非常苛刻,必须符合以下条件才能带来一些改变:母亲能够真诚参与到治疗中,其障碍得到缓解、清除,她能够放弃自己的病态行为,能够与孩子和治疗医师进行更好的交流,放弃迫害妄想,将注意力重新集中到孩子的病症上,并构造个人心理等。有关专家经常指出,引导母亲接受个人治疗,帮助她摆脱自童年起就纠缠她的“恶魔”。德贝克(de Becker,2003)就曾指出:“母亲是为了寻求认同感,这与玷污其童年的自恋缺陷有关。依据这一猜想,我们应该触及这个囚禁于成年人(母亲)身体中、处于痛苦中的儿童形象,使她能够表达自己的愤怒、自己所遭受的创伤、自己的负罪感以及失望心情,帮助这位成年母亲逃脱儿时的部分控制。”

这类治疗联盟有时很难形成,很难安排这类会面,因为,它会带来痛苦,导致焦虑。具有自恋型或偏执型人格特点的母亲,拒绝接受第三者的调解,拒绝这种开放式接触,对这种方法几乎没有信任感,通常会回避它。因此,孟乔森式母亲有时受这种内心冲突的支配,她们无法找到出路,无法接受孩子的主观性,无法与孩子建立健康的关系。母亲的心理障碍以及她对改变的抵抗情绪,都损害了治疗关系。

结 论 和 展 望

　　在欧洲,学者对孟乔森综合征众说纷纭。大量儿科医生、心理学家和精神学家并没有意识到,母亲能够让自己的孩子遭受这样的痛苦,他们有时拒绝承认自己曾被愚弄过。然而,代理孟乔森综合征给受害孩子的身体和心理带来严重后果,有时甚至是悲剧性的。

　　这一综合征主要表现为母亲和孩子之间存在的病态关系,其根源来自处于痛苦状态中的母亲的心理紊乱。具有病态心理的母亲与医疗团队建立的关系类似于她们与自己孩子建立的关系。她们将治疗人员看作一个物体,并按照自己的病态心理,将他们变成工具。在孟乔森综合征的传统形式中,被愚弄的医生扮演主要角色,因为,在某种程度上,他变成了委托的施虐者。医生通过自己的态度和言辞,延长并肯定了母亲的行为和言语。当他发现自己被欺骗时,他会立马感到不适,并将这种感觉转到母亲身上。因此,母亲的虚假陈词、要求及其操纵行为就可能被搁置。在很大程度上,母亲将自己等同于治疗医师和她非常关注的孩子,她在试图修复自己儿时的创伤。虚假陈词是母亲接触治疗医师的心理媒介,她们将治疗医师看作自己的父母,治疗医师具有替代性,她们希望得到治疗医师的认同、修复和关爱。在这种情况下,治疗医师应该成为第三者,将母亲和孩子分开。为了达到这一目的,治疗医师不应单独质对疑问和焦虑,他应该与一些同事和/或某个专业团队进行交流。

　　识别这一综合征的困难性,这一综合征的罕见性、奇特性,症状的多样性,母亲的奇怪姿态,围绕孩子建立的关系,与诊断真相建立的关系,临床证据的非特异性等,使得这一综合征与 30 年前的乱伦情况一样,给治疗医师提出了同样的难题。一旦治疗医师对自己所观察到的情况感到沮丧、惊讶,他们就应该求助于多学科诊断方法。

　　母亲致命的矛盾情感对孩子的心理造成了巨大支配,以至于孩子借取了母亲的心理运行机制。在这些错乱的母亲身上,我们可以发现因分离导致的巨大焦虑,她们害怕失去另一个人,害怕被抛弃。考虑到孟乔森式家长紊乱的人际关系和特殊的心理疾病,治疗很艰难,很多治疗都以失败告终。

在这些"混乱的"情形中,寻找真相非常复杂,鉴于此,治疗医师的首要任务并不总是追踪或治疗"有罪的"家长。重要的是,要对孩子的安全性或危险性进行评估。考虑到孩子的年龄以及家长对其思想方面的灌输,孩子并不总是能够自我表达。一旦孩子的心理处于危险状态或被家长的妄想言辞所支配,我们应该考虑将孩子与家长分开。

以保护儿童为目的,司法的调解和监督对建立治疗协议是非常必要的。第三者介入与母亲和孩子形成三足鼎立的格局,对孩子来说,这意味着,他最终可以生活在母亲为其设定的界限之外。

第 32 章

未成年性侵受害者的司法听证会：犯罪学方法

贝尔纳·维拉莫，让-米歇尔·布勒东，马克·帕萨马尔，奥利维耶·泰利耶

对未成年人的听证会只是诉讼程序的一部分，它不具有系统性，尤其是当受害者无法进行陈述时。

审问是很重要的，我们应该遵守儿童话语的收集模型，能够让儿童进行自我陈述。

一般来说，犯罪事实、孩子陈述的形式和内容、儿童周围的环境、儿童的人际关系模式以及犯罪事实带来的后果之间存在一致性。

我们应该谨慎断言儿童陈述内容的可信性，只有调查结果才可对其进行断定，而且，我们应该进行这类调查。这类调查通常是困难的、耗时的、不被重视的，因为，调查人员通常将注意力放在一些大型犯罪事实或金融犯罪上。然而，这类调查却是调查者日常工作的一部分。

我们应该考虑两方面，这两个方面是相互依赖的：调查和孩子的陈词。在调查中，应该明确：调查的一般条件、调查阶段、调查者的角色、谈话类型。

在孩子的陈词中，应明确：影响孩子话语的因素带来的后果；在听证和鉴定时，分析孩子话语的可信性。

相 关 词 汇

- 听证会构成：在未成年人听证会上，有职业人士和需要的手段。
- 有关事实的陈述：这些陈述是涉及事实的。
- 事实之外的陈述：这些陈述并不直接涉及事实。
- 调查者：司法警察长（OPJ）；司法警察（APJ）。
- 改变猜想：根据所陈述的事实，可作出其他猜想。
- 嫌疑人：实施者、同伙或被怀疑的同谋。
- 起诉人：提出诉讼的人；
- PTSD（创伤后应激障碍）：参照欧洲的研究成果，与以下词义等同：创伤神经症或心理创伤综合征。
- 真实与虚假：用这两个术语说明主体所说的符合事实还是主体撒谎，歪曲事实。
- 受害人：假定的受害者。

调　查

为了避免法院犯错或避免法院处于无能状态，在司法诉讼程序中，证据是主要的。

从刑事诉讼的开始到其结束，所有参与审判、诉讼的人都将注意力放在寻找证据或获得证据的手段上。

依据法国法律，保护处于危险中的儿童属于司法管辖范围，而不属于行政机构。

事实上，《法国民法典》第 375 条规定："如果没有解除监护的未成年人的健康、安全或精神处于危险中或如果他的教育条件遭到严重侵害，法院应该应以下几个方面的要求，采取相应的教育协助措施：父母双方或单方、孩子被委托的人或部门、孩子的监护人、未成年人本人或检察院。"针对虐待情况，尽管社会机构或学校没有指出类似情况，检察官也主张对未成年人的保护条件进行刑事调查。

在未成年人身上，虐待尤其是性虐待的特性之一，在于法官和调查者在涉及这类情形时，很难保持平静，而他们经常会碰见这类情形（专业知识有限）。针对有关后果，他们需要作出一些沉重的决定，这比传统的调查要复杂得多。

数年来，远在 1998 年 6 月 17 日的法律颁布之前，法官和司法警察长就根据以下方面测量刑事诉讼的繁重性：档案的复杂性、需要进行的人格鉴定（受害者和施虐者）、考虑问题所有方面的意愿。

他们中的大部分人都反对所有那些会增加受害者创伤的行为：增加听证会和对质次数、受理期限过于漫长、不考虑受害者的陈述和利益、没有评估好的安置措施等。

法院受理的大部分档案是有关性侵方面的。为了减少司法程序的有害影响，法律作出了几项有利于这类受害儿童的规定：未成年受害者的地位，缩减相关规定，对未成年人的听证采取视频的方式，对受害者和攻击者进行鉴定，指定一个行政人员等。

为了发挥这些新规定的效力，它们的实施必须经过一些专业人士，这些人协同并作，同时，尊重每个人在司法程序中的位置和地位。

大部分性侵未成年人的事件都缺少物证和直接目击者，因此，诉讼程序应该重视儿童的陈述，从而反击攻击者的言辞。

鉴于这类调查的困难性，每位参与诉讼的人都应该思考自己的行为。调查者应该具备良好的专业知识，做好充分的准备，而且，完全自愿。重要的是，利用不同的行动层面，如某个心理学家的协助，从而尽可能全面地考虑受害儿童在视频中进行的陈词。

对性侵未成年人事件进行的司法调查

要求调查部门介入

调查部门可以通过以下三种方式被请求：

■ 法兰西共和国检察长向调查部门发出**指令**，并向其提供有利于调查的所有元素，尤其是所有那些可以让他们对事实的紧急性进行评估的元素；

■ **第三方举报**，他们了解对未成年人的危害事件或性侵事实，调查部门应该立即向共和国检察官汇报这些情况；

■ **未成年人申报**，他们向调查部门申诉或指出危害自己的事件或自己遭受性侵事实。

环境调查

一旦通过以下渠道接到有关性侵的消息，调查部门就要展开这类调查：指令、申诉、传闻、举报。我们认为，这类调查应该在与心理学家的密切合作中进行，调查对象既涉及受害儿童，也涉及嫌疑人，如果后者已经被锁定。

它是必须的，应该尽可能完整。

首先，通过调查，我们可以了解未成年人的状况：了解其家庭状况、在校情况、社会关系、兴趣和体育爱好。儿童及其家庭之前所接触到所有机构，包括儿童社会协助机构、互助指导中心、法院以及其他行政机构都应该被了解。调查还可以让我们了解到事实揭发后，孩子的感觉，了解哪些成年人或孩子已经知道这个事实。我们还应该了解儿童对法院和社会治安机构的态度。

如果性侵者是孩子的一方父母，我们应该试图了解有关孩子和这位家长的以下情况：

- 关于孩子：

  ➡ 他与嫌疑人是什么关系？

  ➡ 孩子是亲生的、领养的，来自重组家庭、安置所等？

  ➡ 孩子与这位家长的感情怎么样？

  ➡ 孩子害怕他吗？

- 关于这位家长：

  ➡ 他对孩子什么态度？

  ➡ 事件被揭发之后，他有什么反应？

  ➡ 他是否愿意与我们合作？

  ➡ 他是否会恫吓孩子或给孩子施压？

这类调查还可以使我们了解攻击者的状况：确定嫌疑人的家庭状况、人际关系和职业环境。了解嫌疑人以前的犯罪事实、性犯罪，了解他是否曾是刑事犯罪或虐待的受害者，是否曾是性侵受害者。

如果嫌疑人有性侵前科，那么，我们应该试图确定他属于哪种类型的攻击者，他使用哪些操作手段，他一般攻击哪类人以及他如何选择受害者。对攻击者的人格进行调查，可以使我们获得一些主要信息，这对视频谈话的实施来说非常重要，因此，调查不应忽视这一方面。

环境调查包括听取孩子亲人的陈词，与一些行政机构核实情况，与相关社会工作者、学校、法院以及老师进行沟通交流。在这里，工作要系统化、组织化以及规范化。

心理学家也应参与这一调查，尤其是在与有关医生进行沟通时，这些医生都曾见过受害儿童（在家里、学校、医院等）。

之后，对获得的信息进行筛选，并相互交流。

受害儿童在录像中的陈述

概况

两位调查员保证受害儿童的陈述。一个与受害者谈话，另一个负责拍摄,并监督整个听证过程。

1998 年法律允许这类谈话的开展。它允许采取录制的方式对谈话进行记录,并称之为"梅兰尼听证",梅兰尼是第一个使用这一方法的受害者的名字,当时是在雷于尼翁岛。录制镜头必须固定于儿童的全身。不能采取任何变焦镜头(否则导致戏剧化,降低了真实性)。如果无法进行录像(录像设备出现故障、没有相关设备等),可只对受害者的陈述进行录音。受害者也可要求采取录音形式。根据我们的经验,受害者要求的情况很少,一些女性青少年可能会提出这样的要求,不是因为害怕散布色情形象或影响自己的声誉,而是试图改变事实。因此,我们不建议满足这样的要求。

除调查者之外的参加者

这项法律允许第三者在场。在塔尔恩,一位心理学或精神学专家可参与受害儿童的听证会,但必须对其任务进行界定。

自 1994 年,针对女性暴力受害者,法国省级机构曾进行过此类实验,允许第三者参与,这为相关规定做了准备,1998 年法律使这项第三者参与机制合法化。自此,法官、大省司法精神学专家、社会治安人员和社会工作者联合起来,针对未成年性侵受害者,制定了省联合协议。检察官的参与具有决定意义。这个组织隶属于省级层面,无论从技术上还是从合作方面讲,它都得到很快发展。每个人都可从另一个人身上获得职业经验,使自己的职业水平得到提高。这个组织的共同目的在于节省时间(缩短期限),提高效率(减少无休止的分类)。如果调查者说,这项实验改变了他们的工作方式,那么,这对精神学或心理学专家来说是一样的。尽管这项机制涉及检察官的参与,它可以随着情况的改变而变化,但它是相关人士共同努力的结果,代表着一种工作和思考习惯,这种习惯被传播,最终被确定下来。

在实践中,基于我们在塔尔恩的经验和相关文献资料,我们已经建立了第三者的参与规则,即:

- 第三者是精神学家或心理学家，他进行一些鉴定，他接受过这方面的培训。

- 他可以对调查环境进行评估（找出病症，指导谈话，与医护人员进行沟通、交流等）。

- 他不能质问犯罪事实（这是调查员的职责）。

- 他应该时刻准备一个代表中立态度的问题，以防调查员将话语权转给他，尤其是当调查员需要一点时间思考时（倾听未成年人的陈述是一项非常困难的工作，有时，调查员需要对一些点进行重新考虑）。

- 他不应该进行暗示（心理学家或精神学家应该与调查员一起，遵守同样的谈话条件）。

- 他不能重复提问调查员已经提到的问题（他应该相信自己的搭档，每个人履行自己的职责）。

- 他不能与调查员唱反调（这会让调查员的工作失去效力）。

- 他不能干扰调查员的谈话策略（调查员提前准备听证会，阶段性策略依据档案制定）。

- 当听证会进展不顺利时，他可以建议暂停，从而与调查员共同思考如何推动谈话继续。有时，孩子的目光可指导我们如何将谈话进行下去：

  ➡ 孩子频繁注视摄像头：改变谈话形式，将更多的时间放在取得孩子的信任上（这是我们最经常遇到的情况）或开导孩子对此的不理解；

  ➡ 孩子目光不对准镜头，而对准玻璃窗（如果有玻璃窗的话）：把玻璃窗封起来，只留一个调查员，重新向孩子介绍在场的人；孩子周围的人绝对不能待在玻璃窗后；

  ➡ 目光在调查员和心理学家或精神学家身上摇摆不定：孩子对两个大人在场提出质疑，心理或精神学家应该离开房间；

  ➡ 目光死盯着调查员的笔或孩子根据书写速度进行陈述：调查

员要停止记录。

在塔尔恩,大部分调查员非常赞同心理或精神专家以第三者的身份在场,这位专家可以让调查员感到安心、放松,尤其是在处理、分析孩子的情感和感觉时。如果每个人都能各司其职,这种做法可以丰富谈话,提高听证会的质量。专家可以改变谈话技巧,改善鉴定质量。

调查者应该具备的素质

调查员,无论男女(性别无关紧要),都应掌握一定知识、信息,包括儿童的发展、与性侵相关的障碍、未成年受害者的心理运行机制、无暗示性的谈话技巧、性侵的不同类型。他应该通过分析自己的实践、继续教育和阅读出版刊物,不断丰富自己的知识。

他应该具备专业技能,制造一个让人感到舒适的谈话氛围,改善自己的交际能力,并了解恰当的分析和评估手段。他能够接受批评,调整自己的方法。他能够观察受害者的行为和态度,同时,要避免解释它们。他知道如何使用受害者的言辞,而不感到为难或被干扰。他能够自我适应,能够倾听一切,保持中立但不漠然的态度。他要避免应激状况,不会受到受害者感情的干扰。

为了能顺利完成与未成年性侵受害者的谈话,调查员只具备良好的专业知识和意愿是不够的。调查员的人格特征非常重要,他应该具备非常好的人际交往能力,可以让受害者自由支配,知道如何让受害者放松,使其安心,鼓励他,在其揭露事实的过程中,一直陪伴他,取得他的信任与合作。

此外,值得指出的是,调查员能够坦然面对自己的性欲,能够倾听一切,提醒自己,自己正面对一个无法想象的暴力行为。

他的形象没有任何问题,因为,他也被拍摄下来。

当然,这些对调查员适用的准则同样也适用于可能参加听证会的第三者。

谈话的基本规则

未成年人的听证会需要满足一些简单的操作模式，我们不能忘记这些模式。

调查员的表述应简单、易懂，重点使用一些简短句子，这些句子能够适合儿童的语言能力及发展水平。

谈话从一般到特殊，循序渐进，分阶段进行，在谈话结束时，涉及那些棘手的问题。调查员要鼓励孩子自由陈述，在此之前，提出一些开放性问题，而尽量避免具有针对性的问题。总之，应该避免提出一些用"是"或"否"回答的问题，避免模仿、诱导、拒绝、反对和一切暗示。

受害儿童的非言语表现具有一定作用（参照下文），调查员应该对它们进行观察，并将这些表现与孩子的陈述对应起来。

调查员应该引导谈话进程，减少孩子在这方面的困难。为了使谈话能够更好地进行，应该适时中断或暂停谈话。应该知道如何让孩子放下心理防线，从而，孩子能够在一些更好的条件下揭露事实。不要搞错，调查员的首要任务是保证未成年人人格的完整性，在诉讼程序中，儿童的陈述是重要的，但不是决定性的。

有关听证会的几个考虑点

地点

听证会地点被明确规定，位于宪兵队或国家警察局（合适的场所）。

孩子3岁起就可辨认谈话者的职能，知道成年人之间的上下级关系。因此，在医院或其他场所，创造一些"梅兰尼式"房间是不合适的。这些孩子不是病人，他们是受害者、攻击者或其周围的人，或是其他嫌疑人（从孩子话语中推断出来）。他们不会因为去宪兵队或警察局而获得创伤（如果孩子对接待条件没有什么期望的话）。

不存在中性机构[维乌(Viout)的报告中提到了中性机构,他设想了一些可以与未成年人谈话的场所,在这些场所中,有孩子周围的人以及一些非常有能力的职业人士]。警察在警察局工作,宪兵在宪兵队工作,这是符合逻辑的。向法院揭露一些犯罪事实,这绝对不可能表示中立态度,将谈话场所安排在宪兵队或国家警察局是符合逻辑的,因为,这两个机构具有镇压和保护作用(传统的"警察救助团队")。在我们看来,如果寻找其他机构作为听证场所,那么,可能需要社会治安人员的介入,但其他职业人士(非调查者)可能会对津贴的数量表示怀疑。每位职业人士都应质疑自己的工作质量,而不是他人的工作质量(任何网络化工作的要求)。

这个合适的场所包括一个严格意义上的听证室,其中,家具有一张桌子、一些标准大小的椅子。圆形平台可以让调查者自由移动,从而使他们找到与未成年人合适的谈话距离。椅子下面不能安装轮子。桌子用来接待一些年龄大点的儿童(二年级的小朋友或以上,青少年)。对那些年龄比较小的孩子,我们最好使用一些低矮的、无法移动的、安置在角落里的扶手椅。它们围着一个地毯。在此基础上,还可添加一些玩具(孩子可以做一些堆积游戏)、A3 或 A4 纸、可清洗的彩色毛毡笔(避免进行乐高类游戏,这类游戏牵扯孩子太多注意力,或当它们很难相互嵌入时,它们会惹怒孩子)。录像设备不在听证室里。在与听证室保持一定距离的地方,设有等候室。听证室无需设置玻璃窗(监视器监控谈话过程)。

引导谈话的调查者的作用

根据尤伊尔(J.-C. Yuille)的观点,谈话循序渐进,分为七个阶段:

1. 建立联系(取得信任);

2. 针对真相原则进行讨论;

3. 将主体引入谈话;

4. 自由陈述;

5. 开放性问题；

6. 特殊问题（如果有必要的话）；

7. 将物体作为谈话的载体（如果有必要的话）。

还会增加其他阶段。

所有信息都应该来自孩子，要有耐心，不作暗示，适应孩子的需要。平均谈话时间为 45 分钟，对一些年龄较小的儿童，谈话时间要缩短（大约 20 分钟）。

接待

这是取得信任阶段的前一阶段，受害者进入诉讼程序中。重要的是，引导谈话的职业人士迎接孩子［第一次接触，OPJ（司法警察长）作为采访者；说"你好"，把手伸向孩子，而不是伸向陪伴孩子的人］。在接待过程中，应该保证将孩子与陪伴他的人分开（另一个 OPJ 或某个心理学专家，参加听证会的 OPJ 与孩子待在一起，这时，不需要从孩子的陪伴者那里了解信息）。调查员带领孩子参观听证场所，向他介绍录像设备，给他喝饮料，让他感到舒适，调查员不需要陪孩子去洗手间，陪伴孩子的人会带孩子去。应该让孩子感到，自己已经占有了这些场所（游戏对孩子的作用）。

取得信任或建立联系

这是一个关键阶段，占据听证会的一大部分；几分钟内取得信任是不合适的。如果缺少这一阶段，我们就无法分析孩子陈述内容的可信性，因为，这一阶段可以透漏孩子的说话方式、日常用语、孩子构造句子的方式、孩子迟疑的地方、孩子的情感等。为了取得信任，一个比较简单的方法就是追溯孩子的个人经历（犯罪事实之外的内容），涉及孩子的兄弟姐妹、家人以及学校。在这一阶段，我们应该采取与孩子交流的方式，不应提出一些以"是"或"否"作为回答的问题。孩子能够在不同情形下进行自我陈述，至少讲述两个事件，从中流露出一些情感，在整个过程中，调查员一直陪伴着他。一些与案件毫无关系但对孩子影响重大的事件（来自环境调查的主题）被提到。调查者应该表现出同情心,与孩子保持恰当的距离(既不能太远,也不能太近)在这一阶段,他不做记录。根据孩子的理解水平,他向孩子介绍谈话的不同阶段:"现在,我们将在一起聊天,相互认识,为了更好地了解彼此,我们将谈论你,从出生到现在……然后,我们将讨论一下为什么你会来到这里。"重点要放在言语上,而不是规则上。针对那些年龄大一些的孩子,调查员可用一些简单的词、短句子来介绍。调查员可以直接向这些孩子介绍谈话的框架、结构(参照下文)。

在这一阶段中,还应找出(第三者或负责监督的调查员记录):

- 孩子的用词,从而适应他的谈话方式;
- 构造句子的方式,将两个想法连接的能力,将主题内容延长或改变主题的方式;
- 对动词变位的掌握情况(现在时、过去时,可能还有将来时);
- 对人称代词(我、他、我们)和主有人称代词(我的、他/她的等)的掌握情况;
- 对词组、连接词(之后、然后、当……时等)的掌握情况;
- 是否存在说明理由的词、短语[因为(大多放句中)、因为(对应以"为什么"引导的特殊疑问句)、因此、这就是为什么等],是否存在一些否定句(不);
- 数数的能力、时间和空间观念;
- 孩子或未成年人的态度,以及他的态度在整个谈话过程中的变化;
- 集中注意力的能力,物体是否可以让他们转移注意力(毛毡笔、纸、玩具),这些物体用作可能的媒介(针对那些一年级以下的孩子);
- 对暗示性测试的反应;
- 当孩子不知道某个问题的答案时,当他不愿意回答问题时,孩子的反应类型;
- 情感方面的表现,以及孩子解释自己情感的能力。

　　只有当调查员与孩子建立联系后，才可开始有关案件的谈话。通常，一些细节会暗示是否与孩子建立联系：脱掉大衣、用"你"称呼、放松等。

针对真相原则进行讨论

　　根据经验，我们不建议这一阶段。撒谎者知道，他将要说谎，这不会影响他。反之，对说真相的人来说，这违背了他的信念，会"阻塞"他，而且，在案件发生时，他已经处于一种被支配的状态下，这会让这种被支配感加强。我们发现，不论以怎样的形式提醒他们说真话，这都不会改变撒谎的孩子继续说谎或阻止说真话的人。在谈话之前，孩子的家人已经对孩子进行施压，要求孩子说真话，让孩子说真话的提议与孩子家人施加的压力并不相悖。但这样的指令会抑制孩子的言谈，由此，我们就无法找到孩子构造句子的方式，这些句子往往来自孩子的记忆。

将主体引入谈话

　　大部分未成年人知道自己为什么会被监听。一小部分人在谈话时才知道原因，这种情况非常棘手。千万不要指出或暗示犯罪事实，不要借用孩子同伴或亲人的话语；事实要从未成年人的口中说出来。

　　一般来说，这样的问题足够引主体进入谈话："知道自己今天为什么来到这里吗？"或"陪伴你来这里的人有没有说你为什么来这里？"某些未成年人会给予否定回答，要不就是他们不愿意说话（需要延长取得信任的阶段），要不就是他们确实不知道自己为什么来到这里。孩子很快就会知道允许或禁止的地方、正常或不正常的地方。如果孩子能够积极陈述自己被性侵的事实，那么，这也并不意味着，孩子没有意识到这一情况的异常性；孩子在 3 或 4 岁时，就已经具备这方面的能力了。而后，我们再次回到孩子的个人情况中，孩子自己已经提到这一点，我们围绕孩子生活中可能出现的人物展开谈话，同时，我们不应指责其中任何一位人物角色："我们现在谈论一下你的兄弟姐妹，你的母亲、父亲以及他们的朋友……"在这类情形下，有耐心是非常重要的。

自由陈述

当未成年人知道他为什么来到这里时,或当他开始谈论被性侵的事实时,调查员应指出,未成年人可以进行自由陈述(二年级以下的孩子,我们用"你"称呼;对青少年,用"您"称呼;对处于中间年龄段的孩子,我们可以询问他们,是否可以用"你"称呼他们):"你向我讲述一下一切对你非常重要的事情或一切我知道的非常重要的事情。你说完后,我再提问题。我将记录所有你说到的内容……"如果孩子只讲述被性侵的事实,并知道案件发生的日期(只出现一件强奸事件),调查员应要求孩子详细描述案件之前 12 个小时和案件之后 12 个小时内发生的情况,或从孩子在案件发生当天起床的那一刻起开始描述,在此期间,调查员不应提问题。谈话禁止以"问答"形式展开。调查员不应要求孩子叙述案件的经过,这会让未成年人只讲述相关事实。尽可能让最初的问题不具有针对性,调查员使用"重要的"这一术语,这可以让孩子谈乱性侵事件以外的、对孩子来说重要的内容。利用这一术语,调查员发出了某种形式的命令,孩子不应说不重要的内容(参照下文)。

为了推动孩子继续进行自由陈述,调查员可以一边点头,一边说着类似这样的话语"我听你说;继续;嗯,嗯……"。在这一阶段,调查员必须保持中立态度。

年龄比较小的孩子会用几句话概括事实。

只有当孩子确实结束自己的陈述时,调查员才能提问题。从第一个问题开始,孩子的自由陈述就结束了,之后,相关人员将会对陈述的可信性进行分析。

开放性问题

无论如何,最初的问题不应具有暗示性。调查员应该穷尽孩子所讲述的每个句子的意思,要求明确孩子说的每个词的准确意义(这就是为什么调查员应完整记录孩子自由陈述的内容,否则,他就无法让孩子对每句话进行精确解释）。长句子包含几个信息，应该被断开（否则，孩子会只回答句子的后一部分）。如果句子包含 a，然后 b，而我们要求对整个句子进行澄清，孩子会只回应 b 部分："如果我没有去的话，这件事就不会发生了"，这个句子应该被断成："如果我没有去的话"和"这件事就不会发生了"。问题是："你说到'如果我没有去的话'，精确一些，继续说。"下一个问题是："你跟我说，这件事就不会发生了，再说得详细一点，继续说。"调查员要原封不动地复制孩子的陈述内容，包括语法错误、奇怪的用词或粗俗语，从而要求未成年人对自己的陈述内容进行精确："热拉尔来了，他强奸了我""你说，他强奸了你，说得再详细一点"等。

这样，每个句子的内容都被穷尽，一定要严格复制孩子的用词和用句，才可要求孩子对自己的陈述内容不断进行精确。这样，调查员就可在相关背景下记忆这些谈话，即使谈话发生在一小时之前或几天之前，他们仍然能够精确阐释谈话内容。

之后，是一些开放性问题（没有固定答案），从而精确案件有关的元素（人物、时间、方式、地点、数量等）。

特殊问题

这些问题可以涉及案件细节，比如，当性侵者抚摸受害者时，手指有没有插入，准确说出所用到的物体等。

将物体作为谈话的载体（如果有必要的话）

我们不建议这一阶段。这类用作谈话媒介的工具要不具有暗示性，要不具有模仿性。我们不能使用一些类人的娃娃（性感的）（Cecci，Bruck，1998），同样，也不能使用一些代表人体构造的图片，或让孩子描绘一些相关图画，因为，这会让孩子感觉，对被性侵事实的陈述实质是裆部的展示（Poole，Bruck，Pipe，2011）。唯一有价值的东西是孩子的陈述内容。我们不应解释孩子的陈词，尤其是孩子的态度。如果孩子不能讲话,那就不存在听证会了(自闭症、年龄太小,在这种情况下,可出示由某个专业医师开具的相关证明),这并不意味着调查就不用了。我们说过,听证会不是调查的主要元素。某些孩子由于年龄或疾病,无法说话。然而,一些有缺陷的儿童可以进行一些很好的陈述(Henry)。

在谈话期间,我们可以使用一些不代表性欲的娃娃或娃娃模样的玩偶,但必须是当儿童陈述完或部分陈述完被性侵的事实之后。在这种情形下,绝对不能使用供儿童使用的过渡性物体。

听证会的闭幕

这一阶段可以让调查员重新确定听证会的内容,并对内容进行总结。调查员还是应该将最后的话语权交给孩子,询问他是否还有需要补充的或他的想法,调查员提出的任何问题都应该是有用的。

总结与概括

在听证会结束时,应该与孩子讨论这次经历(印象,感觉,听证会的关注点),让孩子不用担心这次谈话会有什么后果。

一些孩子害怕被惩罚(或害怕失去大人的爱,调查员可以直接与陪伴孩子的人谈及这一问题)。

应该将听证会放到诉讼程序中,向孩子解释之后将会"发生"什么;补充性的听证会、对其进行全身体检,尤其对性器官、口腔、肛门进行检查,医疗、心理、法律鉴定。

分离

这是一个重要时刻,受害者应该对听证会有一个美好的记忆(如果听证会进展顺利,孩子通常都会有一个美好记忆),这是一个放松的时刻,孩子应该会感谢听证会。

可能的保护手段

在听证会结束时,相关人员应该探讨可能的保护手段,如果有必要的话,应该立即将其付诸实施。

针对"周五下午五点"的听证会,我们无法采取一些恰当的手段。可求助于临时安置所,但没有机构的相关人员与孩子闲谈,除一些急救机构(儿童收容所、儿科等)。一般来说,临时安置的情况很少。在13年的工作经验中,我们只碰到过 3 次(在所有案例中,低于0.5%)。一般来说,孩子的父母或其周围的人负责保护孩子。但我们必须确信,他们有这方面的能力。

因此,在听证会结束后,我们应该考虑不同的出路,这些元素可以出现在环境调查中。最好在工作日之初对未成年人进行听证,而不是在工作日末,当然,除紧急情况之外。

儿 童 的 陈 述

影响儿童陈述的因素

儿童的陈述会发生变化,影响因素有：孩子是否亲身经历过这类事件,事件发生的背景和经过(事件发生之后,孩子的生活;环境和家庭背景),攻击次数,攻击类型,审讯人员。

事件

陈述一个事件的人(Grégoire F)可能亲身经历过这类事件,可能读到过这类内容,可能在电视或电影中看到过,或听别人说过,或梦见过,或事件是这个人编造出来的。

如果什么也没有发生,嫌疑人什么也没有干,受害人的话语结构会不一样(Undeutsch,1967)(参考下文)。

审讯人员

我们在前面只是提到了审讯人员应具备的必要条件,如记录儿童的话语(但这一点不只是针对未成年人)、必要的培训、习惯处理这类事件。为了更多地了解这方面内容,我们建议读者参考塞西(Cecci)的著作。

事件发生的背景和经过

1. 孩子与嫌疑人的关系。如果嫌疑人没有对孩子实施身体上的暴力,但对孩子进行支配,那么,孩子就会产生负罪感,将责任归咎在自己身上,感觉自己犯错误了,表现出羞耻感,认为自己没有受伤害。

如果攻击者对孩子进行具有针对性的暴力行为(有或没有支配行为),孩子会害怕、恐惧攻击者的报复行为。无针对性的暴力行为(破坏家具、在房间里放枪等)会产生同样的影响。

2. 心理创伤综合征。任何入室破坏行为都会给孩子造成创伤,使孩子产生负罪感,彻底改变受害者的心理运行机制。事件在一定背景下发生,并带来一些后果。事件会在孩子脑海中重现,反之,孩子也可以将事件陈述出来,这两方面是相对的。读者可参考克罗克(Crocq,2006,2007)的著作。

3. 攻击次数。这是泰尔的传统分类(Terr,1991)(表32.1),按照两种攻击类型[单一攻击(类型1)和重复攻击(类型2)],将相关症状进行分类。我们注意到,与重复攻击有关的症状包括,与伴随身体暴力的攻击和伴随支配行为但无身体暴力的攻击有关的症状。我们特别强调这一点,当一个孩子无法记起自己的童年(失忆内容会延长到小学阶段),那么,这个孩子曾遭受暴力行为(Pynoos)。如果孩子仅仅是暴力行为的目击者(如父母之间的暴力行为),那么,孩子的记忆可能不会受到抑制。空白记忆并不排除创伤记忆,而后者是孩子记忆的主要部分:未成年人对自己的童年没有任何记忆,当他8岁或10岁时,记忆才出现。这不是真正意义上的记忆缺失,孩子只是抑制自己的记忆，并对它们进行选择。当未成年人具有心理创伤综合征时，这类情况就会出现。比如，孩子记得自己的学校，但对发生这类创伤事件的地点——房间，无任何记忆。

表 32.1 泰尔的分类

单一攻击（类型 1）	重复攻击（类型 2）
记忆完好	童年记忆缺失（空白记忆）
无法抑制思想	情感、感情、智力阻断
继续在校学习	情感和心理发育障碍
记忆不断浮现	压抑创伤经历
噩梦不断、"游戏"不断重复	蔑视痛苦，可进行自我催眠
时间知觉障碍	自我攻击或攻击他人
很少闪回或再现	自我攻击或攻击他人

攻击类型

攻击可以致命，或过早激发孩子的性欲。当这两种情况放在一起时，致命攻击占主导。

致命攻击

当攻击可能造成年龄较大的未成年人（儿童和青少年）死亡或当攻击导致年龄低于 7 或 8 岁的儿童死亡时，这个攻击就是致命的。

以下表现可证实这类猜想：

- 当攻击行为不断重复时，孩子具有空白记忆。
- 回避目光：

  ➜ 受害未成年人不反抗：孩子首先会长时间注视谈话者，而后回避谈话者的目光。孩子目光的主导倾向是回避，孩子之所以会注视谈话者，是因为谈话者的目光中含有诱骗的成分，最终，孩子仿佛浸泡在这个目光中，而后，他低下了头。刚开始，固着的目光具有窥探性（这种固着让人想到，被虐待的孩子直勾勾地盯着虐待孩子的父母)。

➡ **受害未成年人反抗**：我们还可以遇到其他类型的目光，尤其是在青少年身上，他们最终会表现出反抗。这时，固着目光占主导，这是内心愤怒的表达。前科(通常是犯罪行为)和行为(不断攻击他人，抵抗行为)包含这一愤怒元素。此外，孩子会用这种方式进行陈述，他说话速度非常快。

■ **谈话中断，重返创伤经历**：谈话中断是指孩子的言语、举动突然停止。有时，只有手指和脚在动。头、躯干、四肢根部都固定下来，孩子也不再用手势表达。目光迷茫。这种情况会持续几秒钟。谈话中断之后孩子会继续说话，但在此之前，孩子的神经系统会受到影响，表现出脸发红或发白，脸上泛着红晕(小女孩感到羞耻时表现出来的)。有时，泪珠会滚出来或眼睛变模糊(沉默之后，是感情的发泄)。询问不再起作用，但孩子还在听调查员讲话，而后，能将内容复述出来。当孩子回答"你在想什么?"这个问题时，创伤经历会再次浮现："它又来了……我在想他对我做的事情……"他会重新回到那种支配关系中。我们将谈话中出现的这一现象称为"重返创伤经历"。孩子的思想中断，导致谈话中断，调查员无法继续提问题，这造成一段时间的沉寂。如果出现谈话中断现象，孩子会首先被检查出具有心理创伤综合征。

■ **孩子大致叙述事件的经过**：孩子不倾向于说出给他带来最大创伤的元素(那些给孩子带来最大创伤的元素，导致重复出现的心理创伤综合征)。在自由陈述中，孩子通常不会展开这一部分(参考下文)。

■ 孩子经常会记错日期，我们不能因为这些错误就认为孩子的陈述内容不可信。心理创伤综合征表明，孩子的心理受到严重损害，孩子曾面临真正的死亡威胁(Lebigot，2001)。因此，在当时，孩子的时间观念缺失，从而记错日期。为了证实孩子是因创伤的原因而记错日期，这一综合征必须具有典型性。因此，我们应该完全了解与这一综合征有关的迹象（Crocq，2006，2007）。

- 如果不存在反抗，孩子就本着认命的态度，表现为抑郁状态。我们在上文已经提到，当受害者强烈反抗时，愤怒占主导。当暴力行为涉及所有兄弟姐妹时，通常只有一个人会反抗（Perrone et Nannini，1995）。

- 孩子保持高度警觉状态，他认为一切都是危险的，他严重失眠，经常会受惊吓，对任何事件都带着焦急的态度，时刻处于警戒状态，对身边的攻击行为采取回避行为。

为了寻求安全感，孩子会产生情感依赖，这就是为什么我们可以称之为"安全的依赖"，感情只是一个幌子而已。这种依赖感表现为与男朋友保持密切联系，经常接触一些让人担忧的东西（文身、为戴首饰而作穿刺、发型、姿态、宠物狗等），与施虐父母保持亲密联系，一方面，孩子贪婪地渴求父母的关爱，另一方面，孩子又想与父母决裂。通常，在事发之后，轮奸案受害者会频繁接触危险的人或物，经常干一些有风险的事情（参与到携带狗的社会流动团体中、在公共道路上饮酒等），一方面，通过加入这个排斥他人的团体，他们会感到自己受到保护，另一方面，这可以向他们证实，现实是可以被掌控的。然而，这通常会使他们再次受到伤害。如果攻击事实没有被揭露，我们有时会将这种创伤后的情感依赖误认为是被抛弃型人格的一个特点。受害者将分离看作抛弃，他们希望与他人保持联系，而不愿意失去它，因为这会让他们感到非常孤单。他们重新建立起来的关系通常是有害的，他们通常会受到伴侣或配偶的支配（女青少年在她们最初的情感关系中就属于这种情况），后者觉察到他们的这类需求，为了满足自己的欲望，伴侣或配偶会利用他们。至于那些年龄较小的孩子，这种情感依赖通常表现为强烈的依恋感（不恰当的）。

性欲的过早激发

这种类型的攻击表现于支配关系中，温柔之情与性欲混淆。这种支配关系导致受害者的责任感,从而增加了他的负罪感,导致他的沉默。攻击者频繁、重复的手淫给受害者的身体带来一种无法描述的感觉,这也是受害者沉默的因素之一。受害者将感受(羞耻感、责任感、负罪感)和感觉(奇特的、无以名状的、尽管感觉难受但并不总是不舒服的)划分开来。这种感觉通常是导致行径重复进行的因素之一(当然,这与成年人有关),只有攻击者才能给孩子再次带来这种感觉,同时,孩子感觉自己逾越了禁忌,这也是导致他沉默的因素之一。

尽管受害者直到青春期才渐渐理解性关系,但在童年时,通常在5~6 岁或 5 岁以下时,他们就能意识到这种关系的异常性,感觉自己逾越了禁忌。

以下因素可以验证我们有关性欲过早激发的猜想:

■ 在取得信任阶段,受害者千变万化的角色(有时是早熟的性感姑娘,有时是一个成熟女人,有时又是一个孩子……)。这种特殊的接触方式出现在谈话最初开始的几分钟内。受害者寻找与这个坐在他对面的、他不认识的人的交往距离。受害者在攻击者的支配下,需要不断变换自己的角色,现在,受害者在复制事发当时自己与攻击者的接触方式。根据谈话者的态度,受害者很快将自己与谈话者的距离固定下来。因此,这类孩子很容易被找到,从而有利于攻击者对这些孩子再次造成伤害。

■ 孩子经常会将事件后果最小化。孩子的自由陈述内容中通常没有"结果"(参考下文)。

■ 难为情、羞耻感、情感的混杂占主导地位:孩子经常会有退缩表现,这是因为:家庭成员之间的串通,孩子假装成不同类型的成年人进行陈述(在陈述中,对立面混为一谈:爱与唾弃,保护与暴力,信任任何人与只信任自己,坚强与脆弱——"如果我不对他那样,他就哭",殴打与安慰——"他使劲拉着我的胳膊,之后,他将我紧紧抱在怀里")。孩子传达的信息具有双层含义(矛盾的),将事实一概而论,总体看来,孩子认为事实是积极的、有利的，而孩子的陈述中又透漏出自己被支配、被强制的成分。这种类型的陈述会给听者造成困惑，一般来说，他们会将注意力放在陈述内容的积极方面，而忽视陈述中的警戒信息。

- 攻击者报复性的语言让孩子保持沉默。报复性语言与威胁不同，因为它将后果转嫁到孩子的行为或语言造成的结果上："如果妈妈知道了这件事，她会离家出走的……她会自杀……她会抛弃你……你会被认为是一个疯子……你将会毁灭你的家庭……你只要把这件事告诉你母亲……"谈话中断，主体的大脑再次处于空白状态，或离题的话语，但表现出忧虑。在上文，我们已经对谈话中断现象作了描述。后两者的区别可体现在我们与孩子的谈话中，当我们问及"你在想什么？"，孩子会回答："我什么也没想"（意识空白），或"我在想我的小母狗吉娜，它的爪子被车轮子碾碎了"（离题的话语，但流露出焦虑）。这类孩子患有斯德哥尔摩综合征，这是支配关系导致的后果。在谈话中断后，孩子的思想混乱，导致其意识空白，而听者也感到迷茫。因此，治疗的第一阶段在于分析并解除这一支配关系，但这有可能会增加孩子的痛苦感和负罪感。

- 由于仪式的原因，孩子会经常回忆事件发展的经过（Cecci et Bruck，1998），这就是为什么孩子会经常搞错事件发生的时间和地点。仪式是指事件片段的展开。片段之间很类似，而一般来说，仪式应该是一个渐进的过程。孩子将片段的不同剧情"平均化"，而且，这类剧情不断重复。孩子经常会弄错事件发生的时间和地点，攻击者可以利用这一点来说明，孩子所说的事实是不可能的："这天，我在西班牙……那个夏天，我们在诺曼底度假，而不是在佩皮尼昂，在孩子的祖父母家。"受害者将这些片段"平均化"，我们应该仔细分析每一个片段。

- 受害者请求攻击者原谅；支配行为的目的在于让受害者承担责任。

分析陈述内容的可信性

陈述中的某些元素,无论存在于陈述的内容还是形式中,都可增加内在说服力。我们将试图剖析这一论证的基础,从而使得这些论证具有说服力。在谈话之初,调查员将话语权交给受害者(就像将话语权交给嫌疑人一样)。这一立场符合良好的接待原则,符合法律条文(无罪推定),符合科学的方法:当某个猜想是真的时,这或许只是暂时的,因为它有可能被证明是假的,这就变成永久性的了。就像地球的例子一样:刚开始,人认为地球是平的,后来才发现,这一猜想是错误的,不可信……

随着听证会的进行,调查员与孩子之间建立的完全信任感会保持或消失。为了说明信任的丧失,需要几个相互协调的指标(一个指标具有偶然性)。信任的丧失具有递增性,其程度根据所发现的指标的强度决定。这些指标像信号灯一样,肯定或否定猜想,这要求我们进行实地调查。值得指出的是,每个指标都不具有特征性,这些指标也不是断定孩子说谎的标准,因为每个指标都可能包含几个因果关系。我们将对 SVA(Statement Validity Analysis,陈述有效性分析)表格中的主要标准进行评论,这一表格来自"陈述现实性分析",20世纪 50 年代初,安德什(Undeutch)制定了这一表格。很多学者对这一表格进行完善,万·吉塞赫姆(H. Van Gijseghem,1992)将其译为法语并验证其有效性。

听证会期间

陈述的基本特点
陈述缺少连贯性
一般来说,在自由陈述中,一旦孩子涉及案件事实,我们就应该理解他们之间的相互作用及攻击类型。陈述的"连贯性"很难定义。我们可以从陈述的形式或内容中找出一些涉及陈述的连贯性的元素。

- 在形式中：对一个事件的陈述包括背景、开端、经过、结尾。如果一个陈述符合这个结构，我们就认为它是连贯的。同样，如果某些阶段缺少，我们就应该予以注意。我们再次重申，我们只有在孩子的自由陈述中才能看到这一结构。任何问题都会妨碍孩子的自由陈述；尽管第一个问题要求孩子对自己的陈述内容进行说明、精确，但这也会导致另一个不属于儿童自己的陈述结构。我们会看到，导致陈述连贯性丧失的原因有很多，有时，这些原因与孩子说谎有关，但这不是唯一的。这就是为什么在上文我们会提到每个指标的多重因果关系。在陈述缺乏连贯性的情况下，信任感丧失的可能性是很小的，因为，相关指标具有多重因果关系，这需要我们进行实地调查。根据我们对未成年人的听证经验，我们可以作出以下几个猜想：

  - ➡ 如果缺少背景，那么，陈述具有归纳性（年龄比较小的孩子除外），孩子经历过这个事件，但他将这个事件放到了其他时间段，将怀疑目光放到其他人身上，可记住相关情节……
  - ➡ 陈述中有背景、开端、经过，但没有结尾。这表明，预想的结果与实际结果完全不符（通常，孩子是为了缓解事件的影响），事件不断重复，事件发展循序渐进。
  - ➡ 陈述包括背景、开端，但没有经过和结尾。这表明，孩子无法再现事实，这与孩子的创伤后应激障碍（PTSD）有关（在谈话时，应该在孩子身上找到 PTSD）。
  - ➡ 陈述包括背景和结尾，但没有开端和经过。这表明，孩子无法对事件进行描述，陈述具有归纳性，孩子的言语受阻碍。
  - ➡ 陈述只涉及一个简短的过程，没有背景或与事件发生相对应的背景，没有开端、结尾，言辞缺乏。事件是孩子设想出来的。

我们知道,任何观察结果都不是模棱两可的。我们应该对结果进行精确。如果以上元素能够从科学的角度去分析,这些元素才会有价值:如果我们找到一个元素,那么,我们应该找到与它对应的方面,而不是其他方面。这要求我们具备很好的受害者研究理论知识、了解攻击者的操作方式、攻击者与受害者之间的相互作用、受害者与周围人之间的关系,才能找出陈述的非典型性。这一特性并不意味着孩子所说的话是谎言,因此,审问必须精确。

缺乏协调性

我们也称之为可信度低(Van Gijseghem,1992)或不可靠性。这导致调查员对受害者的信任感严重丧失["之后,他从窗子飞了出去"(受害者家住六楼),"他将我绑在树上……在村子里的广场上……"],但调查员应该注意这些情节,因为,它们可能会包含有关犯罪事实的成分。不可靠的陈述内容会带给我们一些有关事实的启发,但很少。不可靠性(涉及事实的连续性)不等同于不恰当性(涉及审问者的内在情感)。经验告诉我们,当我们认为在前一个事件中已触及人类丑恶的最低层时,我们却总能听到更糟糕的事情。尽管在自由陈述中,受害者的陈述内容存在不协调性,但这种不可靠性也具有探索价值,这种特性在以"问—答"为形式的谈话中很少出现,因为,在这种情况下,它只涉及审问者的思路,而未成年人只负责回答。

在某些情况下,孩子刚开始的陈述看起来是可信的,但在陈述事件发生的经过时,内容中存在一些缺陷,孩子会时不时地保持沉默,对事实的陈述会转变为对事实的感受(一般来说,对事实的感受无法用语言形容),但随着审问的不断推进,陈述内容会越来越丰富,最终,这些内容构成了一个近乎色情电影的剧情。一些具有认知缺陷的未成年人会出现这种情况,当他们察觉到谈话者越来越不信任的眼神时,他们就会不断"添加"一些内容。一般来说,最开始的描述是真实的,最后的内容是虚假的,但反之,则其整个陈述内容都受到质疑。还有一些未成年人无法记起其最初的陈述内容,这使得调查员对孩子的陈述完全丧失信任，调查员无法不考虑孩子最初的谎言。在这种情况下，孩子的认知水平通常也很低，攻击者可能涉及不同的人。

呆板、僵硬

陈述形式固定、单一，没有时间上的偏离，孩子不会因为有一个细节需要补充而重新提到事件的经过，在陈述中，没有来回……调查员对他们丧失信任的可能性很小。孩子的陈述结构一致，因为，他此前曾接受过很多审问。如果孩子宣称自己记忆空白，这是符合逻辑的，因为，记忆会随着时间改变，它只留下了最重要的元素。重复审问会让儿童根据不同的谈话者选择那些看起来重要的部分。这是一个优质的审问应该达到的效果。

陈述的特殊内容

关键细节很少

关键细节指事件的特定细节（Van Gijseghem，1992）。如果受害者是青少年或适龄儿童，这一迹象表明，信任感严重丧失。年龄较小的孩子（还未入学的孩子）几乎无法提供细节，通常，孩子只用一两句话揭露事实。如孩子服用化学物质或嗜酒，他给出的陈述也会缺少细节。

当调查员要求受害者陈述有关事实的细节时，受害者会添加事实之外的细节

当调查员每次要求受害者陈述有关事实的细节时，受害者会给予事实之外的细节，这一迹象表明，信任感严重丧失。尽管受害者知道问题的答案，他也不愿说出，这表明主体不愿意陈述事实（一般情况下，事件没有发生过）。

使用在事实发生时外表可见的细节

如果在陈述中，受害者重新使用这些细节，那么，这表明，信任感严重丧失，受害者在构造陈述，这是他将来的设想，而不是对记忆的叙述。"我跟凯文一块儿去的，在他家门前，停着一辆红色轿车。"红

色轿车这一细节可看作可见细节,对事件本身来说,它没有多大意义,但如果这辆红色轿车在事件中起作用,那么,以上迹象表明,受害者对调查员的信任感严重丧失。

在事件的高潮时情绪激动

我们知道,重复性侵受害者情感迟钝或矛盾。他们的陈述"让人感到恐怖",表面上不流露任何感情。只有在涉及一些无关紧要的事实(一个受伤的动物、女朋友们没有邀请她等)或犯罪事实重现时,受害者才会流露感情。身体上的举动、表达情感的手势、骚动、四肢的摆动、言语的组织、眼珠的转动等都不是判断陈述内容可信或虚假的好标准(Bénézech,2007;Saint-Yves Landry,2004)。

情感的表达也不是判断陈述内容可信性或虚假性的好标准。情感的含义应该被很明确地阐释出来。当一个少女哭时,我们应该知道她为什么会哭,不要在还没有询问她原因时就妄下结论。

眼泪本身不代表任何含义。我们应该将注意力重点放在受害者的自主神经系统上,此类神经系统的反应发生在孩子说话之前,伴随着孩子的沉默,之后,孩子会说出有关事实的一切或部分内容。

在陈述之前,孩子脸上因害羞而泛出的红晕(类似于高加索人的)属于伪造反应。反之,如果这一反应发生在孩子沉默之后,那么,它与已揭露或未揭露的内容有关。我们无法断定。

在事件的高潮或在面临威胁时,受害者情感的流露表明,信任感严重丧失。

如果受害者与攻击者达成的一致破裂或受害者内部系统的平衡性被破坏,受害者就会揭露事实

这种情况表明,孩子与调查员之间的信任感严重丧失。当事件不断重复时,受害者与攻击者之间暗暗地达成了一致,当这种一致性破裂时,受害者就会揭露事实;例如,梅兰尼认为,继父尤其偏向她。后者使她混淆了柔情与性欲:"你是对我唯一重要的人……"当继父对自己的妹妹重复这类事件时,梅兰尼就揭露了事实,或揭露了部分事实。

当受害者很晚才揭露事实时，我们应该询问他，为什么选择在那一天揭露事实，或许是因为受害者的生活发生变化，或许是因为受害者与攻击者的关系发生改变，唯有改变、变化才导致受害者揭露事实，而不是因为审问者的特性。这一准则的获得不具有阐释性，它直接从未成年人的陈述中提取出来："为什么你（您）现在来这里揭露这个？"

在陈述中使用将来时

孩子与调查员之间的信任感严重丧失，因为违背了叙述规则：第一人称单数——过去式"我当时在沙发上玩，他就把我放到……"。如果孩子使用将来时，这表明，他将事件投射到将来，他在构造一个故事，而不是对记忆的陈述。

缺少感官方面的叙述

这也会导致信任感的丧失（对适龄儿童或青少年来说，这表明信任感的严重丧失）。在那些"真实的"陈述中，我们可以找到感官方面的描述。例如："我感觉他在我脖子上呼气（体感）……最受不了他的气味（嗅觉）……他在我肚子上尿尿，我肚子上有好多小珠子（视觉，描述精液的射出效果）。"

出现否定句

当我们要求某人阐述重要部分而他陈述那些没有发生的情况时，这只能表明这个人的迟疑态度或这个人在说谎，别无其他原因。在他的陈述中，否定句不会连续出现，这表明，信任感严重丧失。重复谈话或经历过一次彻底的审问会造成这种情况。

自我解释、辩护

我们可以从一些阐释性句子中看到这一点，这类句子通常用这些连词引导："因为……那么……"。真相是不需要解释的。如果受害者的陈述中出现了两个或两个以上的解释性语句，那么，这表明，信任感严重丧失。重复审问会导致"说真话的"受害者阐释自己的陈述，因为，在此之前，别人已经对他的陈述作了评论，所以，在当前的谈话中,他可以预测调查员的评论。我们再次强调,这些指标只能从自由陈述中提取出来,最好是从第一次自由陈述中。

精神学鉴定期间

在对受害者的精神鉴定中(在诉讼程序中,只有嫌疑人的精神鉴定是强制性的),应寻找以下几个方面的一致性:

- 给受害者造成最大创伤的时刻与重复行为造成的症状。此外,对一个人来说创伤的部分并不一定适用于另一个人;在谈话者看来最具影响力的部分,在受害者看来,并不一定是给他带来最大创伤的部分。

- 创伤后神经症(TOC 和恐怖症)与事实;比如,由于事发时的口交行为,受害者会经常刷牙或呕吐;受害者会频繁洗澡,洗去身上的"污迹"……在夜幕降临时,避免走在昏暗的道路上(这会让受害者想到事发地点)。我们将受害者的这些表现称为伪神经症症状。"伪"这一术语表示创伤后这一方面,这些症状与事实存在直接联系,它们不是因为主体的抑制机制,不像传统的神经症症状。

- 紊乱的家庭与事实。一般来说,家庭内部性侵事件的发生不是偶然的,这些事件源于整个家庭系统的紊乱。

- 事实及其预期的结果。心理创伤综合征并不一定表现在性侵事件之后,如果受害者的言语中透漏出事件中给其造成创伤的部分,但其言辞没有表明任何结果,那么,我们应该对此保持警惕。在陈述事实时,话语中断(如上文描述的那样)与心理创伤综合征有关。在描述事实的过程中(此前,受害者不具有自主神经系统方面的障碍),如果话语中止与典型的创伤后应激障碍(PTSD)无关,那么,这可能与受害者的过度表达有关(编造事件)。这不是严格意义上的话语中断,对听者来说,这是受害者为回避陈述而表现出的沉默，或这一沉默是为了接下来的归纳、总结。一般来说，他们接下来会解释自己的沉默，沉默是因为事件给他们心理造成的影响阻断了话语："这太难说出来了。"

- 事发之后，所陈述的不同症状。不同症状在其表述方式和详细内容方面具有典型性。

- 事发之后，精神病症的出现与事实。我们应该关注这些病症的潜伏期。通常，这些症状在事发当月就会出现，很少在 3 个月之后，个别可能在 1 年后，从来不会在 10 年后。某些人会说，"从来不"在临床医学上是不可能的，为什么不可能呢？不过，我们应该自我质疑。

- 操作方式和事发前，嫌疑人的行为（低年级的孩子很少描述这一方面）。一般来说，在实施真正意义上的性侵之前，嫌疑人会首先侵入受害者的私人空间、活动领域或朋友圈（翻看受害者的日常用品、手机，读色情报纸，进入浴室，不停地向朋友们询问有关性关系方面的东西）。嫌疑人重复实施性侵，形成了一个固定的操作模式，我们应该从其他可能的受害者身上寻找这一模式。在第一次接触后，这一模式固定得越快（几个星期），之前存在受害者或几个受害者同时存在的可能性就越大。

- 语言的力度与所陈述的情况：在攻击情形下，施暴者会"推搡"，而不会"轻抚"，他会"苛求"，而不是"要求"。

- 我们不建议专家评定受害者陈述的可信性（Viout，2005），这是调查者的事，他们负责对此下定论。此外，专家可以断定，受害者的言辞，从形式上来看，符合那些真正经历过这些事件的孩子的言语。

结　　论

未成年人的听证是一项艰巨的任务，需要提前做好相关准备；我们从中可以学习很多知识。

遵守有关言辞收集的规则，这是为获得一个优质听证的必要阶段，否则，任何有关言辞的评估都是不可能的。评估无法说明陈述内容的可信性，它为谈话服务，并指出应该注意的细节。

第六部分

立法定位和机制

第33章

人格障碍和刑法允许的治疗措施
—— 总结和前景

米里昂·凯梅内

当今,面对惯犯的极端暴力罪行,媒体大量播报,人们开始讨论解决方案,市民对法院和精神病学的期望也越来越高。

通常,人格障碍促使重复犯罪,面对那些患有人格障碍的犯人,社会应该作出怎样的回应?

对社会来说,这是一个复杂的问题,面对这些患有精神病型人格障碍却不具备演变性精神疾病特征的人,社会应该提出或应该试图提出一些解决方案。

我们注意到,在法国,人格障碍通常被冠以危险的字眼。因此,人们经常将人格障碍、精神障碍和治疗的必要性混为一谈(Rossinelli, 2009)。这经常给惩罚和治疗制造复杂的难题,同时,也带来一些伦理和社会问题。当刑法将目光越来越多地转向社会遭受的风险时,尤其是重复犯罪给社会造成的风险,如何从医疗、司法和社会中找到一些解决方案,同时,维持三者之间的脆弱平衡?

我们尤其要避开两大诱惑(Lameyre, Senon, 2003):将那些最残酷的罪行与精神病人所犯下的罪行等同;认为精神学可以治疗患有人格障碍的主体,并防止他们重复犯罪,人格障碍与主体的不稳定性直接相关(Senon, 2005)。

起初,刑法强制的治疗如司法追踪只针对性罪犯,后来,它将自己的应用领域逐渐扩大到其他违法行为[1]。此外,2004 年 3 月 9 日的 n°2004 - 204 法律延长了它的最大期限,这是为了使法院与犯罪现状的演变相适应。

此外,人格障碍或精神障碍对司法的影响增加,因为,当法院因主体患有精神障碍而宣布其不承担法律责任时,需要立即启动安全措施[2]。

惩罚和治疗构成的复杂机制

在法国,1998 年 6 月 17 日法律[3]带来了一个重大转折点,它创立了社会司法跟踪处罚条例,自此,指令性治疗不再局限于性罪犯,而是扩展到其他罪行。首先,应该将强制性治疗和指令性治疗区分开来[4]。

强制治疗

强制治疗是在宣判罪行之前或之后统一实施的一项措施,它指犯人接受一些检查、处理或治疗,甚至需要住院治疗,尤其是为了给

---

[1] 这些违法行为包括所有危害生命的犯罪行为[《法国刑法典》(CP)第 221 - 9 - 1 条款];所有绑架和非法监禁行为(CP 第 224 - 1 至 225 - 2 条款);折磨和残忍行径(CP 第 222 - 48 - 1 条款);通过爆炸或放火,故意破坏财产的行为(CP 第 322 - 18 条款)。

[2] 《法国刑事诉讼法》(CPP)第 706 - 135 和 706 - 136 条款,来自 2008 年 2 月 25 日 n°2008 - 174 法律。

[3] 1998 年 6 月 17 日 98 - 468 法律涉及对性犯罪的预防与压制以及对未成年人的保护。CP 第 131 - 36 - 1 至 131 - 36 - 8 条款;CPP 第 763 - 1 至 763 - 9 条款;《法国公共卫生法》(第 L. 355 - 35 至 L. 355 - 37 条款)。

[4] http://www.artaas.org/documentation/injonctionsoins.pdf.

犯人戒毒[1];它不只针对性犯罪,法院和医院之间并没有建立联系,犯人无需提前接受医疗鉴定。

在宣判罪行之前,强制治疗是一个司法控制模式,在宣判罪行之后,它指《法国刑法典》第 132 - 45 条款规定的一些特定强制手段:

■　延期审判,犯人需接受考验;对犯人进行关押,缓期执行,犯人需接受考验;

■　对犯人进行关押,缓期执行,犯人需接受考验,同时,犯人必须完成一项社会工作;

■　改判措施。

在庭审阶段,法官可决定是否实施强制治疗,这种强制治疗可以作为一种司法控制手段,或者完全或部分代替缓期执行、让犯人接受考验的关押手段。强制治疗在于使当事人接受一些医疗检查或治疗措施,包括住院治疗。这些措施属于指令性治疗[2],如果犯人吸毒或嗜酒的话[3]。

如果违反强制治疗,如违法司法控制,犯人将接受临时性关押;如违反缓期执行、接受考验的相关规定,当事人要接受监禁。实际上,社会融入与缓刑工作处负责鼓励犯人接受治疗并找医生。这个部门每个季度要向审判长上交一份报告,从而使其了解这项措施的进展情况。在《法国刑法典》第 132 - 45 条款规定的那些强制措施中,强制治疗在法官的宣判结果中最常见。

社会司法跟踪

为预防重复犯罪,社会司法跟踪措施和指令性治疗的设立表明,除传统的刑法措施尤其是以关押为代表的压制措施,这类违法行为

---

[1]　《法国刑事诉讼法》第 138 - 10 条款。

[2]　依据《法国公共卫生法》第 L. 3413 - 1 至 L. 3413 - 45 条款。

[3]　《法国刑法典》第 132 - 45 3°条款。

的大部分要求建立一项能够对犯人实施医疗的机制。法院可实施这类宣判,目的在于保证审判长或社会融入与缓刑工作处对被释放的犯人实施监督,必要时,对犯人采取医疗措施。

社会司法跟踪类似于一项惩罚措施,它包括一些强制措施如对某个犯人采取缓期执行、使犯人接受考验的措施,或强制治疗措施,后者在于强制犯人接受某个医生或心理医生对其实施的治疗,这项措施在某个协调医师的控制下进行,该医师是审判长和医生的联络人。

这项惩罚措施是对剥夺犯人自由的监禁措施的补充。针对轻罪,它可以作为主要或补充惩罚手段。社会司法跟踪指为了预防重复犯罪,刑满释放的犯人在审判长的控制下,强制接受一些监督和协助措施。需要接受社会司法跟踪的犯人有:谋杀或杀害未成年人,在此之前或与此同时实施强奸、折磨或残忍行为[1];强奸、性侵或性器暴露(CP 第 222 - 48 - 1 条,并参照 CP 第 222 - 23 至 222 - 32 条);腐化未成年人,制造、运送、传播未成年人的色情图片或严重危害人类尊严的暴力或色情信息,犯人被某个未成年人看到或察觉到,并对未成年人进行性侵害(CP 第 227 - 31 条,并参照 CP 第 227 - 22 至 227 - 27 条)。

2005 年 12 月 12 日第 2005 - 1549 号法涉及重复刑事犯罪的处理问题,自此,社会司法跟踪措施将其适用范围扩大到故意危害人类生命的罪行:谋杀,在谋杀之前、与此同时或在此之后犯下另一罪行,杀人,谋杀情节加重,投毒(CP 第 221 - 9 - 1 条,并参照 CP 第 221 - 1 至 221 - 5 - 3 条);绑架和非法监禁(CP 第 224 - 10 条,并参照 CP 第 224 - 1 至 224 - 5 - 2 条);折磨或残忍行为[2];通过爆炸、纵火或其他任何可以危及人类生命的手段,破坏、毁坏或损坏财产的

---

[1] CP 第 221 - 9 - 1 条。

[2] CP 第 222 - 48 - 1 条。

行为,以及利用一切手段,散布有利于制造杀伤性武器的方法(CP 第 322－18 条,并参照 CP 第 322－6 至 322－11 条)。

2007 年 3 月 5 日第 2007－297 号法涉及犯罪行为的预防问题,社会司法跟踪适用于以下行为:受害人的配偶或前配偶、同居者或前同居者、与受害人签订《居民同居协议》的伴侣或前伴侣对受害者实施暴力行为[1];对 15 岁未成年人实施暴力行为,犯人是受害者的合法、亲生或领养亲属或是受害者的监护人。如犯人经常实施暴力行为,必须对其实施社会司法跟踪,除非法院作出不同的决定;犯人通过电话,向 15 岁未成年人或类似的人提议与其发生性关系,如果这些提议伴随着一些会面,情节会加重,这类罪行也必须接受社会司法跟踪(CP 第 227－22－1 和 227－31 条)。

违反《法国刑事诉讼法》(CPP)第 706－47－1 条的人在审判之前,应接受医学鉴定。专家除履行自己的基本职责外,还应指出犯人接受指令性治疗的最佳时机[2]。这项强制措施并不针对所有接受社会司法跟踪的犯人,尤其是性器暴露者[3]。因此,为了使指令性治疗能够在社会司法跟踪这一惩罚框架下实施,检察官应该首先允许犯人接受医学鉴定,尽管有些犯人并没有违反 CPP 第 706－47 条的规定。

有关社会司法跟踪的 1998 年 6 月 17 日法律制定了指令性治疗规定,当犯人被强制接受社会司法跟踪时,对犯人的医学鉴定肯定治疗的可能性时,犯人需被迫接受指令性治疗,这些犯人或处于缓刑期、接受考验的时期,或处于假释状态,或受司法监督,或受安全部门监督。根据 CPP 第 L. 3711－1 条规定,负责协调的医师参与指令性治疗。

---

[1]　CP 第 222－48－1 条。

[2]　《法国刑事诉讼法》第 706－47－1 条。

[3]　CP 第 222－48－1 条。

指令性治疗需要协调法院和医院之间的关系，尤其通过负责协调的医师，后者是医生和审判长之间的联系人。有关社会司法跟踪的 1998 年 6 月 17 日法律制定了指令性治疗[1]规定，当犯人被强制接受社会司法跟踪时，当对犯人的医学鉴定肯定治疗的可能性时，强制犯人接受指令性治疗，这些犯人或处于缓刑期、接受考验的时期，或处于假释状态，或受司法监督，或受安全部门监督。根据 CPP 第 L. 3711 - 1 条规定，负责协调的医师参与指令性治疗。

2005 年 12 月 12 日第 2005 - 1549 号法涉及重复刑事犯罪的处理问题[2]，它允许对以下犯人的手机通信记录实施监督：被判处有期徒刑 10 年或以上，如果医学鉴定证明这些犯人的危险性，强制他们接受社会司法跟踪。这项法律为《法国宪法》第 61 条第 2 段奠定了基础，就像宪法委员会强调的那样，这项围绕犯人的危险性设立的机制，其目的在于"维护公共秩序，保证民众的安全"预防"风险极高的重复犯罪行为"。

司法监督指令

自 2007 年 8 月 10 日第 2007 - 1198 号法，除审判长不作出此类决定外，一切处于司法监督下的犯人都应该接受指令性治疗[3]，只要医学鉴定肯定，犯人可接受医疗[4]。当法官宣判对犯人实施司法监督时，即当医学鉴定确立某个被判处有期徒刑 7 年或以上的犯人存在危险性时，相关部门要根据一些类似于社会司法跟踪的模式对犯人实施指令性治疗。治疗持续时间为犯人获得的减刑时间。

---

[1] 指令性治疗指南，http://www. sante. gouv. fr/IMG/pdf/guide_injonction_de_soins. pdf。

[2] JO 2005 年 12 月 13 日，第 19152 页。

[3] 符合《法国公共卫生法》第 L. 3711 - 1 条款的规定。

[4] 《法国刑事诉讼法》第 723 - 30 和 D. 147 - 37 条。

表 33.1　强制性和指令性治疗对比[a]

措施性质	法　律　框　架	模　　式
强制性治疗	——司法控制 ——延期审判，犯人接受考验 ——缓刑，犯人接受考验 ——改判措施	——事前没必要进行医学鉴定，来决定是否实施强制性治疗 ——审判长可以随时增加或取消强制性治疗 ——当事人具备一个跟踪治疗的凭证；法院和医院的协调受参加者的自由支配
指令性治疗	2007 年 8 月 10 日法律创设**指令性治疗原则**，除法院另行裁决，所有被强制接受社会司法跟踪且医学专家鉴定可接受治疗的犯人，均应接受指令性治疗包括以下内容： ——社会司法跟踪 ——司法监督 ——假释 ——缓刑，犯人接受考验 ——安全监视 ——安全拘留	——需事先作医学鉴定，以便下令或宣判，酌情在讨论后予以删除 ——执行法官可在刑期内随时加上这一治疗 ——协调医师是主治医师与执行法官的联系人

　　a 资料来源：《指令性治疗指南》：http：//www. artaas. org/documentation/injonctionsoins. pdf。

安全监督

　　2008 年 2 月 25 日第 2008 - 174 号法涉及安全拘留，并规定，患精神障碍的人不负法律责任，它创立了安全监督措施，这是一项安全措施，它主要针对以下犯人，尤其是性犯罪者：违反 CPP 第 706 - 53 - 13 条的某些规定，被判处有期徒刑 15 年或以上，在刑满释放时，由于这些犯人患有严重的人格障碍，具有极高的危险性，其重复犯罪的可能性极大，安全监督与司法监督担负着同样的职责，其持续时间为 2 年，可视情况适时延长。附属于安全监督的指令性治疗也持续 2 年，但时间可根据撤销要求缩短。

安全拘留：一个自创立起就被抛弃的措施

2008 年 2 月 25 日第 2008－174 号法涉及安全拘留，并规定，患有精神障碍的人不负法律责任[1]。这项法律再次提到某些罪犯的危险性问题，这些罪犯患有严重的人格障碍或精神障碍，其重复犯罪率极高，但他们不承担法律责任[2]。这则新条文将刑罚后的安全扣留加入 CPP 中，从而将那些犯有某些严重罪行的人安置到社会、医疗、司法安全中心，如果这些犯人"被判处有期徒刑 15 年或以上，在其刑满释放时，再次接受医学检查，而检查的结果表明，他们具有极高的危险性，其重复犯罪的可能性非常大"，因为，这些犯人患有严重的人格或行为障碍，大部分精神病学家和犯罪学家倾向于将这些犯人列入精神病人的行列。就像拉泽尔日（Lazerges，2008）强调的那样，立法学家走向了一条危险的道路，因为，安全拘留是一个没有终点的惩罚，自 2008 年，这项举措只被使用过两次，其中，有一次在其宣布不久就被放弃了。

法国国家医学学院（ANM）和全国法律专家团体委员会（CNEJ）于 2012 年 11 月 6 日通过了一项有关危险性的精神病学和犯罪学评估报告，并提出了一些建议[3]。这两个机构在有关刑罚执行规划的 2012 年 3 月 27 日第 2012－409 号法投票时汇集在一起，因为，他们在犯人的精神病学鉴定和治疗方面未能达成一致意见。因此，他们建立了一个工作组，从而针对危险性的精神病学和犯罪学评估进行思考。在结论中，工作组首先提到，这类评估"是委托给精神病学专家最艰巨的任务之一"。

---

[1] JO,2008 年 2 月 26 日，第 3272 页。

[2] Jean Pradel，Dalloz 编集，有关危险犯人的 2008 年 2 月 25 日法律引发了法国刑法的双重变革。

[3] 2012 年 12 月 26 日刑法 AJ,埃马纽埃尔·阿兰（Emmanuel Alain）的危险性评估方案。

工作组再次强调,鉴定的首要任务在于设立诊断,而不在于进行预测。一般来说,这些鉴定具有即时性,迎合紧急的诉讼程序,无法对犯人进行彻底检查,基于谈话,服务于最后的审判。专家很少了解犯人的"历史"。此外,犯人的鉴定结果很少被实施。最后,这些司法鉴定没有接受任何科学检测,如犯罪学分析,鉴定过程标准化。因此,事实上,精神学对犯人危险性的评估只是确定犯人危险性的因素之一。为了对犯人的危险性进行更好评估,我们应该建立一些多学科委员会,成员包括精神病学专家、心理学专家、法官、监狱管理人员、律师、社会融入与缓刑工作处和受害者保护协会的代表。针对严格意义上的精神病学鉴定,报告指出,应该将这项工作委托给一些拥有几年工作经验的精神病学专家,避免将精神病学鉴定"等同于其他医学鉴定",并将评估结果对质(通过讨论相左意见或与专家同事一道)。最后,报告提议,为精神病学专家设立一个法医精神病学专业文凭,同时,针对精神病学专家、法官和律师,进行一些危险性评估手段方面的培训,从而使他们在这一问题上保持一致。

前　景

针对这一复杂的主题,讨论并没有结束,为了协调不同的利益,包括社会和罪犯的利益,我们应该探索一些新思路。针对这方面,我们可以从性犯罪者刑满释放后的医疗咨询发展中借鉴一些经验。几个机构获得的结果以及对这方面的资助有利于性犯罪者刑满释放后进行医学咨询,我们可以扩大罪犯类型,但前提是,改革治疗手段,使其适应相关需要。

一个位于监狱之外的精神病学咨询机构附属于监狱精神病学部门[1],它对一些前犯人或一些受司法监督的人有益,尤其是当我们

---

[1] 博勒佩尔(C. de Beaurepaire),《心理学前景》(*Perspectives Psy*),2005/3(第 44 卷),涉及刑满释放人群精神病危险性的预防:监狱外咨询的作用。

很难保证他们接受治疗或很难确保他们继续接受精神病方面的治疗时。司法机构、社会医疗机构和社会教育机构之间的合作为高危、不稳定、重复犯罪率极高的人群的社会安置提供了有效手段。

也是本着这一精神，当今的法国司法部长于 2012 年 9 月召开了一次有关重复犯罪问题的会议并达成一致意见[1]，这次会议涉及很多刑罚问题以及患有人格障碍的犯人的治疗问题，它促成一项于2013 年生成的法案，这项法案涉及刑罚的个体化和重复犯罪的预防。一些相关人员也作出了大量的贡献，强调一些恰当的手段如对社会司法跟踪实施大规模评估[2]，将鉴定作为探讨的中心问题，同时，保证鉴定的质量，促进一些高质量的多学科培训。

此外，通过研究国外设立的机制，如加拿大，我们可以为那些刑满释放的轻罪罪犯建立一项试用机制，他们必须定期接受评估和跟踪，甚至接受个人治疗。

---

[1] http://conference-consensus. justice. gouv. fr/.

[2] http://conference-consensus. justice. gouv. fr/wp-content/uploads/2012/12/Association-fran％C3％A7aise-de-criminologie. pdf.

第 34 章

困难病人治疗单位中的人格障碍

让-卢克·塞南热,亚历山大·巴拉塔

实际上,困难病人治疗单位(UMD)中的人格障碍只涉及反社会型人格(根据 CIM‐10 分类)。这类人格表现为"患者的行为严重偏离社会准则",我们将注意力放在他们可怕的暴力行为上。这类障碍是否属于一种疾病,患者是否负有法律责任,患者的行为是否可以被纠正……这些"抽象"问题很自然地让位于一个实际问题:精神病学家需要间接参与公共秩序的维护。这一断言或许触犯了某些人,但现实是,困难病人治疗单元已存在了几十年,我们将对这一不断发展的现实进行描述。

困难病人治疗单位

奠定困难病人治疗单位基础的法律条文近年才出现,总之,离第一个治疗单位建成还有很长时间。这些条文涉及 1986 年 3 月 14 日法令 n°86‐602 和 1986 年 10 月 14 日的协议,后者设立了进入困难病人治疗单位的标准:病人具有很大危险性或具有一定危险性或病人即将会带来危险,无法待在一般治疗单位。它很明确地指出了 UMD 的性质:一些病人由于具有危险性,无法在 UMD 之外接受治疗,UMD 为他们提供一些专业精神治疗。

449

我们无法将这一概念的定义更主观化。所有尝试使"危险性"这一概念客观化、质化或量化的学者都无法摆脱这一概念在时间和空间上的变化。不管怎样，这些条文永远地将 UMD 和普通精神医疗单位联系起来。历史上，UMD 帮助普通精神医疗部门慢慢向人性化和有益身心健康的方向演变。之后，精神健康领域出现的这种更易管理的模式获得发展，使治疗更加合理，因此，必须对 UMD 进行调整。这难道就是几年内 6 个新 UMD 被创立的原因吗？如果我们思考一下，这一断言不是没有道理的。

当前，法国针对困难或危险病人（两种称呼都可，随你喜欢）的机制具有一致性（普通精神医疗单位、UMD、USIP、UCSA、SMPR、UHSA），但某些病人迷失于这一复杂的机制，盲目穿梭于这些机构中。这些机构针对的是患有严重人格障碍的人，尤其是反社会型人格。这样，我们是不是就可以认为，反社会型人格是排除在精神病院外的典型代表？夸张一点说，这类患者首先被社会排除，而后被普通精神医疗单位排除，最后，根据他们引发的暴力事件或根据某些专家的理论，我们会在监狱、UMD 或别的地方找到他们。他们接连被排斥、被抛弃，他们在治疗方面经历一系列失败，这引发了近乎伦理道德方面的质疑。

UMD 是进行精神医疗禁闭的理想场所。由强制治疗引发的伦理问题是一个极其复杂的主题，而且，它不断发生变化，让人无法捕捉。禁闭一定代表暴力吗？我们对此表示怀疑，因为，通常，关禁闭可以平息病人，这样，他们更有可能同意接受必要的治疗。在我们看来，关禁闭是一种保护措施，是一种治疗手段。"危险性"这一概念到底指什么？这一手段对社会伦理，甚至道德提出质疑。对那些患有反社会型人格、享有公民权利的主体是治疗还是惩罚，这看起来是一个尚未解决的难题。

UMD 中的反社会型人格

文献综述

精神病人的治疗与 UMD 的创立紧密相关。根据亨利·科兰 (Henry Colin)的首创,法国国家委员会决定在维勒瑞夫设立一个安全街区。这个街区的目的在于治疗"邪恶的精神错乱罪犯"。这是法国第一个类似于困难病人治疗单位的机构,创于 1901 年。但直到 1940 年,规范这类机构的治疗的条文才出现。1946 年 9 月 2 日公告第一次提议将"影响正常心理治疗氛围"的困难病人聚集起来。1950 年 6 月 5 日公告第一次对困难病人作了定义,提出了三种情况加重的类型:

■ 情绪不稳定的病人,具有破坏行为,可能会构成扰乱因素;

■ 异常、反社会者,具有行为障碍,没有受到特殊监督;

■ 异常、极端反社会者,具有犯罪行为,预谋性的或同谋性的。

UMD 首先接收的是第三种类型,它包括一些反社会型人格患者、杀人犯、强奸犯、实施折磨或残忍行为的人等。

因此,从理论上说,UMD 主要用来接收一些严重违反法律的人,他们具有或不具有精神疾病,但他们所有人都具有精神疾病特质。将刑法制定的标准作为 UMD 的入围条件存在问题。UMD 的所有罪犯不都具有反社会型人格的特点。通过文献综述,我们注意到 UMD 中病人特点的演变。最初,UMD 只接收一些精神病罪犯,随着时间的推移,其接收条件也在发生变化。起初,UMD 中最多的两类症状是智力发育迟缓和精神疾病,精神分裂症处于第三位。自 20 世纪 90 年代,被接收的首先是一些具有暴力行为的精神分裂症患者。精神疾病患者(或反社会型人格患者)成为少数。

相关数据

基于以前的记录和直到 1996 年才出现的相关研究材料，我们对萨尔格米讷的 UMD 于 2011 年接收的病人进行统计。我们的研究目的在于找出这类病人的比例：患有反社会型人格，但不具有精神病性演变的精神疾病特征，或不具有双相障碍的特点。

这是一项回顾研究，涉及 UMD 于 2011 年接收的所有病人，UMD 中共有 80 个床位。我们将所有于 2011 年 1 月 1 日至 2011 年 12 月 31 日期间进入 UMD 的病人包括在内，这些病人的总数为 124 例。在进入 UMD 时，所有病人都接受精神病学和犯罪心理学评估。同时，在这一框架下，通过两种工具，对病人的暴力风险进行评估。第一项评估工具是在一个精算表中作记号，从而获得测量病人暴力风险的统计数据。测量工具为 VRAG 或 SORAG，工具的使用依据犯人是否实施过性暴力来决定。同时，我们还使用 HCR - 20 量表，在病人刚进入 UMD 时或于病人结束在 UMD 的治疗回到原有医院之前，对病人的风险系数进行测量。

在此，我们只谈 UMD 中病人的诊断结果。我们将在"UMD 中反社会型人格的治疗"这一部分谈治疗结果、暴力风险系数（VRAG 或 SORAG）和依据 HCR - 20 量表得出的治疗效果。2009 年，在 UMD 中，患精神分裂症的病人数量位居第一，占所有病人总数的 37％。智力发育迟缓和反社会型人格位居第二（各占 21％）。这一研究不包括那些患有反社会型人格且具有精神疾病特征（精神分裂症、妄想症、双相障碍）的人。在萨尔格米讷的 UMD 于 2011 年接收的病人中，接近四分之一的人主要表现出反社会型人格的特点。这四分之一的人都有嗜毒问题：92％的人嗜酒，80％的人吸食印度大麻，23％的人服用精神刺激药物（可卡因、安非他明），15％的人吸食鸦片。53％同时服用两种物品。73％的人住在普通医院中。毫无疑问，没有任何人的住院方式是《法国刑法典》第 122 - 1 条款所说的

HO(不负刑事责任),27％的人住在《法国刑事诉讼法》第 D. 398 条款所说的 HO(来自拘留所的病人)。

UMD 接收反社会型人格患者的目的根据病人的来源地区分：

- 传统 HO：38％人攻击精神医疗机构的其他病人,接下来是,31％的人攻击医护人员。一个人试图强奸护士,一个人不断逃离精神医疗部门。

- HO D398：15％的人疑患有精神疾病障碍。11.6％的人以自杀来威胁。

我们使用精算表对病人的暴力风险进行评估,18 个病人使用VRAG(这些病人没有性暴力行为),8 个病人使用 SORAG(这些病人存在性暴力行为)。VRAG 的分数从 6～9 不等,分布如下：VRAG-6：2 人,VRAG-7：3 人,VRAG-8：10 人,VRAG-9：3人。SORAG 的分数从 3～8 不等,分布如下：SORAG-3：1 人,SORAG-5：1 人,SORAG-7：5 人,SORAG-8：1 人。这样,除一个病人的暴力风险较低外(SORAG-3),大部分反社会型人格患者都具有中等暴力风险,甚至很高。因此,UMD 应该尽可能采取相应的治疗手段。

UMD 中反社会型人格的治疗

反社会型人格尤其让治疗者感到泄气,甚至让他们放弃对病人的治疗(参考上文)。文献综述让我们看到了很多治疗的可能性。如果在这些治疗措施中,有一个是非常有效的,别人早就知道了! 反社会型人格真的是精神病学的挑战吗? 首先,治疗反社会型人格是否合法? 这类人格真的是一种疾病吗? 某些人还在怀疑这一点(越来越少的人)。我们可以从这类人格患者的遗传方面(GNCHRNA2、OPRM1 等)、脑电图(杏仁核体积减小、眶额皮层紊乱等)和脑生物化学方面(5-羟色胺等)反对这些怀疑的人。我们倾向于认为,这一疾病存在可能的治疗手段。这样，我们就不得不列出一个治疗手段目录，这些手段可以或不可以在 UMD 实施。UMD 面临的关键问题在于，这类病人具有潜在的暴力倾向。反社会型人格患者同时具有其他病症，这更加重了他们的暴力行为。针对严格意义上的反社会型人格，当对他们的暴力风险实施治疗时，有必要对他们关禁闭，这一点毫无异议。当然，就像我们看到的一样，我们应该对治疗结果持现实的态度。

我们通常会区分药物治疗和心理及行为疗法。但前提是，我们得承认，没有"抗攻击的"药物。药物治疗主要针对反社会型人格患者的冲动性，它导致患者在精神医疗机构或监狱中实施暴力行为。药物治疗还可针对嗜毒症或性障碍（性倒错或性冲动）。我们对 2011 年进入 UMD 的反社会型人格患者的药物治疗做了统计。没有一个病人只服用一种药物，他们通常服用至少两种精神类药物。

最常开具的药物是第一代安定药（位居前三位的分别是氟哌丁苯、氰美马嗪和珠氯噻醇），占总数的 65%。它们经常与另一种精神类药物混合在一起。处于第二位的药物是抗癫痫型调节情绪类药物（位居前三位的分别是丙戊酸钠、卡马西平和奥卡西平）。这类药物治疗涉及 50% 的反社会型人格患者。位于第三位的是第二代非典型抗精神病药物（APA）。这类药物治疗涉及 31% 的反社会型人格患者，在大部分情况下，这类药物与某种第一代安定药混合服用。只有三个病人在服用 APA 的同时，不服用某个安定药；但大部分情况下都是两类药物混合使用（另一类是调节情绪类药物和/或苯二氮䓬类）。两位反社会型人格患者服用氯氮平，抵抗冲动性；另外两个病人服用 salvacyl®，抑制性欲。

没有病人接受 5-羟色胺抗抑郁症药物的治疗。这类药物是用来抵抗冲动或抑郁。但事实上，因自杀风险从监狱转到 UMD 的反社会型人格患者没有任何抑郁症表现。反社会型人格具有冲动性，无法容忍挫败感，从而存在自杀风险，这也是他们被转到 UMD 的原因。

因此,反社会型人格患者在 UMD 接受的是非特异性治疗(机构的和药物的)。这样,我们会很合理地质疑这些治疗的有效性。为了回答这一问题,我们对 2011 年进入 UMD 的每一个病人进行了暴力风险评估。就像我们之前指出的一样,这项评估基于一系列临床会晤和特殊工具:精算表和结构化临床测量工具。在后一种类型的评估工具中,我们使用历史临床风险量表或维伯斯特及其合作者于1997 年制订的 HCR - 20。HCR - 20 是一个风险以及风险管理动态评估工具。在历史迹象(暴力前科、早期暴力行为)的基础上,增加了患者当前的临床表现以及潜在的风险。在患者住院的几个月里,利用这一工具,可以测量风险治疗的有效性。

在 UMD 的 26 位病人中,18 人在 2011 年 12 月 31 日之前就回到了原有医院。在他们刚进 UMD 时,18 人的平均测量分数是 32/40,这表明,他们存在很高的暴力风险。以上是平均分数,而测量分数介于 18/40(最低,中等风险)至 38/40(最高,高风险)之间。在他们离开 UMD 时,平均分数为 30/40(高风险),这表明,治疗对患者的暴力行为产生了很小的影响。因此,对反社会型人格来说,药物治疗的疗效存在偶然性。至于非药物治疗,如电休克疗法、行为疗法、认知疗法、团体或个体心理疗法,我们每个人都应依据自己的信念、经验和专业知识使用它们。

我们应该将治疗重点尤其放在反社会型人格障碍的并发症上,这些并发症主要源于患者的行为障碍。抗抑郁症药物可有效治疗与创伤后应激状态有关的焦虑障碍。这在临床上是一个很明显的事实,但还需从心理动力方面对其进行探索。我们需要对抑郁症、情绪紊乱、低沉萎靡、物质滥用、急性精神病症状等进行专门的治疗,但前提是,我们能够从患者身上找出这些症状,并对它们进行研究。对反社会型人格的治疗离不开对环境的研究,因为,患者的行为障碍是在环境中表现出来。例如,在患者的攻击特性发作时,其"机制性暴力"

处于怎样的程度？当然，我们首先需要对这一概念进行研究。

结　　论

当我们以为反社会型人格中的冲动性被清除时，这一特性却又会重新出现。但冲动行为不是这一疾病所特有的。在反社会型人格中，这些行为不断重复、循环往复，像脉搏的跳动一样不可避免，让人感到绝望。是否存在一个由于心理疾病的促进（反社会型人格）或抑制（冲动强迫障碍）或紊乱情形导致的"基本冲动性"，并通过破坏行为表现出来？我们未来的探索目标是否在于寻找"抗冲动性"的药物？

每个人都应承担起自己的职责。由于太想将人格障碍从"封闭的"精神病学领域排除出去，我们在某种程度上已经强制社会（以及法院）来强迫我们。强制性治疗、指令性治疗、治疗指令、治疗巡回方案；就算人格障碍患者没有住院，不被认为是病人，他们也必须接受治疗。在某种程度上，UMD 中的反社会型人格是这方面的典型代表。UMD 是这类人的理想观察站吗？

第 35 章

人格障碍在 SMPR 的治疗
——一个专门针对性犯罪者的治疗机制

马加利·博东-布吕泽尔，弗洛朗·加泰里亚

人格障碍和性罪犯

性犯罪者通常患有人格障碍。一般来说，这些人具有偏执倾向、自恋问题或具有精神病特征的人格。在这些人身上，我们还可以找到其他方面，如边缘型、表演型人格等。

除这些特定的人格外，我们还应依据纯粹的犯罪学标准对这类人进行区分。我们可将他们分为四组，或更确切地说，分为三组，其中一组可分为两部分：攻击成年女性者；攻击家庭内部孩童的人，我们称之为乱伦攻击者；攻击家庭外部孩童的人，这一组分为两种类型：孩童中包括至少一名男性和孩童中只有女性。

我们要提出的第一个问题是，每组是否包含一些特定人格。在治疗结束时，鉴于每个组都具有一些稳定的人格特点，我们理所当然地会提出这样一个问题：在每组中，人格特点是如何变化的。这一变化是对每组初次实施治疗的指标之一。

治疗机构和研究方案

性犯罪者联合医治单位（UHLIS），也称为"尤利西斯"单位，隶属于弗雷恩区域心理医疗部门（SMPR）的精神病住院医治单位（UPH）。自 2007 年，该单位建议对 12 个已获判决或待审判的性犯罪者进行为期 6 个月的治疗。治疗机构位于弗雷恩监狱中心的男性拘留所。治疗建立在团体疗法的基础上。然而，医护人员（心理学家或精神病学家）也设立一对一的个人疗法，针对每种情况，实施特殊治疗，如抑制性欲等。

心理疗法多种多样，相互补充。在一位犯罪心理学家的协助下，实施一些围绕思维、信仰和信念进行的认知疗法。在一位精神病学心理分析学家的指导下，采取心理动力疗法，对主体的人格结构进行分析，了解主体的情感发展历程。此外，一些支持和协助团体也参与到这一方案中，他们负责一些使用媒介的工作，如基因图、语言图、主题视频或角色扮演，这个方案的具体内容见表 35.1。

表 35.1

第一组 精神病学心理 分析师＋护士	第二组 犯罪心理学家＋ 护士	第三组 临床心理医师＋ 护士	第四组 2 位护士	
自我状态	人际关系	语言图	物理领地和界限	
情感和冲动	象征性领地和界限	坐标	社会技能	第 1 阶段"观察"
需要和欲望 情感管理		行为和交流方式	卫生	
共生体（健康和疾病）	自我/他人保护	自由陈述组	基因图	
生活经历的构成	受害者是什么	强大/弱小	主题视频	第 2 阶段"启动"
信仰/决定和否定	将自我看作受害者	不适感		

（续表）

第一组 精神病学心理 分析师＋护士	第二组 犯罪心理学家＋ 护士	第三组 临床心理医师＋ 护士	第四组 2 位护士	
剥夺和挫败	易感性 认知扭曲	"您眼中的英雄"		第 2 阶段"启动"
暴力、仇恨和蔑视	攻击性	愤怒	基因图（剩余的）	
身份感	性关系	自由陈述组	秘密和家庭幻想	
性别	对挫败感的控制	依据私人照片，在病人的家人上做文章	主题视频	第 3 阶段"变动"
自尊和自我形象 自我定义	攻击（暴力和/或性的）后果	"您怎么看?"		
幻想和欲望	犯罪链和风险因素	亲密性	同居	
自爱和对他人的爱 羞耻感、遗憾和悔恨 思考如何得到原谅 断裂和分离	"预防重复犯罪"：集体研究每个人的犯罪事件，理解导致犯罪行为的因素	同情 照顾自己和他人夫妻	另一个人的存在	第 4 阶段"发展"

在治疗开始和结束时，对性犯罪者的心理进行测量、评估。每位病人按几个标准进行评估：某些疾病的病情、对压力的抵抗力、自尊、冲动性和同情程度。

在治疗开始时，病人还接受其他测试，尤其是一些投射测试如 TAT、罗夏墨迹测试。最后，病人还需接受一些犯罪学评估，利用一些精算表如静态 99、《精神疾病检测表（修订版）》（PCL－R20）和 SORAG（性犯罪风险评估指南）。

2007 年，自治疗开始以来，我们共接收 91 位病人。2013 年 3 月，第九次治疗期结束。第四次治疗期包括待审的犯人和已被判决的犯人。前几次治疗期只包括一些已被判决的犯人,他们刑期长,罪行严重,而自第四次治疗期起,我们同时接收刑期长和刑期短的犯人。

所有主体都完全同意接受治疗。他们积极参与,签订协议,遵守保密规则,同意不对团体人员实施暴力,并参加方案规定的所有治疗项目。在治疗开始时,有两个组,共 6 人参加,其主要目的在于改变主体的否认态度,为他们接下来的心理治疗,尤其是个体心理治疗做准备。治疗设置包括 12 个单人间,一个用来接待团体的工作室,一个小护士站以及一个用来与病人进行单独谈话的办公室。

研究涉及最近六次治疗期(我们没有对前几次治疗期进行过这类评估),共包括 70 名男性犯人。不同犯罪类型分布基本均衡:攻击成年女性者占接近 40%;攻击家庭内部孩童的人占接近 30%;攻击家庭外部孩童的人占 30%,其下所包含的两种类型分布基本均衡,恋童癖(包括至少 1 名男性受害者)占 17%,恋女童癖占 13%。

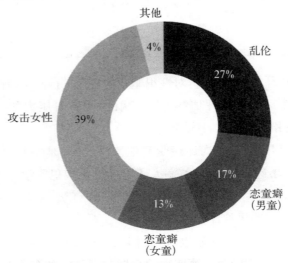

图 35.1　六次治疗期中不同犯罪类型的分布($n=70$)

方　法　论

在治疗开始和结束时,这 70 名男性犯人共接受了四组测试,目的在于了解某些疾病的演变趋势、犯人对自我的评估状况、调动认知的能力,并对他们的感觉、同情心和冲动性这几个方面进行研究。

我们共测试六种疾病的演变趋势:强迫症、攻击性、抑郁症、偏执症、自恋症和无法容忍挫败。库珀史密斯测试根据犯人对自我在家庭、社会和职业方面的评价,来评估犯人对自我的总体评价。斯特鲁普测试测量犯人的认知能力和反应速度,首先给他们下达一个简单任务,而后是一个复杂任务,这些任务包含一些矛盾信息,犯人需要对这些矛盾信息进行管理(管理矛盾情形的能力)。最后,病人要接受艾森克的 ODL 测试,目的在于对以下三个方面进行测量:感觉、同情心和冲动性。

结　　果

在治疗开始和结束时,这四类犯罪者都接受了这四组测试,我们应该将这两个时期的测试结果进行对比。

在治疗期开始时

乱伦者的年龄偏大,病理特征明显,尤其是在强迫症、偏执症和自恋症三个方面。其总体自我评价良好,容忍挫败的能力较高,冲动性较低,很少寻求感觉,几乎无同情心。斯特鲁普测试结果显示,他们很难完成一些复杂任务。综上所述,这组犯罪者年龄比其他组的大,总体自我评估良好,他们的偏执、强迫和自恋倾向比较明显,但他们的冲动性较低,容忍挫败的能力较高,并不太贪求感觉。他们比其

461

他组的犯罪者顽固,对自我评价较高,但比其他组反应慢。

受害者至少包含一名男童的性犯罪者,其结果显示:抑郁倾向明显,无法容忍挫败。反应快,贪求感觉。有同情心,自恋倾向不明显,对自我评价低。综上所述,这类人抑郁、反应快,苛求感觉,甚至感情,自我形象差。这类人通过他们可以找到的各类手段逃脱潜在的抑郁症、抵御非常危险的焦虑症。

恋女童者执行复杂任务的能力较高,所有疾病倾向都不明显,尤其是在无法容忍挫败方面。对自我的总体评价低,但对自我在家庭方面的评价较高且稳定。总之,这类人稳定、和谐,认知能力强,但自我贬低。这类病人存在缺陷,他们攻击一些小女孩,这表明,他们具有人格缺陷,但与那些攻击男童的人相比,他们的紊乱程度没有那么严重,那些男童攻击者跨越了其他一些更让人无法接受的界限。

攻击成年女性者往往是一些年轻人,他们的强迫和偏执倾向不明显,但攻击性和冲动性(ODL 测试)较高。他们对自我的评价,尤其是在家庭和职业方面,较低。他们具有冲动性和攻击性,这符合一般精神疾病的特点。

在治疗期结束时

所有**病理倾向**下降,但攻击性在所有罪犯类型中都上升,乱伦者和恋男童者容忍挫败的能力降低。除恋男童者,其他犯罪者的抑郁症减轻。自恋症大大缓解,但恋男童者的自恋倾向有所增强。除恋女童者以外,其他犯罪者的强迫症减轻。

恋男童者与其他犯罪者明显不同,他们的攻击性明显上升,他们是唯一在治疗期间增强自己的抑郁症和自恋情结的,他们变得越来越无法容忍挫败。

乱伦者的抑郁症有所改善:强迫症和自恋症得到改观,但在治疗结束时,他们也变得越来越无法容忍挫败。

　　在恋女童者中,只有攻击性和强迫症略微增强:其他疾病倾向在治疗结束时都减弱。

　　除攻击性外,攻击成年女性者在所有方面都得到改善,容忍挫败的能力提高,冲动性降低。

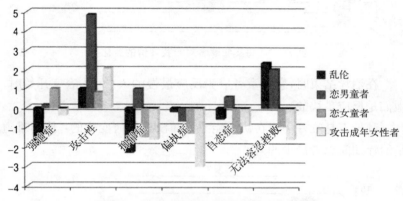

图 35.2　每类犯罪者的病理倾向演变趋势

　　除恋男童者之外,在治疗结束时,其他犯罪者**对自我的总体评价**提高。

　　与其他组不同,恋男童者对自我在社会和职业方面的评价几乎没有变化,而他们对自我在家庭方面的评价降低,这就是为什么他们对自我的总体评价会降低。

　　尽管恋女童者对自我在家庭方面的评价有所降低,但他们对自我的总体评价提高最快。

　　乱伦者和攻击成年女性者对自我各方面的评价都稳步上升,包括家庭、职业和社会。

　　认知能力改变导致所有犯罪者完成简单和复杂任务的速度明显降低,但在治疗期间,恋男童者的反应速度却越来越快,而在完成复杂任务时,他们表现出明显的疲惫状态。整个团队表现出的劳累证明,他们积极地投入治疗。

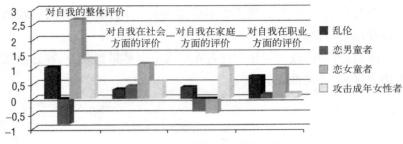

图 35.3 每类犯罪者对自我评价的变化

在治疗结束时,恋女童者成为反应最慢的人(而在治疗开始时,他们是反应最快的)。

乱伦者是唯一一组在认知能力方面没有任何变化的:他们难道是治疗期间思考最少的人?

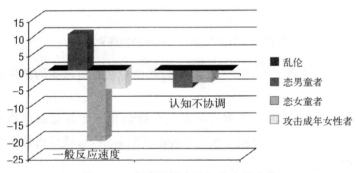

图 35.4 每类犯罪者认知能力的变化

三种人格特点参照艾森克模型的三类因素,每类犯罪者在各方面的表现也明显不同。

所有组别在冲动性方面显著降低,但乱伦者在这方面略微上升,或没有变化。攻击成年女性者在这方面显著降低,他们在这方面的降低程度最大。

除攻击成年女性者之外,其他组别在治疗结束时更贪求感觉。攻击成年女性者的冲动性降低,同时,寻求感觉的倾向降低。

令人感到诧异的是,所有组别的同情心在治疗结束时减少,但恋女童者在这方面略微增加。同情心不是我们改变病人性格的主要方面,我们工作的目的在于改善病人管理与其性侵有关的因素的能力。

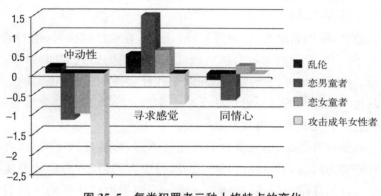

图 35.5　每类犯罪者三种人格特点的变化

每个组别的变化

乱伦者的年龄偏大,在治疗初期,一些病理特征很明显,对自我的评价良好,可容忍挫败,并不太贪求感觉,但几乎没有同情心。六个月后,在治疗结束时,他们对自我的评价提升,病理倾向降低,同情心比治疗前还少,但其抑郁症得到缓解。他们是唯一一组挫败容忍力降低的,但反应速度并没有变慢。在治疗结束时,乱伦者寻求感觉,自恋情结减轻。

总之,自我得到增强,是由于精神状态好,欲望增加,反应速度加快。但由于自我内心顽固,他们很少倾注智力。防御机制使他们缩减参与治疗的精力。乱伦者得到改善,但他们不知道为什么……

在治疗开始时,**恋男童者**表现抑郁,无法容忍挫败,认知能力较强,具有同情心,贪求感觉,但对自我的评价低。在治疗结束时,他们的反应更强烈,攻击特征更明显,表现得更抑郁,容忍挫败的能力降低,同情心减少,自恋情结更严重。他们的认知能力提升,在治疗结束时,他们是唯一一组反应速度加快的,但他们完成复杂任务时并没有表现得那么出色,这表明,他们感到疲惫。他们也是唯一一组对自我的整体评价降低的。

总之,他们是最配合治疗的一组,因此,在治疗结束时,他们的智力水平提升,但他们的效率越来越低,因为,他们感到抑郁、紧张,被贬低。治疗根据他们跨越的不同道德和社会界限进行,他们的行为使其比其他组别的犯罪者更违反社会常理。恋男童者完全被质疑,他们的痛苦尤其来自自我形象……

在治疗开始时,**恋女童者**的攻击性不强,抑郁症状不明显,容忍挫败的能力较高,对自我的评价较差,很少有同情心,心理状态比较平稳。在治疗结束时,这些病人是唯一一组强迫症增强的。他们的攻击性略微增强,抑郁症减轻,容忍挫败的能力提升,他们变成反应速度最慢的组,这说明,他们非常劳累,但他们在自我评价方面改善最明显,他们是唯一变得更有同情心的一组:他们寻求一些感觉,但冲动性降低。

总之,他们的自我形象提升,智力水平提高,更具同情心:很努力地配合治疗,因此,在治疗结束时,他们会感到很疲惫,但自我价值提升。之前,他们认为自己在人际交往方面很难获得成功,这让他们转向一些性对象或爱情对象,这些对象的年龄使攻击者更容易接近受害者。

攻击成年女性者年龄较轻,在治疗开始时,他们具有大量精神病特征的人格特点:攻击性、无法容忍挫败、冲动性、对自我评价低,贬低自我形象,强迫症状不明显,因此,构思能力差。在治疗结束时,他们容忍挫败的能力提升,冲动性降低,自恋症得到很大缓解,对感觉的贪求欲减轻,认知能力降低,感到劳累,但对自我的评价提升。

总之,他们的反应性和病理倾向得到改善,他们真正投入到治疗中,这从他们的劳累中可以看出来,但他们在任务中仍然很有效率,同时,自我形象提升。他们开始变得平静,这是否代表他们试图理解自我并接受自我?

结　论

在六个月的治疗结束时,通过评估,我们可以看到,整个团队的人格特点得到改善。在治疗结束时,四个组的攻击性都增强,除此之外,他们的变化各不相同。乱伦者是唯一变得更具冲动性的一组。只有恋女童者的同情心和强迫症增强。与其他三组不同,恋男童者对自我的贬低增强,自恋症和抑郁症增强,反应速度变快。在治疗结束时,只有攻击成年女性者对感觉的贪求欲降低。此外,每个组在治疗中调动的认知能力也不同,这表明,他们在治疗中的参与度不同。

接受治疗的犯人,其人格特点得到改善,心理获得重建,自我形象改善,这表明了治疗的恰当性。这些改善指标是否可成为预防性暴力,甚至成为预测暴力风险的标准?

第 36 章

在性犯罪者对治疗的接受性方面所面临的挑战：重拾希望的历程

维尔日尼·吉亚尔，安德烈·梅克基邦

"没有风雨哪里见彩虹。"
——哈利勒·纪伯伦

引　言

在最近的几十年间，西方社会对性侵问题的性质、波及范围及其结果有了一个更恰当的认识。性侵数量、有关性侵的诉讼案件以及犯罪者不断增加。魁北克就是这种情况，第一次有关魁北克监狱中性犯罪者的统计显示，其数量为 165 人（Aubut et Mckibben，1984）。这一数字从来没有停止增长，2010 年，这一数字变为 650。

为了更好地保护社会和预防重复犯罪，犯人应在刑期内接受一些专业治疗，但这具有一定挑战性。不同法院制订了一些相关治疗方案，通常涉及认知行为疗法。

一些结果表明，这些方案产生了一定效果（Hall，1995；Alexander，1999；Hanson et al.，2002），但也引发了一些质疑。比如，最严格的寻找方法，即偶然的指定治疗，从而未被使用，因为，从伦理层面来讲，这种方法可能会剥夺一些人的治疗权，而这些人可能会给他人造成严重损害。

从方法论层面讲，尤其由于性重复犯罪的基本概率，任务具有复杂性，在刑满释放四年或五年内，性重复犯罪率约为 14%（Hanson et Buissière，1998），这要求建立一些性质相同的组别，每组包括几百名性犯罪者，可以将他们分为惯犯组和非惯犯组，治疗组和非治疗组，从而对他们进行对比。

哈金斯和比奇（Harkins et Beech，2007）进行了更广泛的批评，他们强调，大部分研究都建立在一些不恰当的模型上，根据这些模型，研究者经常将完成治疗方案的犯人与刚开始接受治疗、而未完成治疗方案的犯人进行对比，而不是对比接受治疗和未接受治疗的犯人。

这一评论本身包含一处更基础的疑点——有关治疗方案的功效问题。我们先不谈方法论方面存在的争议，单纯从实践方面讲，不论方案的理论导向如何，很大一部分性犯罪者拒绝参加提供给他们的治疗。其比例介于 8% 至 76% 之间（Mann et Webster，2002）。其他一些性犯罪者在治疗中途放弃或被开除。其比例也非常不同，介于 35%（Lee et al.，1996；Hall，1995）到 86%（Shaw，Herkov et Greer，1995）之间。其他参加者完成了治疗方案，但并没有达到预期目标。

在这种情况下，治疗方案在社会预防方案方面的贡献就会受影响，因为，如果性犯罪者拒绝接受治疗，那么，他们的重复犯罪率就无法降低。更让人担忧的是，那些参加但没有完成治疗的犯人（Hanson et al.，2002；Mc Grath et al.，2003）和那些完成治疗但没有达到预期治疗目的的（Marques et al.，2005）在重复犯罪率方面比那些没有参加治疗的高。

很明显，鉴于这些挑战，我们需要制定一些策略，从而提高性犯罪者参加治疗的比例。本章的目的在于指出监狱治疗方案如何解决这些挑战，从而提高犯人参与治疗、完成治疗以及达到治疗目标的比例。这些个体的恢复可以更好地保护社会。

历史回顾、方案的描述和候选人的加入

2009 年 2 月,罗谢-佩塞健康和社会服务中心被委托在佩塞监狱建立一个全国性的治疗方案,治疗对象是魁北克省级监狱内的性犯罪者(刑期最多不超过两年零一天)。

对性犯罪者的评估、治疗和研究方案(PETRAAS)为公共安全部(MSP)和健康和社会服务部(MSSS)的紧密合作提供了前所未有的良机。MSP 负责安全和犯人的社会再安置,MSSS 设计并提供专业治疗。

协议规定,这两个部在犯人接受社会服务方面共同承担责任,这一治疗方案符合这个协议的精神,此外,政府在其有关性侵的行动计划中建议,在某个省级监狱中,针对性犯罪者,建立一个评估和治疗方案,并对监狱的运作模式开展一些研究活动,这一治疗方案是对这一政府行动方案的延续。此外,魁北克有关轻罪系统的法律规定,自 2007 年起,为了性犯罪者的社会再安置,公共安全部应在监狱内促进相关方案和支持活动的发展,研究与性犯罪有关的因素,预防重复犯罪。

总之,这项方案来自人们的意识在以下几个方面的转变:性侵问题、公众在社会保护方面的期望、加强这方面科学知识的期望以及立法机构和政府在预防犯罪方面的举措。

自 2010 年 5 月,一个专门由性犯罪者组成的群体自愿参加了一项为期 26 周的治疗方案,这项方案设于罪犯的刑期内,作为刑罚措施。2013 年 1 月 17 日,190 名性犯罪者参加了 PETRAAS。

提供如此短期的服务是前所未有的。评估时间约为 6 周,治疗时间为 18 周,而治疗总结时间为 2 周。在此期间,参加者每两周接受一次个人谈话，共参加 70 次团体会议，每次会议持续 2 小时。这项方案的强度较高。监狱的接受容量为 42 人，这样，每年，大约 80 名犯人可接受治疗。

性犯罪者的挑选过程被安排在其原有监狱，一位 MSP 的职业人士、社会融入与缓刑工作处职员或顾问单独会见那些刚刚被判决的性犯罪者。首先根据罪犯的刑期长短进行挑选，他们的刑期应该足够长，从而允许他们参与为期 26 周的治疗方案。而且，优先选择那些重复犯罪风险率高的罪犯，如果犯人的重复犯罪率很高，那么，根据定义，减少重复犯罪比率和受害者人数的可能性就大。另一个接收准则是犯人有这方面的动机。

最初的脆弱动机

像众多最近收监的性犯罪者一样，进入 PETRAAS 的犯人经常产生一些强烈的抵抗情绪，他们最初的动机经常被评估。我们可以列出以下 5 种类型的动机，这表明，在 77％的人中，最初的动机很弱：

■ 11％的人公开、坚决拒绝任何治疗，因为他们对自己的法律处境，对监禁充满了怀疑、敌意、抵抗情绪，或仅仅因为他们不认为治疗具有恰当性或他们不想被讽刺。因此，他们会设立一些条件，讨价还价，表示强烈反对或对治疗表现的非常恐惧。

■ 34％的人是被动的，当他们获得一些信息时，他们没有问题，不作出任何反应。他们不知道自己是否有需要治疗问题，也不问，但他们说，如果别人告诉他们，他们需要接受治疗或"体系强制他们接受治疗"，他们就同意。

■ 32％的人在治疗初期很感兴趣，主动询问有关信息。但他们本着怀疑的态度，害怕自己无法成功完成团体会议的任务，怀疑自己的能力或害怕延长自己的刑期。他们会因为格式、地点、时间而犹豫不决。他们很容易放弃治疗,认为自己无法达到期望的目标,无法改变并克服障碍,比如,他们无法谈论自己的罪行。

- 15％的人认为,治疗是为了解决他们认为贴切的一个或两个问题。他们谈论要达到的目标、要获得的理解力以及要解决的问题,这些都使他们确信,可以给自己带来好处。他们将注意力放在结果上,很少放在过程、要求和不适感上。他们的期望结果看起来很夸张。

- 8％的人决心治疗。他们将治疗看作自己生活中所必需的,他们预测自己应作出的努力,接受治疗可能带来的不适感。他们将治疗看作其生命的一个阶段,他们将坚持治疗,保证其效果。

大部分性犯罪者都有人格障碍,这是造成他们中的很多人拒绝接受治疗的因素之一,但这种态度还由于其他因素。

这些人中的大多数刚刚在几天或几周之前接受判决,而在诉讼过程中,他们还可处于社会中。对这些新罪犯来说,监禁对他们来说是一个沉重的打击,他们通常认为惩罚过于严厉。自己的罪行被谴责,他们远离了社会的支持,这加重了他们的孤独感,使他们更加认为,自己才是受害者,这些元素加重了他们所受到的惩罚。他们很难赋予刑期以意义,不知道监禁有什么好处,他们担心自己的人身安全、未来的家庭和职业。

治疗工作通常会给犯人带来焦虑,他们质疑治疗,害怕一些要求,如揭露自己的罪行,很多人害怕别人过度重视自己的罪行,如果他们"招供",他们会感到绝望。16％的人之前已经接受过治疗,所以,他们对治疗者非常不信任,怀疑治疗者改善病人的能力。

他们具有强烈的排斥感、羞耻感和无能感,这些情感经常会导致一些玩世不恭、被动态度,导致他们不断提出请求,否认自己的罪行,将自己的罪行最小化,很少为自己的罪行承担责任,这些新关押的犯人在其内心也存在或多或少的冲突。

参与治疗的动机小、拒绝参与治疗和放弃治疗,这些常被认为是性犯罪者潜在人格障碍所造成的结果，这是有可能的。但我们也认为，在这一背景下，这些人的生活在某种程度上被搁置起来，他们对自己所处的形势不抱希望。刚进监狱时，像所有接触新环境的人一样，他们很难适应，尽管新环境并不会给他们带来焦虑，但他们对新环境的评判经常会改变。在这样一个背景下，为了适应新环境，他们受到的折磨必然会影响他们最初的治疗动机……

尽管这些元素一下子减少了最初的动机，但接近 85％的人参与了治疗中的评估阶段，其中，超过 96％的人完成了治疗。

这样，2013 年 1 月中旬，118 名参加者完成了治疗。在这一时期，35 人正接受治疗，其他 7 个关押在 Percé 的人已完成治疗，等待回到原有监狱中。

从同意到加入

为了不让这一脆弱的动机影响性犯罪者参加治疗方案的比例，我们应该首先将注意力放在他们的特殊需要和犹豫点上。设立一个团队是非常恰当的，做好治疗的准备工作，将参加治疗的需要考虑在内，并为其他治疗模式做准备。

这样，一个由 10 名罪犯组成的新团队一建立，为期约 6 周的评估阶段就启动了。犯人四方面（支撑性侵行为的态度和信念、人际关系、自我调节和性运作模式）的缺陷要接受评估，从而决定治疗的需求，主要是团队成员的需要。他们与自己的临床顾问单独会面，填写不同的评估表格，除此之外，这些人很快进入方案的第一模式：**致敏**。

致敏模式向候选人提供有关治疗过程的客观信息，这样，他们可决定是否参加。基于合作原理，这一模式还向犯人介绍方案使用的主要手段、工具。整个方案围绕"V"这个概念进行，它首先向犯人说明了罪行的循序渐进。如果将这个字母倒过来，它象征着方案的中心目标,人类的基本需要是一个金字塔,满足这些需要是人类达到更高生活质量的一个条件,因此,犯人不应再次犯罪。

这个"V"是为了激发犯人的意识,更好地理解他们的心理运作方式,尤其通过合理的行为情感链,掌握他们犯罪的诱因,揭示风险因素,通过构建犯人的自控力,更好地抵御这些风险因素。

治疗强调参与者的知识、优点和经验,这让他们感到不适,在致敏阶段,治疗医师阐释一些治疗目标,让参加者宽心。这样,参加者可表达自己的焦虑,调整自己的观点和期望,抱着成功的希望,治疗者向他们介绍一些应达到的目标,而不是介绍需规避的障碍。

此外,这一模式向候选人介绍一些在团队中自我揭露的经验,包括一些揭露自己罪行的经验,这缓解了他们对结果的恐惧感,包括那些怀疑感最强的犯人。

最后,方案的第一个模式改善了治疗联盟的建立。它提高了犯人参与治疗的积极性,为他们带来希望。接着,他们正式同意接受治疗,遵守诚实和保密要求,这些要求是有效治疗的基础。

这样,在最初的评估阶段,参加者和医疗团队可以更好地意识到治疗带来的挑战,在熟知缘由的情况下,决定是否最终参与以及是否继续进行治疗。

治 疗 的 续 篇

在接下来的 18 周里,治疗包括四大模式:意识化、责任化、社会技能的训练和整合。这几类模式彼此相通,分布于以下三个方面:逐步强化治疗,采用专门的治疗工具,让犯人意识到自己的罪行。这样,"V"就被参加者逐步补充完整,并伴随参加者治疗的全过程。

大部分性犯罪者培养支撑自己性侵行为的信仰和态度。在治疗初期,他们将自己的罪行描述为一种让人无法理解的行为,他们认为,这类行为在一些出乎意料的情形下突然发生。**意识化模式帮助**

他们改变这一想法。

一般情况下，这些人在自我调节方面存在一些缺陷。由此造成的内心冲突和不适感会造成幻想和异常性行为。鉴于他们的脆弱性造成的众多消极后果，这一模式可让犯人承认并管理自己的脆弱方面。

因此，意识化模式使犯人意识到人类的一般心理运作方式，从而使他们理解自己心理的运作方式。通过不断探索行为与情感之间的关系，他们可以意识到，自己的行为依赖于众多因素，包括自己以前的经历、自己的需要和欲望、突然发生在他们生活中的事件、他们的情感以及与之相关的思想、他们的感情和幻想。这一行为情感链条可识别导致犯人实施犯罪行为的因素，犯人可以给自己的行为尤其是犯罪行为赋予意义，为自己的行为负责，慢慢地学会自我控制。

为了能够建立自己的经历与自己日常管理情感、认知和行为的方式之间的联系，在意识化模式下，参加者需要撰写自己的传记。借助于日记的形式，参加者对自我进行观察，意识到自己的脆弱之处，并将其与自己的犯罪行为联系起来。

参加者了解到，思想影响感情和情感的认同与管理，从这一点出发，他们承认自己认知扭曲，识别出它们，改变扭曲的认知。

此外，为了能够合理地管理自己的情感和感情，参加者必须增强自己的同情心。因此，这一模式的最后一部分在于培养参加者对他人的共情能力，使参加者能够意识到自己的性侵行为给受害者造成的后果，培养一种特殊的共情能力。

一旦参加者意识到自己的脆弱点、扭曲的认知和他们的犯罪行为给受害者造成的后果，他们就进入**责任化模式**，对自己的罪行、罪行的决定因素（诱导因素、促进因素、有利因素和最终决定因素）以及导致罪行的一系列事件进行细致检查。

参加者还需要发现潜藏在自己罪行之下的动机因素，这些动机反映了他们的需要，而那时的生活已无法满足这些需要。这一点是导致个体实施性侵行为的共同因素，他们内心的平衡被压力事件一点点消磨，内心的不适感越来越强烈。总之，参加者为自己的罪行赋予意义，这一点可以从他们话语的四个点看出来：克服孤独感、缓解紧张感/自我调节、性欲得到满足和重新控制自己的生活。

他们内心的不适感是其脆弱特征的反映，这导致他们在社会技能方面的缺陷。性侵行为的出发点通常来自长期的孤独感或未解决的人际冲突，**社会技能训练**模式帮助参加者发现自己的困难以及这些困难对其人际关系造成的影响。这一模式的目的在于改善参加者在社会和亲密关系中的交流技能。

最后，**整合**模式在于让参加者整合在治疗过程中所学到的所有内容。在这一模式下，参加者为控制自我、改善生活制订计划。

在整合模式下，参加者要回顾保护因素、降低情感强度的技巧、针对问题实施的具体行动策略和社会技能。参加者从自己的不适感和警告信号出发，从这些手段中找出那些可以促进他们管理自己脆弱点的手段。他们需要识别自己重复犯罪的风险，建立适合管理这些风险的策略。

整合模式的最理想目标在于参加者能够将自己在治疗中学到的内容应用到生活的各个方面。他们能够建立具体的、恰当的和现实手段，采取行动，从而促进健康生活方式的发展，预防重复犯罪。此外，他们应该学会利用外界恰当的、可支配的资源，具有开放性，一旦释放，就能够寻求帮助。

监狱和医疗团队需同步，参加者应立即将自己在治疗中学到的内容应用到日常生活中。由于可以不断与人，尤其是与自己的同伴接触，他们能够使用相关技巧与策略，从而学会更恰当地管理由某些问题导致的脆弱特征，采取其他交往方式，从而替代自己有缺陷的交流方式，这方面的缺陷是其罪行的诱因。此外，如果监狱工作者注意到某个参加者存在一些异常行为，他应该将这些问题传达给医疗团队，后者将这些问题看作治疗的切入点。

方案目标的达成

在实施方案的整个过程中，我们尤其注意观察和评估参加者的进步。

在治疗过程的每次会议中，治疗医师为每位参加者写一份汇报。这项报告保证了由多次会议组成的方案的完整性，其内容包括 7 个有关参会质量的因素（尊重，听讲和兴趣，理解力，自我揭露、真实性和诚实度，支持和鼓励，行动和参与，配合），3 个有关准备质量的因素（完成，理解力，个人参与），3 个因素涉及角色扮演的质量（方位点的使用，个人参与，互动）。后三个因素只涉及社会技能训练模式。

以某个参加者的报告为例，我们说明一下这类报告的使用，一般在汇报总结阶段使用，以下这份报告只涉及这个参加者的参会质量：

> "这位先生尊重治疗医师和其他参加者。他慢慢对治疗感兴趣，理解模式的内容，很容易吸收所教的策略，但他在将这些策略应用到自己目前的经历方面犹豫不决，在某些情况下，采取反抗的态度。他有时会帮助自己的同伴，但很难持续付诸行动。此外，他还有一些不恰当的言语和行为。"

在每个模式结束时，我们进行总结。

表 36.1　每种方案模式的评估项

PETRAAS 的模式	评 估 条 款
致　敏	● 改变倾向 ● 要求帮助
意识化	● 情感的管理和感情 ● 认知和认知扭曲 ● 情境、情感、思想、感情、幻想和行为之间关系的管理 ● 一般同情心 ● 对受害者的共情

PETRAAS 的模式	评 估 条 款
责任化	● 揭露自己的罪行 ● 自己分析自己的罪行
社会技能训练	● 承认自我肯定的动力 ● 期望改变，并应用于实践
整合	● 使用一些工具，制定自我控制计划 ● 承认重复犯罪风险的存在，辨别风险情境 ● 制定改善自己生活的计划 ● 刑满释放时，倾向于寻求帮助

几个例子可以更好地说明以上模式及其评估项。

在意识化模式下，参加者 A 和 B 接受了相关项的评估。参加者 A 在"情境、情感、思想、感情、幻想和行为之间关系的管理"这一项中得了 3 分，报告对他是这样描述的：

"参加者承认了其情感、思想、感情、幻想和行为之间存在相关性。在某些情境下，他注意到，这些组成部分对个人（心理）的运作产生影响，但没有明确承认自己的优点和脆弱点。尽管他开始建立自己以前的经历与自己的行为倾向之间的关系，他并没有将这种关系扩展到自己的犯罪行径上。尽管有时他试图将自己在会议上学的内容应用到实践中，但在会议之外，他一点也没有这么做。"

参加者 B 在这一项得了 6 分，报告对他是这样描述的：

"参加者完全承认情感行为链中所有的构成部分，将自己以前的经历与自己的罪行联系起来。他辨别出了一些与自己的犯罪行径有关的情感和感情，意识到由此造成的一些幻想，经常将自己所学的内容付诸实践，不仅在会议上，也在会议之外，注意对内容进行整合。"

在方案结束时，即当整合模式结束时，参加者也要接受评估。在"承认重复犯罪风险的存在，辨别一些风险情形"这一项中，参加者 A 得了 3 分，报告认为："参加者对重复犯罪风险采取保留态度，很难辨认导致重复犯罪的风险情境。因此，他开始培养和维持自己在生活中的警惕性。"参加者 B 在这一项中得了 5 分，报告认为："参加者承认可能的重复犯罪风险，已辨认出几个风险情境。他对培养和维持自己在生活中的警惕性感兴趣，目的在于预防重复犯罪。"

　　所有这些指标表明了每个参加者治疗目标的达成度，同时，方案也得到了评估。它们也构成了治疗医师的主要沟通手段，这些治疗医师将监督参加者再次融入社会的情况，参加者重返社会的期限不断临近，这对预防重复犯罪提出了挑战。

结　　论

　　就像我们看到的，性犯罪者的一些观念和态度很容易破坏治疗的进程，但我们也认为，任何与罪犯处于同样情形下的人都可能会存在适应困难，从而影响其参与治疗的积极性，尤其是当没有相关治疗要求时。

　　就像我们之前提到的，PETRAAS 方案的参与和完成率携带着社会希望，这些比例表明，尽管刚开始罪犯有一些抵抗情绪，但大部分人都积极合作，参与治疗。

　　除治疗者使用的一些策略外，参与者放弃治疗的比例的降低与治疗者的支持和尊重态度密切相关。此外，PETRAAS 方案在医疗团队和监狱工作者的协作下展开，轻罪监狱工作者的贡献是主要的，本着社会再安置原则，他们激发罪犯的参与动机。在接待时和在整个治疗过程中，工作人员都尊重参与者，充满希望，无偏见，这有利于获得参加者的信任，促进他们参与的积极性，增强他们的责任感。

　　因此，这一章想具体说明性犯罪者潜在的寻求帮助请求，这一请求通常在诉讼中被扼杀、被误解、被搁置。罪犯在治疗的接受性方面面临挑战,对这一点的考虑表现了两个希望:参加者希望养成一个更令人满意的生活方式,防止自己重复犯罪;从集体层面上讲,将我们的希望建立在一些更牢固的基础上,而我们的希望就是减少性侵事件。

后　记

司法、治疗和教育中的人格障碍
——理论上的倒退还是方法论上的启发？
卢依克·维莱比,安娜·温特

从产生到接下来的部分……

DSM-Ⅳ(或 CIM)将人格障碍系统化,将其分布于不同的轴中。但自此,不断出现对此反对和赞成的人,或涉及有效性方面,或以伦理道德的名义,或依据某个意识形态(认为,可以取消不同的理论派别)。

一个系列问题的组成部分

一些人认为,这是美国在意识形态方面的入侵。这种入侵是安全的,这种分类具有实用性,或它可消除"自我心理学";另一些人认为,这种分类可改变单一理论,单一理论强调概念上的统一,治疗的设置完全根据要求进行。

我们的目的不在于评论这些人的对与错,我们认为,坐标的改变清扫了认识领域,不再将这些坐标与伦理问题或维持真相的信念混淆。我们已经看到,而且我们一直看到,自闭症不断出现,一些孩子无法成为主体,他们无法创造或找到一个环境,因为,他们无法摆脱自我。

这些患有人格障碍的主体害怕自己，害怕他人，这造成精神疾病领域的巨大变化，造成法律的修正，改变了可治愈性。

或许，我们应该在"知识政策"的改变中，寻找造成这些变动的其他决定因素，比如，那些犹如法律（这里指《法国刑法典》）条款的惊人分类。《法国刑法典》以标有数字的条款和分条款呈现，条款根据不同的危害行为分类，而 DSM-Ⅳ-R 以轴和分轴的形式呈现，从而详述疾病类型。

精神病机构和法院在辨别方法、治疗和处置方面非常相似（一方面是刑法惩罚，另一方面则是道德教育[1]或社会疗法）。法院在质询和定性方面的改变也会表现在精神机构中。米歇尔·福柯（Michel Foucault，1973）让我们将注意力转到这一方面，布鲁诺·卡西内利（Bruno Cassinelli，1939）已对这方面进行了阐释。就像洛朗医生（A. Laurent，1866）展示的那样，精神医学中揭露病症的策略与逼犯人招供的方法非常类似。精神医学方面的论文跨越 19 世纪和 20 世纪，它并没有涉及其他内容，实质上只与拉卡萨涅（Lacassagne，1886）描述的法医的历史有关。从认识论和历史两个角度进行细致的分析，马塞尔·戈谢（Marcel Gauchet，1990）和格拉迪斯·斯温（Gladys Swain，1980）的研究不断说明，理论与实践、精神障碍的分类及其对社会司法和社会医疗产生的后果之间的交织。为了更具有说服力，简·戈德斯坦（Jan Goldstein，1987）的作品涉及法国精神病学的缓慢形成过程，还有福柯（M. Foucault）的著作，都为这方面提供了一些证据。

如果只单纯涉及精神病学或心理学领域，尽管那些"偏执狂"在一定时期内改变了精神障碍的一些消极作用，但人格障碍和适应障

---

[1] 勒雷（Leuret，1986）与皮纳泰尔（Pinatel，1950），以及拉梅尔（Lameyre X，2003）（他对医学疗法有一定指导作用）。

碍源于主体的早期心理构造，涉及性格方面，可能还受到行为障碍的影响，它强调对紊乱过程的研究，从而接受和处理、治疗这些过程，不论后者的优势有哪些。

这些障碍构成一个独立的部分，我们无法从躯体医学和语言结构分析的传统系统分类中找到这一部分：心理异常。总之，我们应该给这个充当整体的戏剧化单位赋予意义。从哲人到人格，只有一步之差，这一步使哲人变成由各部分构成的整体，这些部分以分类的形式出现，是可观察到的（CIM 或 DSM 就是这样的），通过行和数字连接，它具有一定倾向，至少，它具有一定的预测性，同时，它是一个使用说明书。在这一背景下，我们可以找到道格拉斯及其合作者（Douglas et al., 1992）在《罪行分类手册》（*Crime Classification Manual*）中制定的分类标准。当我们开始构思，每种犯罪手法、每种重复罪行（如果可能的话），都可对应或不对应一些精神疾病类型时，这个过程才算完整。

知识从精神病学领域转到司法领域，转到偏离空间、调查领域。换句话说，一些恰当的时刻变成一些被修补的知识构造的时刻，这些被构造的知识以恰当的人格形式表现出来（人格的识别基于某个症状，基于主体对整个社会生活带来的危害）。这些人格既与被揭露的事实、犯罪事实或偏离行为有关，也与主体带来的社会混乱有关。这样的转移绝非微不足道的，因为，它表明，健康心理学代替了精神病理学，健康标准代替了疾病标准（因此，心理韧性概念是很重要的），适用于精神病医院的疾病分类被措施的系统分析所代替，这些措施是为了整顿犯罪行为造成的混乱、不安全形势。痛苦和愉快变成了一些具有目的性的、可描述的分类，而不再是那些慢慢出现的病态形式[1]。

---

[1]　埃斯基罗尔（Esquirol, 1832），关于一个男人将自己看成一个女人的故事。

兰贾尔迪尼(Lingiardini，1996)认为，多轴系统的引入，"与病人生活方式、人际交往方式、面对现实的方式、思考和感觉方式有关的因素表明一些心理疾病实体的存在，这些实体不同于以前我们认为的：人格成为一个诊断评估的基本元素"。人格在一些恰当的反应背景下被发现、被识别：一种持续的、稳定的反应方式。莱洛和安德烈在他们的著作《如何管理困难人格》(*Comment gérer les personnalités difficiles*)(Lelord et André，2000)或万桑·波内和阿涅丝·布雷雅尔在著作《人格障碍》(*Les troubles de la personnalité*)中(Bonnet et Bréjard，2012)都描述了这一点。

与此同时，在刑法中，新的认证，即新罪行出现；刑法典不断增加自己的内容。在人身伤害方面，以殴打或伤口的形式存在，涉及一系列暴力行为：暴力发生在家庭、夫妻、道路、城区、学校中，粗暴的言行、性和精神上的纠缠，暴力发生在企业中等。暴力行为具有地域性、集中性(Villerbu，2011)。犯罪科学界开始检测刑法措施的有效性，犯罪和刑法回应观察所更精确地列出了那些非法暴力行为。如果最后，在法国，出现一所犯罪学专业大学，我们就可以很快通过同一方式研究撤销过程，抵抗重复犯罪，后者非常类似于心理韧性(Villerbu et al.，2012)，在结构上依托于犯罪行为发生后的处理系统。

从依据疾病构建知识到依靠手段构建知识(操作方式既包括预防犯罪或重复犯罪，也包括构造某一行为)的转变，手段根据主体带来的社会混乱，造成启发方式、逻辑和经验的变化。这回到了让·皮纳泰尔(Jean Pinatel)提出的犯罪人格概念(Blattier，2011)，这一概念可根据犯罪行为(杀婴、嗜酒、成瘾行为等)裁定，这样，人格障碍与行为障碍之间可列一个等式(Gutton，2000)。

我们不再需要一系列遗留下来的信仰的协助，不再需要这个只考虑原则而不考虑具体情况的"遗产"，加上评估的要求，这些现实的症状诞生了，它们就是人格障碍，当然，其前提是人格存在。如果我们只关注某个疾病实体，而忽略导致其产生的情形（Tadossian，1997，2002），如果我们认为精神疾病是疾病的一种终极状态，那么，人格障碍来自主体原有环境的失调（Débigoré，2003；Erickson，1968，1972；Lisiak，2010；Bonnet et Bréjard，2012；Selosse，1984；Lopez，2013；等等），来自父母无法满足孩子的基本需要（教育和保护），根据里查德·梅耶（Richard Meyer，2012）有关"医学上无法解释的症状"的说法，人格障碍源于本体疾病或基于西方/东方的信仰（Lingiardini，1996）。随着心理异常转变为社会上的行为障碍，不论它借助于什么力量，一般理论瓦解，主要理论慢慢失去其分析能力。共存原则慢慢超越自由决断，占据上风，危及个人自由。与不安定有关的焦虑无处不在，人格障碍增多，主体行为触犯法律，或人格障碍消失（如同性恋）。

一些潜在的组织者

我们从人格障碍和适应障碍的系统分析中注意到，这一"人格"（基于这一前提：具有均质性和统一性）基于四个截然不同的对象，这些对象分属于两个术语，但这两个术语趋于等同：**人格**和**身份**（但并没有充分区分它们的适用范围和/或使用说明）。这四个对象分别是：**性格**（人体构造的替代物）、**行动**（我们可以在一项方案中观察到）、**行为**（可观察到的经验）和**脆弱情境**（在这类情形下，主体非常容易自我毁灭和毁灭他人）。我们可以通过以下方式看到这四个对象：

■　一种生活方式的展现，主要的反应方式，这都属于**性格**；

■　主体之前与他人和与自己之间的关系存在问题，这造成心理疾病，表现为神经症、精神病和错乱症，进而造成**行动**障碍（在这里，我们参照的是一个非意识领域内的方案，它是在主体不知道的情况下形成的，它与跨代问题遗留下来的冲突有关，这些冲突持续存在：遗传）；

■ **行为**偏离属于症状；

■ 创伤造成的后果（Pignol，Villerbu，2008）（给自我和他人造成创伤）或一系列破坏事件；当主体面临一些人际冲突或需要在紧急情况下做出一些选择时，主体的脆弱迹象就会显现。

这些分析显示，人格障碍时而表示健康准则的破坏，而且，总是接近精神层面（健康、好、坏等），时而让每位治疗医师认为，他们可以尝试解决这些问题（教育和纠正、心理治疗和治愈）；但治疗医师总在"有能力改变"与"无能力改变"之间徘徊。但所有情况都具有一定的预见性：我们可以预料到某些行为、某些脆弱情形、它们的加速或消除。

在这里，我们认为，人格障碍分属于精神疾病的几大分类，是出现频率最多的类型，它的出现与主体（不是病人或/和罪犯）时而满怀善意时而充满警惕的精神状态并驾齐驱，主体很难容忍不同，这可以使我们更好地感觉到主体独处的方式。

我们的目的不在于赞颂改变、现代性或即时的收益，也不在于区分好与坏，而在于揭露虚假，阐明真相，从而一劳永逸地获得彻底的自我满足。

将人格障碍（或适应障碍）进行分类，对其进行整理。每种类型都有自己的特点（异常特点），它们是由人提前决定的整体（依据惯例，提前确定），我们利用精算表，可对每种类型进行预测。

这里，基本模式源于司法机构：此机构基于一定目的，这一目的受制于处理刑法证据的准则。

我们经常不再知道自己的知识来自哪里。根据我们所处的领域——心理精神病学领域或心理司法领域，医药模式、刑法模式或偏离模式构建每个人的未来，这个未来建立在"预谋"的基础上。这种预谋具有历史性，而不只是表现为一系列的堕落，它形成于时间中，最终以违法或偏离举动表现出来。司法意图也让我们无法理解对某个违法行为的决定过程，不同人格，缩减为一个分类目录，形成对自我和对他人的极大空虚感。它们不去创造主体，不促进人的发展，而是注重社会规范。在这里，重复犯罪问题是另一个失败点。

瓶颈或前景

构成、经验等问题是人格概念的参考基础，这些问题指出另一个事实：人格远不是一系列相区别特点的简单罗列，从灵活的角度讲，从价值层面来看，它代表一些主观立场，而这些立场的参照轴系还需要创造（Villerbu，1993）。

这是一项理论、临床工作，涉及心理疾病领域，但这也是一项带来变化的工作，它要求其他东西，而不只是"消费借贷"，只强制提供多维度治疗，它应该参照这一点："将疾病置于情境下或使疾病与情境协调一致，而不仅仅看分类结构"（Gravier，1993）。

参考文献

微信扫一扫
浏览更多内容

图书在版编目(CIP)数据

人格障碍 / (法)罗兰·库唐索等著 ; 王丽云译 . — 上海 ：
上海社会科学院出版社，2019
ISBN 978 - 7 - 5520 - 2658 - 0

Ⅰ.①人… Ⅱ.①罗… ②王… Ⅲ.①人格障碍—精神
疗法 Ⅳ.①R749.910.5

中国版本图书馆 CIP 数据核字(2019)第 017481 号

Originally published in France as：
*Troubles de la personnalité. Ni psychotiques，ni névrotiques，
ni pervers，ni normaux...* by Roland Coutanceau，Joanna Smith，et al.
© DUNOD Editeur，Paris，2013
Simplified Chinese language translation rights arranged through
Divas International，Paris 巴黎迪法国际版权代理(www. divas-books. com)

上海市版权局著作权合同登记号：图字 09 - 2014 - 050 号

人格障碍

著　　者：(法)罗兰·库唐索
　　　　　(法)若阿娜·史密斯　等
译　　者：王丽云
责任编辑：赵秋蕙
封面设计：黄婧昉
出版发行：上海社会科学院出版社
　　　　　上海顺昌路 622 号　邮编 200025
　　　　　电话总机 021 - 63315947　销售热线 021 - 53063735
　　　　　http://www. sassp. cn　E-mail：sassp@sassp. cn
排　　版：南京展望文化发展有限公司
印　　刷：上海新文印刷厂
开　　本：890 毫米×1240 毫米　1/32
印　　张：16.25
字　　数：417 千字
版　　次：2020 年 7 月第 1 版　2020 年 7 月第 1 次印刷

ISBN 978 - 7 - 5520 - 2658 - 0/R·052　　　定价：80.00 元